全国中医药行业高等教育"十三五"创新教材

医学科研方法与循证医学

（供中医学、针灸推拿学、中西医结合医学、中药学、临床医学、口腔医学、医学影像学、医学检验技术、护理学等专业用）

主　审　杨土保（中南大学湘雅公共卫生学院）

主　编　魏高文（湖南中医药大学）

　　　　魏歆然（湖南中医药大学）

副主编　夏道宗（浙江中医药大学）

　　　　高永刚（河北中医学院）

　　　　闫国立（河南中医药大学）

　　　　齐宝宁（陕西中医药大学）

　　　　秦露露（湖南师范大学医学院）

　　　　朱　旭（湖南中医药大学）

　　　　陈　书（湖南中医药大学）

中国中医药出版社

·北京·

图书在版编目（CIP）数据

医学科研方法与循证医学/魏高文，魏歆然主编. —北京：中国中医药出版社，2019.6（2019.10重印）

全国中医药行业高等教育"十三五"创新教材

ISBN 978-7-5132-5571-4

Ⅰ.①医…　Ⅱ.①魏…②魏…　Ⅲ.①医学-科学研究-研究方法-中医学院-教材

②循证医学-中医学院-教材　Ⅳ.①R-3②R499

中国版本图书馆 CIP 数据核字（2019）第 082936 号

中国中医药出版社出版

北京经济技术开发区科创十三街 31 号院二区 8 号楼

邮政编码　100176

传真　010-64405750

赵县文教彩印厂印刷

各地新华书店经销

开本 787×1092　1/16　印张 17.5　字数 390 千字

2019 年 6 月第 1 版　2019 年 10 月第 2 次印刷

书号　ISBN 978-7-5132-5571-4

定价　49.00 元

网址　www.cptcm.com

社 长 热 线　010-64405720

购 书 热 线　010-89535836

维 权 打 假　010-64405753

微信服务号　zgzyycbs

微商城网址　https://kdt.im/LIdUGr

官方微博　http://e.weibo.com/cptcm

天猫旗舰店网址　https://zgzyycbs.tmall.com

如有印装质量问题请与本社出版部联系（010-64405510）

全国中医药行业高等教育"十三五"创新教材

《医学科研方法与循证医学》编委会

编写说明

人类社会的发展与进步，离不开科学技术的推动，尤其是当今万物互联的经济与信息时代，科学技术已经成为了第一生产力！因此，每个人都需要学习并掌握一定的科学知识和技术，才能适应时代而生存与发展，医学生和医学科技工作者更是如此，不但要具有广博的人文科学与自然科学知识与技能，更应具备基本的科学素养与科研能力，并能够维护科学的纯洁性。据调查，《医学科研方法》《循证医学》《临床流行病学》等课程是全国中、西医学院校的医学类专业普遍开设的专业基础课程，而此类方法学课程中有许多内容交叉重复，影响教学效率。因此，部分高校的培养方案已经将此类相关课程合并为一门课程《医学科研方法与循证医学》，但目前国内外尚无同名教材。为了方便广大读者，在中国中医药出版社的大力支持下，我们联合了全国部分高校的相关专家学者，整合了《医学科研方法》《循证医学》《临床流行病学》等课程内容，通过去粗取精、去伪存真、习古纳新、拓古创新，精心打造出创新教材《医学科研方法与循证医学》，可供中医学、针灸推拿学、中西医结合医学、中药学、临床医学、口腔医学、医学影像学、医学检验技术、护理学等专业学生使用。

本教材的特色主要体现为帮助学生树立循证的医学理念，理解科学的本质，培养创新意识与科学精神，理清科研思路，掌握科研的一般程序、方法，提高研究质量和效率，以提高学生的获取知识、挖掘知识、创新思维能力和科研应用能力。

本书的编写，按照科研的思路流程编排内容，结合统计软件协助科研设计，突出"创新性、导向性、实用性"的编写宗旨。全书内容分为三篇：第一篇医学科研基础知识（第1~5章），第二篇医学科研设计基本方法（第6~12章），第三篇循证医学基本方法（第13~16章）。具体编写分工如下：第一章由魏高文、魏歆然编写，第二章由徐刚编写，第三章由高永刚编写，第四章由邓思思编写，第五章由刘菲编写，第六章由徐刚编写，第七章由朱旭、芦俊编写，第八章由魏歆然、王瑾瑾编写，第九章由赵铁牛、闫国立编写，第十章由齐宝宁编写，第十一章由魏高文、梁翔编写，第十二章由夏道宗、高小娇编写，第十三章由陈书编写，第十四章由秦露露编写，第十五章由王梅编写，第十六章由魏歆然编写，附录由魏歆然搜集整理。在此，谨向各位编者表示由衷的谢意。中南大学湘雅公共卫生学院党委书记、流行病学与卫生统计学博士生导师杨土保教授在百忙之中抽出时间为本书精心审稿，提出了许多宝贵意见与建议，使本书增色不少，特此致谢！此外，中国中医出版社和湖南中医药大学等单位对本书的出版给予了大力支持，一并致以深切的谢意！

　　由于医学实践和医学科研的复杂多样性与创新性等特点，本教材在编写体例、编写内容等方面难免存在不足之处，诚请广大读者提出宝贵意见，以便再版时修订提高。

《医学科研方法与循证医学》编委会

2019 年 3 月

目　录

第一篇 医学科研基础知识

第一章 绪 论 ▷▷▷▷

20 世纪是自然科学发展史上最为辉煌的时代，生物科学成为自然科学中发展最迅速的学科，影响广泛而深远。80 年代兴起的复杂性科学，是系统科学发展的新阶段，也是当代科学发展的前沿领域之一。21 世纪被认为是生命科学发展的黄金时代，随着整体性研究方法、复杂系统理论和非线性科学的发展，多学科交叉是当代科学发展的重要趋势，生命科学思想和方法论正在从局部观向整体观拓展，从线性思维走向复杂性思维，从注重分析转变为分析与综合相结合，医学科学研究更关注人的特殊性和复杂性。

第一节 科学技术与科学研究

人类社会的发展与进步，离不开科学技术的推动，尤其是当今万物互联的技术经济与信息时代，科学技术已经成为了第一生产力！因此，每个人都需要学习并掌握一定的科学知识和技术，才能适应时代而生存与发展。特别是医学生和医学科技工作者更是如此，不但要具有广博的人文科学与自然科学知识和技能，更应具备基本的科学素养与科研能力，并能够自觉维护科学的纯洁性。

一、科学与技术

（一）科学

科学（science）一词最早出现在 19 世纪下半叶，由日本明治时代启蒙思想家福泽瑜吉首次把 science 译为"科学"，基于当时西方的"science"都是"分科之学"。中国古代科学被称为"格致之学"，1893 年康有为最早将"科学"一词引进中国，从此科学一词便在我国广泛使用。

传统意义上的"科学"常常被理解为"静态的知识与学问"。达尔文认为"科学就是整理事实，从中发现规律，做出结论"。法国《百科全书》的定义是："科学首先不同于常识，科学通过分类，以寻求事物之中的条理。此外，科学通过揭示支配事物的规律，以求说明事物。"《中国大百科全书·哲学》："科学是以范畴、定理、定律形式反映现实世界多种现象的本质和运动规律的知识体系。"《自然辩证法百科全书》："科学就是反映客观世界（自然、社会和思维）的本质联系及其运动规律的知识体系，组织科学活动的社会建制。"《简明牛津词典》中科学的定义是"系统的、有条理的知识"。《辞海》定义为"科学是关于自然、社会和思维的知识体系"。

科学是知识发展到一定程度的产物，其本质特征为：①合乎逻辑：如生老病死现象；②可验证：可证实或证伪，具有重现性和重复性；③着重普遍性规律：客观现象中的某些特例是不能用科学来解释的，绝不能因此而怀疑科学甚至于否定科学，科学研究强调推广应用价值；④阐述因果关系：科学研究不仅仅是发现问题，指出"有什么"，更重要的是要能解释"为什么"，而这个过程也往往是医学科研的创新过程。

现代科学已经形成了内容丰富多样、门类齐全、结构完整的庞大体系，一般可分为基础科学、技术科学和应用科学三类。

（二） 技术

技术（technology）是人类利用和改造自然的方法、技能和手段的总和，是人们利用现有事物形成新事物，或者改变现有事物功能、性能的方法。技术具有明确的使用范围和被其他人认知的形式和载体，如原材料（输入）、产成品（输出）、工艺、工具、设备、设施、标准、指标、计量方法等。《史记·货殖列传》："医方诸食技术之人，焦神极能，为重糈也。"宋代陆游《老学庵笔记》卷三载："忽有一道人，亦美风表，多技术……"清代侯方域《再与贾三兄书》："盖足下之性好新异，喜技术，作之不必果成，成之不必果用，然凡可以尝试为之者，莫不为之。"

技术的基本特征包括：①技术是人类基于实践的一种有意识的活动而非自然界的天然产物；②社会需求是技术的目的；③技术是以客观规律为基础，又是客观规律的运用；④技术是包括物质手段、非物质因素和技术文化的整体和体系。

（三） 科学与技术的关系

科学和技术是两个密不可分、容易混淆、并且在一定条件下可以互相转化的概念，二者是辩证统一的整体，几乎被看作是同一范畴，但二者的任务、目的和实现过程等不同，科学主要表现为知识形态，技术则具有物化形态。科学提供物化的可能，技术提供物化的现实。科学上的突破叫发现，技术上的创新叫发明。科学是创造知识的研究，技术是综合利用知识的研究。两者的比较见表1-1。

表 1-1　科学与技术的比较

项目	科学	技术
目的任务	探索和揭示未知事物规律，侧重回答客观事物"是什么""为什么""将是什么"	利用客观规律，更有效地控制和改造客观世界，提供方法和物质手段；回答"做什么""怎么做"以及"有什么用"
社会功能	具有认识、文化、教育和哲学等多方面的理论价值和学术价值	直接追求经济的、社会的实际效益
过程特点	创造知识的探索性活动，目标相对不确定，自由度较大，具有局限性	综合利用知识，具有相对确定的目标、方向和步骤，计划性强
成果形式	新理论、新规律、新法则等	新工具、新产品、新工艺、新方法等

二、科学研究

（一）概念

科学研究（scientific research）简称为科研，就是对未知事物、未知现象及已知事物的未知规律进行探索的过程。英文"research"寓意"反复探索"，是有意识地对客观事物进行观察与分析的认识活动。

探索与创新是科研活动和一般性劳动活动区别所在，探索是为了获得对未知事物和现象的认识，发现其运动的规律；创新是在已经获取的认识基础上，建立新的理论，发明新的技术，研制新材料、新产品。探索是手段，创新是目的。科学研究中往往存在强者愈强、弱者愈弱的马太效应（Matthew effect），因此，科研工作者应当注意扬长避短，独辟蹊径，在模仿和学习的基础上进行创新，在好的思路上不懈地努力，确定自己的核心竞争力，实现超越与突破，通过不断累积和创新，推动科学技术的发展。

（二）目的

科研是以已知求未知的过程，运用严密的科学方法，从事有目的、有计划、有系统的认识客观世界，探索自然界未知领域中的物质运动现象和规律，创造新理论、新技术。科研的基本特征为客观性、系统性与创新性。其主要目的有：

1. 描述事物的现状　主要研究方法有文献研究、现况调查等，如描述某种疾病的"三间分布"（时间、空间、人群间分布情况），为进一步分析性研究提供方向。

2. 发现事物的内在联系和本质规律　主要研究方法有文献研究、病例对照调查、队列研究、实验或试验研究等，分析现象间的统计联系与因果联系。

3. 发展科学理论和技术　在上述一系列科学研究的基础上，发展科学理论和创新技术，是科研的落脚点与成败标志。

（三）科研的类型

科研工作分类方法很多，根据科技活动类型，一般可将其分为基础研究、应用研究和开发研究等三种类型，三者在特定专业领域的科学研究体系中协调一致地发展，体现了科学理论知识向物质生产领域转化和发展的基本过程，同时，生产力的发展与创新，也必须以科学理论知识为基础和支撑。其主要特征如表1-2所示。

表1-2 科研按科技活动类型分类

研究类别	研究目的	成果形式	成果本质
基础研究（自由基础、应用基础）	探索新发现、新事实、新理论、新规律	报告、论文	科学发现（特色为深）
应用研究	探索新技术、新方法、新工艺	报告、论文、治疗方案、专利、样品	成果转化（特色为新）
开发研究（发展研究）	将基础研究或应用研究的成果和知识，应用到实践中	产品	工程再创造（特色为好）

三、医学科研

（一）概念

医学科学研究（medical scientific research）就是采用科学方法探索人体健康和疾病的本质及规律，阐明影响健康的因素，探索疾病的发生机理、诊断、治疗和预防控制措施，以提高生命质量。

由于医学研究主要以人为研究对象，人不仅有生物学属性，还有精神、心理活动和明显的社会属性，所以医学科研较其他的自然科学研究更具复杂性和困难性，不仅具有自然科学的属性，而且兼有社会科学的属性。

（二）目的

医学科研同其他科学研究一样，也是认识客观事物，探索未知的创造性活动。由于医学现象的随机性、模糊性、不确定性和不稳定性，使得医学科研具有创新性、复杂性和不确定性等鲜明特征。

人体医学研究的主要目的是提高对疾病病因学和发病机理的认识，改进预防、诊断和治疗方法，提高人类生命质量、推动医学科学的发展。即使是已被证实了的最好的预防、诊断和治疗方法都应不断地通过研究来检验其有效性、效率、可行性和质量。

（三）医学科研的类型

医学科研可以采用多种方式分类，根据分类方法的不同，医学科研的类型也有不同的表述，医学科研的基本类型如表1-3所示。

表 1-3 医学科研的基本类型

分类依据	研究类型	基本特征	主要目的	成果形式
科技活动	基础研究	探索性、先进性	获取关于现象和事实的基本原理的知识	论文、报告
	应用研究	特异性、针对性	发展基础研究成果的可能用途	论文、样品、报告
	发展研究	新技术、新产品	推广应用	论文、技术文件
研究目的	探索性	主观性、定性、设计简单、形式自由	认识和理解问题	论文、报告
	描述性	准确性、精密性	回答"是什么"或"怎么样"	论文、报告
	解释性	系统性、周密性、针对性	探索因果关系	论文、报告
研究性质	定量	客观性、量化	回答"是什么"	论文、报告
	定性	主观性、定性	回答"为什么"	论文、报告
研究方法	观察性	描述性、分析性	提供现象、建立假说	论文、报告
	试验性	干预、对照、随机	验证假说	论文、报告
	理论性	数学模型构建	建立或创新理论	论文、报告
研究方式	经验性	重在实践	获取经验	论文、报告
	理论性	推论为主	揭示规律、传承创新	论文、报告
试验场所	实验研究	研究对象为动植物、组织、细胞、标本	获取实验结论	论文、报告
	临床研究	研究对象是患者或志愿者	获取临床应用结论	论文、报告
	人群研究	研究对象是社区人群	获取社区干预方案	论文、报告

四、中医科研

中医药学是我国有着两千多年悠久历史的传统医学，其理论体系科学而系统，临床实践经验丰富，为中华民族的繁衍昌盛做出了极为卓越的贡献。中医科研属于医学科研的范畴，又具有中医药特色，充分发挥中医学优势，促进中医学现代化，为人类的健康保健事业做出更大的贡献，是现代中医科研的重要任务。而在研究工作中培养良好的科学思维，掌握基本的研究方法，对研究和发展中医学理论具有重要的意义。

追溯历史，两千多年前中医学的代表作《黄帝内经》中便有了许多医学科研内容的记载，例如解剖形态、临床诊疗研究方面的记载等。此后，历代文献中有许多关于临床研究、解剖研究和动物实验方面记录，对推动中医学的发展发挥了重要的作用。

（一）古代中医科研

科学的发展离不开科技进步的支持，中医学也不例外，纵观中医学的发展历史，每当学术理论迅速发展之时，医学科研必然发挥着重要的作用。中医的临床研究早在远古时期就开始探索，《史记·补三皇本纪》记载："神农氏……始尝百草，始有医药。"这也是最早期的人体医学试验。《本草图经》（宋代）记载："相传欲试上党人参者，当使二人同走，一与人参含之，一不与，度走三五里许，其不含人参者，必大喘，含者气息自如者，其人参乃真也。"已经较好地体现了现代科研的基本要素与基本原则。临床试验是几千年来中医学科研的主要形式，历代大量的方书、医案均是临床试验成果的体现，医案集的出现是临床研究的一大进步，能够体现医家诊断、治疗疾病独特的思路和方法，不仅有助于研究前人的经验，更能对临床实践发挥重要的指导作用。

历代医家在注重临床研究的同时，也开展了一些动物实验研究。如王充在《论衡·道虚》中说："致生息之物密器之中，覆盖其口，漆涂其隙，中外气绝，息不得泄，有顷死也。"即是用动物实验的方法来证明呼吸空气对维持生命的重要性。在古代若怀疑某物有毒，则常给牲畜食之，若死则证明此物有毒，即是简单的毒理实验。

（二）现代中医科研

20世纪50年代以来，我国政府非常重视把现代科学技术、现代医学方法应用于中医科研工作中，遵循对照、随机、重复、均衡、盲法等科研工作的基本原则，采用统计学分析方法，使研究结果更加准确可靠，便于重复和推广应用，更容易找出有普遍性的规律。经过几代人的不懈努力，在中医基础理论和临床研究方面均取得了一系列重要成果。对脏腑、阴阳、气血津液等的功能和本质进行了深入的研究，取得了大量有价值的研究成果。利用各种物理、化学、药物、生物等技术方法，复制了一批病证动物模型，如阴虚证、阳虚证、气虚证、血虚证、脾虚证、温病卫气营血证等，采用现代技术手段和相关指标揭示证候的病理本质。对中医治则治法的研究，如活血化瘀法的研究，揭示了该法对血液流变学、血凝学、血小板、微循环、血管活性因子等方面的作用机制，阐明了活血化瘀法对改善机体免疫功能、抗炎、抗病原微生物、镇痛等方面的作用。对清热解毒治法的研究，证明了该法对病原微生物的抑制、杀灭作用，调整机体免疫功能、解热、抗炎、改善血液流变性质、改善微循环和血凝过程、抗休克、保护组织细胞、增强脏器功能等作用。

临床研究是临床实践的重要依据之一，中医辨证论治原则有利于临床个体化治疗，但因其难以标准化而限制了普遍应用，尤其是从循证医学的基本原理及提供临床科学证据的角度看，中医药的应用实践中的确存在一些尚待解决的问题，如中药的有效性、安全性缺乏足够的实验数据，中医药的临床试验缺少大样本随机对照资料，缺少既符合中医药防治疾病特点、又得到学术界认可的评价指标体系与评价方法，在方法设计与报告质量方面存在的问题大大降低了中医药临床研究的可靠性和真实性，导致其研究成果的利用率和转化率低下。尽管中医药的很多疗法已在多个国家和地区得到应用，但尚未得到西方医学界的承认，并被归类为"缺乏有效科学证据的医学技术或方法"。随着循证医学在国内的引入、推广和普及，越来越多的科研人员开始意识到，在中医药临床研究数量增长的同时，更加需要重视其方法学质量的高低，只有高质量的研究才能为临床实践提供可靠的、科学的依据。要解决这些问题，就应该将科学严谨的中医药临床研究提到重要地位，为了提高中医药临床研究的科学性、标准性、规范性，我国政府组织专家编制了一系列相关文件规范，建立起一系列诊断标准、分期分级标准、辨证分型标准、治疗规范、疗效评价标准等。我国政府有关部门出台了一系列相关的法规，目前正在实施最新法规主要有：《关于深化审评审批制度改革鼓励药品医疗器械创新的意见》（国发〔2015〕44 号）、《国务院办公厅关于开展仿制药质量和疗效一致性评价的意见》（国办发〔2016〕8 号）、《医疗器械临床试验质量管理规范》（国家食品药品监督管理总局 中华人民共和国国家卫生和计划生育委员会令第 25 号）、《临床试验的电子数据采集技术指导原则》（2016 年第 114 号）、《国家食品药品监督管理总局药物临床试验数据核查工作程序》（食药监药化管〔2016〕34 号）、《药物非临床研究质量管理规范》（国家食品药品监督管理总局令第 34 号）、《临床试验数据管理工作技术指南》（2016 年第 112 号）、《药物临床试验数据管理与统计分析的计划和报告指导原则》（2016 年第 113 号）等，使中医药研究不断规范发展，在诊治临床常见病、多发病及防治重大疾病方面发挥了积极的作用。

（三）中医科研的主要特点

中医学源远流长，与现代西医学相比，具有独特的理论体系和鲜明的学术特色。因此中医科研也应遵循中医学特有的理论和实践规范，保持和发扬中医学的特色和优势，促进中医学理论的发展。

1. 以中医学理论为指导 中医学的理论经过数千年的考验，其科学性和实用性毋庸置疑。中医科研只有以中医学理论作为中医科研设计的指导思想，在深入、全面、正确地理解中医学理论的前提下，辅以现代医学技术和方法，才能保证中医科研的正确方向，揭示中医学理论的本质，提高临床诊疗水平，研究结论必须融入中医药理论之中，才能推动中医学的发展。中医学在阴阳五行、脏腑经络、气血津液等基础理论指导下，经过长期的临床实践，形成了以辨证论治为核心的临床诊疗体系，中医科研应以中医学理论为指导，重视证候研究，可以借鉴现代医学手段，开展研究工作。但是，如果完全以西医的思维模式和认识来套中医研究，对中医学的发展是无益的。如中医的"肾"和西医"肾"的概念是不一样的，中医学中肾的概念较为广泛，主藏先天之精与生殖有关，主水与泌尿有关，主纳气与呼吸有关，肾强筋骨与运动有关，如果单纯运用西医"肾"的概念，仅从生殖、泌尿的角度来研究中医学中的肾显然是不够的。此外，中医科研不能只限于验证中医理论，也应注重中医学理论的不断创新和发展。中医理论的传承是保留精华、突出重点，创新是科研突破口，但不等于全面否定经典理论。

2. 整体性 整体观是中医学理论的核心，人体是由脏腑、经络、气血津液等组成的有机整体，这些不同的物质结构和功能活动又都是人体整体生命现象的组成部分，且在生理上相互联系，以维持其生理活动上的协调平衡，在病理上则相互影响和转变，从而产生复杂的病理变化。

3. 复杂性 中医科研的对象主要是人，而人是复杂的生物体，既有生物性又有社会性。而中医学的学术体系尤其重视人与自然、社会的和谐统一，强调天人相应，在中医科研中除了立足于人的生物学因素外，更应重视心理因素、自然环境因素、社会环境因素等对健康的影响，再加上中医理论体系和中药方剂成分的复杂多样，使得中医科研更具复杂性。

4. 伦理合理性 中医科研涉及人类的切身利益甚至于生死存亡，某些重大传染病甚至于对社会的稳定和发展有着重要的影响。因此，中医科研人员必须具有高尚的职业道德和严谨的科研作风，遵循知情同意等伦理学原则，确保不得有损于人体健康。

5. 实践性 中医学来自于诊疗疾病的临床实践，人们在长期的医疗实践过程中，总结、积累了一整套预防及诊治疾病的中医学理论、方法和措施。实践性既是中医科研的基础，也是中医科研的目的。

五、科研道德规范与学术不端行为

（一） 科研道德规范

科研人员必须坚持严谨治学、潜心研究、献身科学、积极进取、锐意创新，树立良好学术风气，为科研事业做出贡献。"药物临床研究质量管理规范（Good Clinical Practice，GCP）"的两个基本原则就是科学性和伦理合理性，两者相辅相成，缺一不可，不科学的临床研究必然是不符合伦理的，不符合伦理的研究也必然失去其科学性。世界医学会《日内瓦宣言》将"我的患者的健康将是我首要考虑的因素"等表述来约束医生，《国际医学伦理守则》（International Code of Medical Ethics）也宣布："医生应当根据患者的最佳利益向患者提供医疗。"因此，临床研究中应当遵循基本的伦理原则，并获得上级伦理委员会批准后方可实施研究。

1964 年 6 月，在芬兰的赫尔辛基召开的第 18 届世界医学协会联合大会上，发布了《世界医学协会赫尔辛基宣言》，简称《赫尔辛基宣言》，确定了尊重（respect）、不伤害（non-malfeasance）、公正（justice）、有利（beneficence）等涉及以人为受试对象的生物医学研究的基本伦理原则，并在后续的多次联合大会上进行了修订，也是关于人体试验的第二个国际文件，比《纽伦堡法典》更加全面、具体和完善。医学研究必须遵守的伦理标准是：促进和确保对人类受试者的尊重，并保护他们的健康和权利。在医学研究中，医生有责任保护研究受试者的生命、健康、尊严、完整性、自我决定权、隐私，并为研究受试者的个人信息保密。保护研究受试者的责任必须始终由医生或其他健康保健专业人员承担，而绝不是由研究受试者承担。只有在以下条件下，结合医疗进行医学研究的医生可以将他们的患者纳入研究：研究的潜在预防、诊断或治疗的价值可证明此研究正当，而且医生有充分的证据证明，参加这项研究不会给作为研究受试者的患者带来不良的健康影响。因参加研究而遭受伤害的受试者，必须确保为其提供适当的补偿和治疗。

《赫尔辛基宣言》主要以医生为对象，但世界医学会鼓励参与涉及人类受试者的医学研究的其他人遵守这些原则。

即便是动物实验，也应当确保动物实验的正当性和实验动物福利，要通过动物实验的伦理学审查，并遵循"3R"原则：替代（replacement）、减少（reduction）、优化（refinement）。在饲养、使用过程中，要善待实验动物。

（二）学术不端行为

1. 概念 学术不端行为（academic misconduct）是指在建议研究计划、从事科学研究、评审科学研究、报告研究结果中的捏造、篡改、抄袭、剽窃、恶意的一稿多投、伪造学历或工作经历等违背科学共同惯例的行为。抄袭是将被抄袭者的文字不加修改地移入自己的作品当成自己的成果发表；剽窃是指将被剽窃者的文字或学术观点，经过改造后移入自己的论著，并当作自己的成果发表。

2. 常见的学术不端行为 近年来，全国多所高校和科研院所相继卷入学术造假事件，论文撤稿数不断上升，关于学术腐败、项目造假、论文抄袭等的举报和揭露不胜枚举。目前常见的学术不端行为主要有：①抄袭、剽窃、侵吞他人学术成果；②篡改他人学术成果；③伪造或者篡改数据、文献，捏造事实；④伪造注释；⑤未参加创作，在他人学术成果上署名；⑥未经他人许可，不当使用他人署名；⑦其他学术不端行为。

3. 预防与控制 为进一步加强高等学校学风建设，惩治学术不端行为，我国教育部在2009年3月19日发出"关于严肃处理高等学校学术不端行为的通知"。通知指出，发生在少数人身上的学术不端行为，败坏了学术风气，损害了学校和教师队伍形象，必须采取切实措施加以解决，绝不姑息。通知要求，高等学校对本校有关机构或者个人的学术不端行为的查处负有直接责任。要遵循客观、公正、合法的原则，坚持标本兼治、综合治理、惩防并举、注重预防的方针，依照国家法律法规和有关规定，健全对学术不端行为的惩处机制，制定切实可行的处理办法，做到有法可依、有章可循。

近年来，学术期刊版权也面临着数字化出版的严峻挑战，侵犯作者版权的抄袭行为、盗版印刷、一稿多投、学术期刊出版中的版权约定不合理等问题日益严峻。为此，各学术期刊编辑部应采取联合行动共同抵制那些侵犯学术期刊和作者权益的行为，以及违背学术道德、无视学术规范的学术失范行为。自觉维护正常的学术环境，倡导优良的学术风气，促进学术事业的健康发展。建议推广使用学术文献不端检测系统，对抄袭、一稿重复发表等行为零容忍，加大版权保护和抵制学术不端行为的宣传力度，推动全社会形成版权保护和抵制学术不端行为的良好道德舆论氛围。

第二节 医学科研的基本方法

医学科研的方法多种多样，但基本方法主要有文献研究法、调查研究法和干预研究法。本节只做简介，具体应用详见教材相应章节。

一、文献研究法

文献研究是指搜集、鉴别、整理文献，并通过对文献的研究形成对事实的科学认识。科学研究需要掌握相关领域的研究动态、前沿进展，了解前人已取得的成果、研究的现状等，因此需要充分地检索资料，进行文献阅读与分析。通过对文献资料的挖掘整理，不仅能够为医学科研提供研究资料、研究方法，还可对研究工作的思路发挥重要的指导作用。文献研究既可以作为一种独立的研究方法应用，也是其他研究中必不可少的辅助方法，贯穿在各类科研的始终。

中医学的古今文献，浩如烟海，汗牛充栋，是中医科学研究的重要内容之一。名医学术思想和临床经验普遍以文献典籍的形式流传，名医学术经验是将中医理论、前人经验与当今临床实践相结合的典范，是中医药学宝库中的瑰宝，但由于其内容的深奥、复杂、形式灵活多变，不便于学习、传承和发展，因此将名医的学术思想通过科研的方式转化成科研成果，既有利于学习、传承和发展，也便于评价和推广应用，以培养高素质的中医人才，提高临床诊疗水平，推动中医学术进步和理论创新。

二、调查研究法

调查研究属于观察性研究，研究者不需要采取干预措施，只需搜集适当的数据资料，而这些资料为客观存在的结果或条件。调查研究分为横向调查和纵向调查。横向调查是指研究者收集某一时间点上的一组指标的观察结果。纵向调查则是在某一段时期内反复地获取一个或一组指标的观察结果，以了解其在不同时间点上的变化，如逆时方向的病例对照调查、顺时方向的队列调查等。调查研究也可按研究者需求分为描述性调查和分析性调查。描述性调查通常是描述在某一情况下所观测的结果，如横向调查；分析性调查则是为了寻找某一情况的形成因素，例如找出某一病因，解释所获得的发现或观察到的结果，如纵向调查。

三、干预研究法

调查研究是在自然条件下的观察性研究，研究者不需要采取什么干预措施，而干预研究法则是在人为控制条件下，研究者需要采取一定的干预措施，观测、评价干预措施的效力及其相关的数据资料。根据研究的场所和干预措施作用的对象，可分为实验研究和试验研究两大类。

（一）实验研究

实验研究一般指的是以实验室为主要场所、以人体以外的其他客体为研究对象，如实验动物、植物、微生物、药物、标本、人体排泄物等。医学科研中常需要进行动物实验，采用生物学、物理学、化学等技术方法在实验动物身上进行科学实验，研究实验过程中动物发生的生理、病理变化以及产生这些变化的机理，从而为医学科学服务，是临床研究的前提和前期工作基础。实验动物是指以实验研究为目的而进行培育的，对所携带的微生物进行控制并具有明确的遗传背景，专门用于科学实验的动物。动物实验须在具备相应仪器设备的实验室，由经过培训的、具备实验技术操作能力的技术人员进行，动物实验的最终目的是通过对动物本身生命现象和疾病现象的研究，进而推导到人类。

（二） 试验研究

试验研究一般指的是以人体为研究对象，如临床试验和社区人群试验。

1. 临床试验 试验场所主要在医疗机构、研究对象主要为某种疾病现象的患者或健康志愿者的医学研究，揭示研究因素（新药、新疗法等）对人体的作用、不良反应，或探索药物在人体内的吸收、分布、代谢和排泄规律等。临床试验的目的是为了探寻疾病的诊断、治疗和预防措施。通常把参加临床试验的人员称作"志愿者"或"受试者"，志愿者可以是健康的人，也可以是某种疾病现象的患者，主要根据试验的性质和目的而定。如某种新药正式上市前，为了解这个药物的临床疗效和副作用情况，研究人员在征得患者同意的前提下，给患者使用该药物，经过一定的时间后，观察用药后的反应。临床试验必须符合医学伦理的要求，即必须尊重志愿者的人格，保障其权益，不能单纯为了临床试验而对其生命造成危害，并且受试者在试验期间，可以不需要任何理由退出试验。临床试验模型如图 1-1 所示。

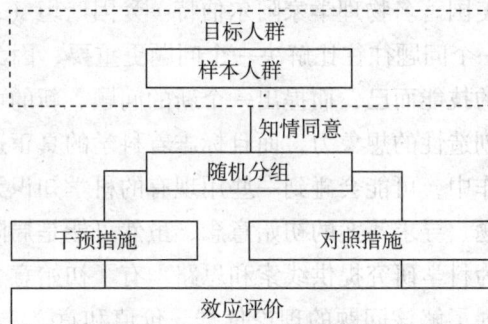

图 1-1 临床试验模型

2. 社区人群试验 试验场所主要在社区、研究对象主要为社区人群的预防医学研究。以"环境-人群-健康"为模式，以疾病为目的，运用中西医学理论和方法研究自然环境、社会环境对健康影响的规律，制定疾病预防的策略与措施，其目的是预防与控制疾病、保障人民健康、延年益寿、提高生命质量。随着医学模式向生物-心理-社会医学模式的转变和发展，预防医学研究日益显示出其在医学科学中的重要性。

第三节 医学科研的基本步骤

医学科研过程是发现问题、分析问题、提出方案、解决问题的过程，虽然每个研究课题性质、目的各不相同，但往往离不开下列基本的研究步骤：文献检索→选题与建立假说→设计→实施→统计分析→撰写研究报告与论文等。

一、文献检索

文献检索（document retrieval）是指将信息按一定的方式组织和存储起来，并根据信息用户的需要找出有关信息的过程。狭义的文献检索仅指从信息集合中找出所需要的信息的过程，即信息查寻（information search or literature search）。目前主要采用手工检索与计算机检索相结合的手段，以文献中的数据、事实或者某个课题相关的文献进行检索。

科研选题之前需要阅读大量相关文献，充分了解国内外相关研究现状与发展趋势，以指导科研选题。在确定选题后，科研设计、实施、统计分析、撰写研究报告与论文等各个环节，依然需要随时检索相关文献，以确保科研课题的顺利完成。完成科研任务后，在后续的科研成果鉴定、登记、报奖时，也需要进行文献检索。因此，文献检索贯穿于科研工作的始终。

二、选题与建立假说

选题就是确立研究目标和方向，提出研究什么问题，并且对问题可能的答案做出猜想与假设。选题是科研工作的至关重要的一步，直接决定了课题的立项、科研工作的成败和成果水平的高低。美国著名物理学家阿尔伯特·爱因斯坦（Albert Einstein，1879—1955年）指出："提出一个问题往往比解决一个问题更重要，因为解决一个问题也许仅是一个数学上或实验上的技能而已，而提出一个新的问题，新的可能性，从新的角度去看旧的问题，却需要有创造性的想象力，而且标志着科学的真正进步。"

在日常医疗卫生工作中，可能会碰到一些用现有的科学知识无法很好解释的现象和问题，从而形成探索问题、寻求答案的初始意念，虽然可能是局限的、粗浅的，甚至于是错误的，但往往可以为科学研究提供线索和思路。有了初始意念，提出了问题，再通过深入细致地查阅文献，了解该问题的理论依据、价值和意义、研究动态和发展趋势。在此基础上，对所获取的资料和信息进行分析对比，使所提问题系统化、深刻化，找出问题的关键所在，为立题提供理论和实践方面的科学依据。

假说是根据已知的科学事实和科学原理，对所研究的问题提出的一种推断和解释。假说以简明扼要的理性语言，来描述尚未证实的学说，并提出所要研究问题的假定性答案，建立科学假说。根据假说内容，进行科学构思，从而确立研究课题的题目。

建立假说是科研选题的核心环节，科研工作就是不断地提出假说、检验假说、修正和发展假说的过程。德国著名思想家弗里德里希·恩格斯（Friedrich Engels，1820—1895年）指出："只要自然科学在思维着，它的发展形式就是假说。一个民族要站在科学的高峰，就一刻也不能没有理论的思维。"

任何一种科学理论在未得到实验确证之前表现为假说，有的假设还没有完全被科学方法所证明，也没有被任何一种科学方法所否定，但能够产生深远的影响，这种现象中医学领域广泛存在。

三、科研设计

科研设计是指围绕课题选题，进行构思、计划，设计课题研究方案，包括课题的国内外研究现状、科学假说、目的意义、技术路线、研究指标与内容、方法步骤、时间安排、人员分工和经费预算等一整套研究方案。科研设计解决怎样研究的问题，提出验证猜想或假设的活动方案。其意义在于展示课题研究的创造性、探索性，增强科研过程的科学性，使误差控制在最低限度，保证科研结果准确、结论可靠。

21 世纪初，人用药品注册技术规定国际协调会议（International Conference on Harmonization of Technical Requirements for Registration of Pharmaceuticals for Human Use，ICH）发布的 ICH Q8 指出，质量不是通过检验注入到产品中，而是通过设计赋予的，并提出了"质量源于设计（Quality by Design，QbD）"这一理念，强调"在可靠的科学和质量风险管理基础之上的，预先定义好目标并强调对产品与工艺的理解及工艺控制的一个系统的研发方法"。严谨的科研设计一定是专业知识与统计技术的完美结合，是科研成败和科研质量的重要保障，也是本书讨论的重点所在。

四、科研实施

科研实施是根据研究方案，采取观察、实验与调查等研究方法，获取研究数据和材料的阶段。科研课题立项后，就要开展各项研究工作，把研究计划付诸行动实施。根据研究课题的性质和目的不同，可以分别采用观察、调查和干预等手段实施研究，详见本章第二节和本书后续的相关章节。

五、数据统计分析

课题研究工作结束后，所获得的一系列研究结果，如数据、图形、实物（如切片、照片）等，如何挖掘出这些资料的内在规律，排除偶然性，发现必然性，以透过现象看本质规律，就必须借助于统计学工具来进行分析。数据统计分析就是通过对所获取的研究资料进行整理，采用统计学方法进行数据分析，揭示各因素之间的相互关系，为后期总结分析、归纳推理、抽象概括和推断研究结论提供依据。

六、报告与论文撰写

通过对研究结果的数据统计分析，运用科学的思维方法，把客观的研究结果，上升为理性认识，从研究结果中推导出科学的结论，对课题的科学假说进行分析验证、修改补充或者否定，对研究工作进行总结，撰写研究报告或论文。

研究报告是各类研究课题最基本的、标志着课题完成的通用表现形式，课题完成后都必须写出研究报告作为完成课题研究的主要技术资料。研究报告一般包括工作报告和技术报告。工作报告主要介绍课题的立项情况、研究背景、计划执行情况、研究结果情况和存在的问题、下一步的打算等。技术报告是成果的核心材料，反映的是课题研究的全部技术内容，主要介绍课题的研究背景、课题界定、课题研究的预设目标、课题研究的理论支撑、课题研究的方法设计、课题研究的基本过程、课题的研究内容、课题研究成果、不足和思考等。

科研论文是根据有价值的科研课题写作的具有原创性和独到性的论文，论文的形式体现了论文质量和作者的学术修养与文化教养。根据国家标准局《科学技术报告、学位论文和学术论文的编写格式》（GB7713）的有关规定，一份完整的课题研究论文一般包括：标题、摘要、关键词、引言、正文、参考文献、附录等。

第四节 循证医学概述

循证医学（evidence-based medicine，EBM）是20世纪90年代发展起来的一门新兴交叉学科，已经广泛应用于医疗卫生事业服务和科学决策管理等领域。循证医学是一种理念、思维方式和实践过程，是培养临床医生的临床科学思维、观点与方法，提升全面思考和决策临床问题的能力，实现终身自我教育的重要工具。

一、循证医学概念

循证医学又称循证医学实践（evidence based medicine practice，EBMP），或实证医学，中国港台地区译为证据医学，即遵循证据的医学实践过程，是指在从事医疗卫生服务过程中，有意识地、明确地、审慎地利用当前所获得的最好的研究证据，进行科学决策的医学实践过程。

1992年，加拿大McMaster大学的David Sackett教授首次提出"循证医学"的概念，"循证医学指出医疗实践和卫生决策与实践（甚至包括其他类型的社会决策）应该基于对证据效能的系统检索和严格评价"。

1996年，David Sackett教授在《英国医学杂志》上发文，将循证医学明确定义为"明确、明智、审慎地应用最佳证据做出临床决策的方法"。

2000年，David Sackett教授在新版《怎样实践和讲授循证医学》中，再次定义循证医学为"慎重、准确和明智地应用当前所能获得的最好的研究依据，同时结合临床医师个人专业技能和多年临床经验、考虑患者价值和愿望，将三者完美地结合制定出患者治疗措施"。循证医学要素关系如图1-2所示。

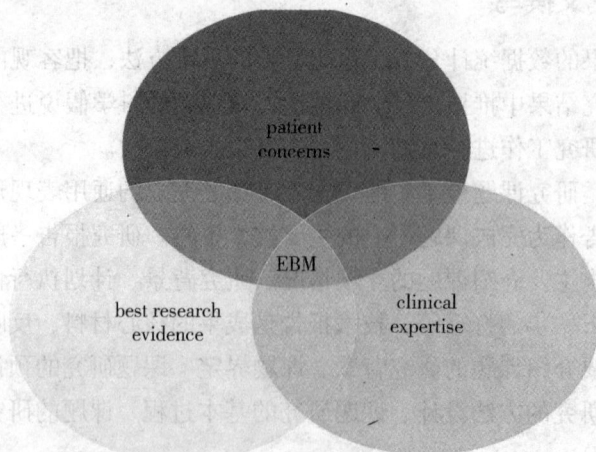

图1-2 循证医学要素关系示意图

实施循证医学的基本条件就是最佳的科研证据、高素质的临床医生、临床流行病学的基础和现代的医疗措施。

二、循证医学的产生

传统医学并非不重视证据，更不是反对寻找证据。实际上传统医学十分强调临床实践的重要性，强调在实践中善于寻找证据，善于分析证据并根据这些证据解决临床实际问题。医疗工作从本质上来讲，历来就是"循证"的，如神农氏尝百草、辨证施治等，但传统医学强调的证据和循证医学所依据的证据并非一回事。在传统医学的模式下医师详细询问病史、系统体检，进行各种实验室检查，力求从中找到有用的证据（阳性发现），医师试验性地应用治疗药物，观察病情的变化，药物的各种反应，从而获取评价治疗方法是否有效、是否可行的证据。传统的"循证"更多地取决于医生的主观判断，缺乏对证据的评价和分级。而循证医学则强调慎重、准确和明智地应用当前所能获得的最好的研究依据，有严格的证据审核评价机制，使循证更加客观公正、理性、规范。

现代循证医学的产生，主要基于以下时代背景：

（一） 疾病谱的改变

20世纪中叶，随着预防接种、消毒杀虫和抗菌药物的普及应用，传染病发病率逐年下降，威胁人类健康和生命的主要问题已从传染病和营养缺乏等转变为与环境、心理和社会因素有关的肿瘤、心脑血管疾病和糖尿病等慢性非传染性疾病。人类疾病谱发生变化，疾病从单因性疾病向多因性疾病转变，其相应的治疗也就变成综合性治疗，在思考如何给予患者最佳治疗问题的过程中，促进了循证医学的产生。

（二） 临床流行病学的发展

随着临床流行病学（clinical epidemiology）原理和方法在临床研究中被广泛应用，随机对照试验（randomized controlled trails，RCT）被公认为评价临床疗效最有效的方法，产生了大量临床随机对照试验的研究结果。但是，尽管使用的都是随机对照试验，不同研究者针对同一个问题得出的结果却大相径庭，出现了随机对照试验结果的多样性，面对各种不相同的结果，临床医师应该相信谁？如何产生总体结论？如何解决临床医师无所适从的问题已经成为当务之急，促使综合评价方法的产生和发展。

（三） 系统综述和 Meta 分析等统计学方法的应用

Meta分析（Meta analysis）是1976年由心理学家Glass首次提出的统计学方法，并首次将其运用于教育学研究领域中对多个研究结果的综合定量分析。后来，这一研究方法被应用于医学领域。

系统综述（systematic review）是针对某一具体临床问题，全面系统地搜集已发表或未发表的临床研究，采用临床流行病学严格评价文献的原则和方法，筛选出符合质量标准的文献进行定量或定性合并，得出可靠的综合结论。

如何系统地总结以往的研究成果，为临床循证决策提供高质量证据日益受到重视，若没有明确科学的方法去收集、选择、评价临床研究资料，而仅单纯采用统计方法将多个临床研究进行合成并不能保证结论的真实性和可靠性。系统综述和 Meta 分析已被公认为客观评价和合成针对某一特定问题的研究证据的最佳手段，通常被视为最高级别的证据。系统综述不一定都有 Meta 分析过程，有 Meta 分析的也不一定是系统综述。

（四） 计算机和网络技术的普及和提高

计算机和网络技术是 20 世纪科技发展的重要标志之一，计算机和网络技术、国际 Cochrane 协作网（Cochrane Collaboration，CC）和世界各国 Cochrane 中心网的建立与发展，为临床医生快速地从光盘数据库及网络中获取医学证据，提供了现代化技术手段。

三、循证医学的发展

（一） 国外循证医学发展

1992 年国际 Cochrane 协作网成立，这是一个国际性的非营利性的民间医疗保健学术团体，协作网为全世界范围的用户提供信息、论坛和联络点，鼓励支持用户参与制作、保存、传播和更新医疗卫生领域的防治措施，以促进系统评价在医疗实践、健康保健、医疗决策者和用户中的广泛应用，促进 21 世纪的临床医学从经验医学向循证医学转变。Cochrane 协作网倡导的十大原则是：相互合作、热心奉献、避免重复、减少偏倚、及时更新、力求相关、推动实践、确保质量、持续发展、广泛参与。Cochrane 协作网徽标如图 1-3 所示，由一个圆圈及围绕圆圈的两个粗体同心半环图构成。圆圈中心每一横线代表一个临床试验

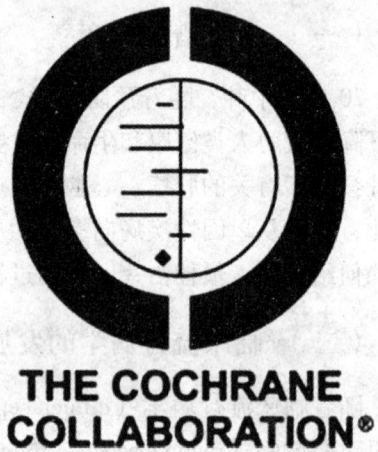

图 1-3　Cochrane 协作网徽标

结果的可信区间，横线越短则试验精度越高。垂直线即等效线（代表 $OR=1$）将圆一分为二，可用于判断结果差别有无统计学意义，以区别治疗效果，一般来说具有疗效的试验结果分布于垂直线左侧；若横线落在垂直线右侧，则表明治疗结果无效。横线与垂直线相接触或相交，则表明该 RCT 中的不同治疗措施间效果差异无统计学意义。这个徽标源于研究"氢化可的松治疗先兆早产能否降低早产儿死亡率"这一问题的 Meta 分析，1972～1991 年，先后报道了 7 个 RCT 结果，但这 7 个报道结论并不一致，那么该疗法是否利大于弊，根据单个的临床试验结果难以确定。采用 Meta 分析的方法把之前的 7 个研究结果合并，根据上面的解释可以看出：氢化可的松的确可降低新生儿死于早产并发症的危险，使早产儿死亡率下降 30%～50%，使得产科医师充分认识到该项治疗措施的效果。

目前，全世界有 14 个 Cochrane 中心，约 50 个专业协作网，100 多个协作组织分布在 20 多个国家中。Cochrane 协作网所属成员国的 Cochrane 中心均采用此图作为中心的标志，并可对图中菱形适当变动，以体现国别和象征意义。中国循证医学中心的标志最下面的菱形是个小熊猫。

（二） 中国循证医学发展

从 20 世纪 80 年代起，我国连续派出数批临床医师到加拿大、美国、澳大利亚学习临床流行病学，有多名医师跟随 David Sackett 教授查房，学习如何用流行病学观点解决临床问题，形成循证医学的雏形，并在部分高校建立了临床流行病学培训中心开展工作。

1996 年，上海王吉耀将 Evidence Based Medicine 翻译为"循证医学"，发表了我国第一篇关于循证医学的论文"循证医学的临床实践"。

1996 年，四川大学华西医院引进循证医学和 Cochrane 系统综述，创建了中国循证医学（Cochrane）中心，1997 年 7 月获卫生部正式批准，开始在全国推广循证医学理念和系统综述。

1999 年，中国循证医学中心正式注册成为国际 Cochrane 协作网的第 14 个中心，成为国际 Cochrane 协作网的成员之一和中国与国际协作网的唯一接口，2001 年 10 月成立中国循证医学香港分中心。

四、循证医学核心思想

循证医学的核心思想就是任何医学决策实施应尽量以客观科学研究结果为依据，临床医疗方案的确定和处理、临床实践指南及医疗卫生决策的制定都应依据当前最好、最新的研究结果，同时结合个人、群体的专业经验，充分考虑被实施决策方（如患者）的权利、期望和价值取向，兼顾医疗卫生环境的实际情况。

五、循证医学的基本原则与特点

（一） 循证医学的基本原则

循证医学遵循的基本原则如下：

1. 基于问题的研究 从实际问题出发，将问题具体化为可以回答的科学问题，按照 PICOS 原则将问题拆分为：①P（population）：关注什么样的人群/患者；②I（intervention）：采取什么样的干预措施；③C（compare）：对照措施是什么；④O（outcomes）：结局指标有哪些；⑤S（study）：纳入哪些研究设计。

2. 遵循证据的决策 以科学的方法设计临床试验，然后通过统计学的方法得出结论，作为临床决策的证据，这就是循证医学的思路。这种方法的原理就是，遵循证据的思路是理性的，证据的获得也是理性的，那么根据理性的证据通过理性的方法，就可以获得可以接受的结论。

3. 关注实践的结果　循证医学实践包括循证基础实践、循证公共卫生实践和循证临床实践等。循证医学临床实践基本步骤：提出临床问题→获取研究证据→证据初筛与评价→将研究证据与临床实践相结合→评价循证医学实践的结果。

4. 后效评价　后效评价（revaluation）是指对应用循证医学理念从事医疗活动后的效果进行评价。针对临床具体患者的实际情况，提出问题后，通过检索搜集有关证据，并在严格评价的基础上应用于患者，以评价解决患者的具体临床问题后的效果。后效评价是循证临床实践的最后一步，也是检验循证临床实践效果的关键环节，只有经过了后效评价，才真正完成了循证医学实践的全过程。

（二）　循证医学的基本特点

循证医学的基本特点如下：

1. 证据及其质量是循证医学的决策依据　高质量证据的共同特点是：科学与真实，系统与量化，动态与更新，共享与实用，分类与分级，肯定、否定与不确定证据等。

2. 临床医生的专业技能与经验是实践循证医学的基础　临床医生是实践循证医学的主体，具备专业知识和临床经验是循证临床实践的技术保证，对疾病的诊断和对患者的处理都是通过医生来实施的。

3. 充分考虑患者的期望或选择是实践循证医学的独特优势　传统医学的"循证"与决策主要取决于医生的主观判断，而在循证临床实践过程中，医生要充分尊重患者的价值取向、愿望和需求，医生任何诊治决策的实施，都必须获得患者的接受与合作，从患者角度思考问题，从患者的利益出发，让患者拥有充分的知情权，取得患者的良好合作，确保在诊疗过程中有良好的依从性，形成医生与患者的诊治联盟，患者平等友好地参与、合作是循证医学临床实践的关键。

六、循证医学的基本内容

循证医学实践主要包括循证基础实践、循证公共卫生实践（实践循证卫生决策）和循证临床实践等。

1. 循证基础实践　循证医学实践在基础医学研究领域的应用。

2. 循证公共卫生实践（实践循证卫生决策）　实现循证医学不但是医生的责任，更是医疗卫生决策者和管理者的责任，是国家和社会的责任，宏观和群体的医疗卫生决策也必须遵循证据。循证公共卫生实践的基本要素包括证据、资源和资源分配中的价值取向等。

3. 循证临床实践　医生针对个体患者的病因、诊断、治疗和转归等临床问题进行的循证医学实践，如循证内科实践、循证外科实践、循证护理实践、循证药学实践、循证中医临床实践、循证检验实践等，其基本要素包括医生、患者、证据和医疗环境。

七、循证医学的目的

循证医学的根本目的是解决临床问题，主要体现在以下几个方面：①阐明发病与危险因素，为了解疾病和防治工作提供依据；②提供可靠的诊断依据，提高诊断的准确性，有利于疾病的早期发现、诊断和治疗；③筛选当前最科学、合理的治疗措施，帮助医生为患者进行正确合理的治疗；④疾病预后的判断，分析和应用促进患者康复的有利因素，改善患者预后，提高生存质量；⑤提供可用于卫生管理的最佳研究证据，促进管理与决策的科学化。

第二章　医学文献检索与文献综述 ▷▷▷▷

医学研究需要在继承和探索的基础上创新，这种创新没有前人的知识积累是不可能实现的。对医学文献进行检索是医学科研工作的一部分，是科研工作的前期劳动，文献检索已经成为一门学科。文献综述是概括某一学科或某一领域研究现状和动向的论述性专题资料，它依赖于大量的一次性文献，但又不同于撰写论文和专著时对医学文献的应用。

第一节　医学文献

医学文献是以往医学家在探索和研究疾病规律中积累的宝贵经验，是先人智慧的结晶，是生命科学重要的信息载体以及医学研究必要的资料来源。

一、基本概念

（一）信息

信息（information）指被组织起来的数据；格式化的数据；一种主观的知识；消息；逻辑存储数据；具有确切含义的数据；经过处理并赋予明确意义的数据。

1. 信息技术及其层次　信息技术（information technology，IT）是主要用于管理和处理信息所采用的各种技术的总称。信息技术有下述三个层次：

（1）硬件：主要指数据存储、处理和传输的主机和网络通信设备。

（2）软件：包括可用来搜集、存储、检索、分析、应用、评估信息的各种软件。

（3）应用：指搜集、存储、检索、分析、应用、评估使用各种信息。

2. 科研信息化　科研信息化（e-Science）指充分利用信息技术，促进科技资源交流、汇集与共享。目前，大多数科研工作者尚未重视 IT 技术的第三层含义。事实上，e-Science 将为科研手段与方法带来革命性进步，唯有当信息得到有效应用时 IT 的价值才能得到充分发挥，才能够真正实现科研信息化的目标。但是，科研信息化本身不是目标，它只是在当前时代背景下实现科研目标比较好的一种手段。

（二）知识

知识（knowledge）指人类在实践中认识客观世界（包括人类自身）的成果，包括事实、信息的描述或在教育和实践中获得的技能。它可能是关于理论的，也可能是关于实践的。在哲学中，关于知识的研究被称为认识论。

1. 定义　知识的定义在认识论中仍然是一个争论不止的问题。经典的定义来自于柏拉图：一条陈述能称得上是知识应满足三个条件：①一定是被验证过的；②正确的；③被人们相信的。

现代知识观认为知识源于经验，是对外界事物客观规律的揭示。真正的知识具有真理性、普遍性和永恒性，强调知识的社会价值和经济价值，即知识的外在意义；后现代知识观强调知识的主观体验和个体对知识意义的动态建构，认为公共知识建构于个体的假设和解释之上。因此，一切知识都是可以质疑、修正、甚至推翻的。

2. 分类　学术界对知识的分类有多种，通常分为下述两类：

（1）显性知识（explicit knowledge）：指有形媒体所携带的知识，它可用正式的系统语言来表述，可以用数据、科学公式、说明书和手册形式来共享，它容易被"处理"、传递和储存，也易于被识别、分类和处理，具体包括一切以文件、手册、报告、地图、程序、图片、声音、影像等方式所呈现的知识。

（2）隐性知识（tacit knowledge）：源于经验和行动，存在于理想和价值观念中，指未经正式化的、高度个人化的、主观的、基于长期经验积累的知识，属于个人经验与直觉的知识，它很难被形式化或规范化、也无法被具体化，因此难以传递给别人，具体体现为信仰、隐喻、直觉、思维模式、诀窍、技术、文化习惯等。这类知识不但难于表达，有时甚至不知道它的存在。

显性知识和隐性知识的划分并非截然分明，很多知识都是同时具备两种特性，一般我们将显性特征多的知识称作显性知识，隐性特征多的知识归为隐性知识。

3. 知识生命周期　科研环境中知识生命周期涉及以下过程：把握学科发展的趋势和重点；寻求研究问题的知识框架和解决路径；构造解决方案和获取相关信息；知识组织与交流。

4. 科学知识　科学知识（scientific knowledge）是对自然事物、自然现象和科学技术知识的理解，包括对具体的事实、概念、原理或规则的理解，由具有确实性的知识和想象性的、甚至虚假的知识两部分组成。以科学原则筛选出的知识称为科学知识，这些原则包括：

（1）求真建构原则：主体认知与客体存在一致性，科学知识内部不应有逻辑矛盾。

（2）经验诠释原则：虽然能解释全部既有相关经验的知识建构不一定都是科学知识（如占星术），但科学知识应对既有相关经验给予尽可能全部解释。

（3）形成预见原则：科学知识能更好地预见一些新经验，且这种预测中至少有一种已是被实践所验证为有效的。

（4）实践验证原则：库恩认为科学知识与真理无关。甚至用"信念"替代"知识"，以弱化"知识"的传统"真理"形象。科学知识虽非"真理"，只可以被证伪而无法得到证实，但应具有指导主体实践的有效性。

（5）节约建构原则：在诸多知识建构中最简洁的那种是科学知识。

（三）文献

《信息与文献术语》（GB/T4894-2009）中定义"文献"为："在存储、分类、利用和传递信息的过程中作为一个单位处理的记录信息或实物对象。"文献的记录功能主要涵盖：记录知识的具体内容；记录知识的手段，如文字、图像、视频等；记录知识的载体，如纸张、光盘、计算机存储介质等；记录知识的表现形态，如图书、期刊、专利说明书、电子期刊等。可见缺少其中任何一个功能要素都不能构成文献。"文献"一词，在我国最早见于《论语·八佾》："子曰：夏礼吾能言之，杞不足征也；殷礼吾能言之，宋不足征也。文献不足故也。足，则吾能征之矣。"最早以"文献"作为书名的是元代马端临编撰的《文献通考》一书。宋代理学家朱熹对"文献"的解释为："文，典籍也；献，贤也。"由此可见对于"文献"的概念，古代和现代的理解是有一定差异的。

文献具有三个基本要素：

1. 记录 不论是古代原始时期记录在甲骨文中的图形、文字或是现代贮存在高密度光盘中的信息，都要通过不同的方式"记录"下来。记录是联系知识与载体的手段。

2. 知识 是文献的实质内容。

3. 载体 记录和传递知识的一切介质，即文献的外在形式。

因此，可以将文献的定义理解为记录有信息或知识的一切载体，它由文献信息、文献载体、符号系统和记录方式四部分组成。

（四）医学文献

医学文献是指以文字和具有语义的图表、符号、声频、视频等手段，记录医学知识的一切载体。医学文献是人类从事医疗实验和医疗实践的记录，是医务工作者辛勤工作的成果，能够反映当时人们对客观事物认识的程度和科学技术的进展状况及发展水平，预示着科学技术发展的趋势和方向。

二、文献级别

文献的产生、传递和利用过程是继承与发展的过程。按文献中知识的加工层次，即文献的内容、性质及结构，可将文献分为四个级别：

1. 零次文献 是指形成一次文献之前的信息、知识，指的是原始的、未经加工处理或者未正式出版的文献，如口头交流、实验记录、设计草图、书信等。

2. 一次文献 又称原始文献，指的是作者以本人的研究工作或研究成果为素材而创作的原始论文，不管是否引用或参考他人著作，也不考虑何种出版形式，均属于一次文献，如期刊论文、论著、学位论文、会议论文等。一次文献不仅具有创造性的特点，还具有原始性、分散性的特点。

3. 二次文献 指的是将大量分散无序的一次文献进行收集、整理、分析、归纳，使之系统化以便于查找而形成的文献，如目录、索引、文摘及数据库等。二次文献通常是由图书信息机构编辑出版，起着汇集文献、提炼文献和提供线索的作用，是进行文献检索的主要工具与手段，为查找、利用一次文献提供线索，所以又可称之为"报道一次文献的文献"。因此二次文献具有汇集性、检索性、系统性的特点。

4. 三次文献 指的是在利用二次文献的基础上，对检索到的一次文献进行分析、归纳、研究而写成的文献。如各种综述、数据手册、评论、述评、进展、动态等，以图书形式发行的教科书、专著、指南、手册、百科全书、年鉴、词典等。三次文献不仅具有综合性的特点，还具有实用性、针对性的特点。三次文献来源于一次文献，高于一次文献，是具有高度浓缩性的再生文献，更具有参考意义。

第二节 文献检索

文献检索是从众多的文献群中查找出符合特定需要的文献信息的全部活动过程，故亦称信息检索。

一、文献检索概述

1. 文献的要素 文献由四个基本要素组成：①文献信息；②符号系统，如文字、图像、视频等；③物质载体，如纸张、光盘、计算机存储介质等；④记录方式，如图书、期刊、专利说明书、电子期刊等。

2. 文献的分类 按照不同的分类标准，文献可分为多种类型，见表2-1。

表2-1 常见的文献类型

标志	类型	概念
载体形式	印刷型	以纸张为载体，以印刷技术为记录手段，包括图书、杂志、报刊等。优点是便于阅读、用途较广；缺点是存储密度低、占用空间大
	缩微型	指以感光材料为载体，以光学技术为记录手段，包括缩微胶卷、缩微胶片。优点是体积小、存储密度高、保存时间长；缺点是须借助于机器
	视听型	以感光材料或者磁性材料为载体，包括录音、幻灯、影片、录像等。优点是形象生动、存储密度高；缺点是成本高，不易检索和更新
	电子型	即电子出版物。存储密度高、信息量大、存取速度快、寿命长、易更新等
文献级别	零次文献	原始的、未经加工处理或者未正式出版的文献，如实验记录、设计草图、书信等
	一次文献	作者以本人的研究工作或研究成果为素材写成期刊论文、论著、学位论文等。不仅具有创造性的特点，还具有原始性、分散性的特点
	二次文献	将大量分散无序的一次文献进行收集、整理、分析、归纳，使之系统化以便于查找而形成的文献，如目录、索引、文摘及数据库等。具有检索性、系统性的特点
	三次文献	在二次文献的指引下对检索到的一次文献进行分析、归纳、研究而写成的文献，如各种综述、数据手册等。具有实用性、针对性的特点

续表

标志	类　型	概　念
出版形式	图书	包括教科书、工具书、专著、论文集等。内容系统、全面、成熟可靠
	期刊	又称杂志，具有内容有深度、专业性强、出版周期短、信息量大等特点
	学位论文	研究生为获取学位而撰写的学术性研究论文
	会议文献	在各种学术会议上宣读的论文、发言、论述、总结等形式的文献
	专利文献	专利申请书、专利说明书、专利公报等与专利有关的一切文献
	出版物	专门机构发表的文献，包括行政性文件、科研报告等

3. 文献检索的类型　按其查找对象的不同可分为三种不同的检索类型：

（1）书目检索：是以检索工具（书目、索引、文摘、题录）为检索对象的一种检索。凡是查找某一主题（时代、地区、著者、文种等）相关文献的检索过程，均为书目检索。其检索结果是一条条的书目记录，包括论著题名、作者、文献出处等书目数据记录。

（2）事实检索：是以事实为检索对象，要求查出文献中的某些基本事实记录。不仅需要查出记录这些事实的资料，而且还要从中进行分析、比较，才能得出肯定性的回答。因此，事实检索也译作事项检索，属于数据检索的范畴。

（3）数据检索：是以数据为检索对象要求查出文献中所载的专门数据，包括统计数据、计算公式、图表以及物性数据等，其检索结果都是经过高度浓缩可供直接利用的数据情报。

4. 文献检索语言　是一种人工语言，用于各种检索工具的编制和使用，并为检索系统提供一种统一的、作为基准的、用于信息交流的符号化或语词化的专用语言。检索语言分类见表 2-2。

表 2-2　文献检索语言的类型

类型	概念及作用
分类语言	按其所属的学科性质进行分类和排列，基本反映科学知识分类体系的逻辑系统
主题语言	指经过控制的，表达文献信息内容的语词，是文献内容的标识和查找文献的依据
关键词语言	指从文献内容中抽出关键词，是文献内容的标识和查找目录索引的依据
自然语言	指文献中出现的任意词

5. 文献检索途径　常用的文献检索途径见表 2-3。

表 2-3　常用的文献检索途径

类型	概念及应用
分类途径	以知识体系为中心分类排检，如利用分类目录和分类索引
主题途径	通过反映文献资料内容的主题词来检索文献
著者途径	用著者、编者、译者、专利权人的姓名或机关团体名称进行检索的途径
题名途径	按题名检索的途径，如书名目录和刊名目录

类型	概念及应用
引文途径	用被引论文去检索引用论文的一种途径
序号途径	按序号（如专利号、报告号、合同号、标准号、国际标准书号和刊号等）自身顺序检索文献信息的途径，具有明确、简短、唯一性特点
代码途径	用特定代码（如分子式索引、环系索引等）顺序进行检索
专门项目途径	用文献信息所包含的或有关的名词术语、地名、人名、机构名、商品名、生物属名、年代等的特定顺序进行检索

6. 文献检索方法 见表2-4。

表2-4 文献检索方法

类型	概念及特点
工具法	亦称直接法，指利用检索工具查找文献，包括顺查法、倒查法和抽查法
追溯法	根据已知文献资料所记录的参考文献入手，逐一查找原著原文。缺点是所查的文献资料有限，不够全面，且相对滞后
分段法	亦称循环法，指将工具法和追溯法并用查找文献，分期分段交替进行查找，直到检索满足需要为止
浏览法	利用浏览法阅读检索核心期刊目次表或主题索引，以了解最新的文献资料

7. 文献检索步骤 一般来说，文献检索的步骤为：①明确查找目的与要求；②选择检索工具；③确定检索途径和方法；④根据文献线索，查阅原始文献。

8. 文献检索效果 指文献检索过程的有效程度和质量，目前评价检索效果的主要指标为查全率（precision ratio）和查准率（recall ratio）。

（1）查准率：指检索出的相关文献数占检索出的文献总数的百分比。

（2）查全率：指检索出的相关文献数占系统中相关文献总数的百分比。

查准率是反映文献检索的准确性，查全率是反映文献检索的全面性，二者呈反比关系。

9. 文献查阅的原则 文献积累的基础是资料的搜集，应该善于利用现有的检索工具和数据库，熟练运用文献检索方法，对本专业的文献进行全面、准确的检索。文献积累的关键是阅读，为提高积累文献资料的效率，阅读应遵循下述原则。

（1）先中文后外文：中文文献查阅速度较快，有利于对所研究课题形成系统化的认识，是外文文献检索的基础。此外，中文文献可能引证了相关的外文文献，可进一步检索。

（2）先近期后远期：先从最新、最近的文献开始，追溯以往的文献，这样可以快速了解现在的专业水平和最先进的理论观点及技术手段。

（3）先综述后专题：查阅综述文章，可以快速了解有关研究方向的历史、现状、存在的问题和展望。综述之后列有的文献线索，可以帮助扩大文献资料来源。在此基础上可以继续有目的地查阅有关专题论著。

10. 文献资料评估 通过检索获得的各种文献对研究者来说并不一定都是有用的，有些文献对研究者的帮助很小，需要剔除，这就需要对文献资料进行评估，以保留有用的、有价值的文献。一般来说，应该从下述角度对文献资料进行评估：

（1）结构是否齐全：一篇文献应该包含基本的结构，例如，研究目的、研究方法、误差控制、研究结论等，但是如果一篇文献有明显的缺项，将直接影响其参考价值。

（2）研究目的表达是否清楚：文献中论述的研究目的是否进行了清楚的表达，这是判断一篇文献是否优良的关键问题，如果研究目的不清楚，无法确定该文献是否值得参考。

（3）研究方法是否合理：研究方法的科学性和合理性直接关系到研究成果质量的优劣，决定了一篇文献的参考价值。

（4）文献的引用情况：一篇好的文献往往会引起同行的认可和重视，被引用率相对较高，这也是文献学术影响力的世界通用指标。现实中，研究者可以通过"参考文献"检索的方式查看被引用情况，许多数据库都会提供被引用查询功能。

二、OA 资源及其检索系统

1. OA 资源的概念 开放存取（open access，OA）是国际科技界、学术界、出版界、信息传播界为推动科研成果利用网络自由传播而发起的运动。"布达佩斯开放存取倡议"（Budapest Open Access Initiative，BOAI）对开放存取的定义为：开放存取文献指 Internet 公开出版的，允许任何用户对其全文进行阅读、下载、复制、传播、打印、检索或连接，允许爬行器（spider）对其编制索引，将其用作软件数据或用于其他任何合法目的，除网络自身的访问限制外不存在任何经济、法律或技术方面的障碍的全文文献。

开放访问包括两层含义：①学术信息免费向公众开放，它打破了价格障碍；②学术信息的可获得性，它打破了使用权限障碍。

2. 开放存取出版的基本特征 ①作者和版权人允许用户免费获取、拷贝或传播其数字化信息，其前提是尊重其版权；②完整的论著存储在至少一个稳定、可靠的网络服务器中，以确保免费阅读，不受约束地传播和长期的数据库式储存。

3. 开放访问文献的主要类型

（1）开放存取期刊（open access journals，OAJ）：是一种免费的网络期刊，旨在使所有用户都可以通过因特网无限制地访问期刊论文全文。包括新创办的开放存取期刊和由原有期刊改造转变而来的 OAJ。此种期刊一般采用作者付费出版、读者免费获得、无限制使用的运作模式，论文版权由作者保留。在论文质量控制方面，OAJ 与传统期刊类似，采用严格的同行评审制度。OAJ 不再利用版权限制获取和使用所发布的文献，而是利用版权和其他工具来确保文献可永久公开获取。OAJ 出版模式的优势为：①投稿方便；②出版快捷；③出版费用低廉；④便于传送或刊载大量的数据信息；⑤检索方便；⑥具广泛的读者群和显示度；⑦论文的被引频次显著提高。

（2）开放存取仓储（open access repository，OAR）：OAR 不仅存放学术论文，还存

放其他各种学术研究资料，包括实验数据和技术报告等。OAR 包括基于学科的开放存取仓库和基于机构的 OAR。OAR 一般不实施内容方面的实质评审工作，只是要求作者提交的论文基于某一特定标准格式（如 Word 或 PDF），并符合一定的学术规范。OAR 比较分散，利用 DOAR（www. opendoar. org）或者 ROAR（roar. eprints. org）两个汇集 OAR 的网站可以检索此类资源，检索功能相对比较简单。

4. OA 期刊检索系统 常用的 OAJ 检索系统网址如下：

（1）http：//www. doaj. org：DOAJ（Directory of Open Access Journal）目录收录的均为学术性、研究性期刊，具有免费、全文、高质量的特点。其质量源于所收录的期刊实行同行评审，或有编辑进行质量控制，故对学术研究有很高的参考价值。

（2）http：//intl. highwire. org：通过该界面还可以检索 Medline 收录的 4500 种期刊中的 1200 多万篇文章，可看到文摘题录。网络平台将期刊 OA 方式标示于期刊列表中期刊名称的右侧。OA 期刊共有三种 OA 方式：①free SITE：完全 OA 的期刊，可以免费浏览、下载期刊出版商网络数据库中该刊任意卷期的全文；②free TRAIL：免费试用的期刊，在一段试用期内可以免费得到期刊全文；③free ISSUES：延迟 OA 的期刊，不能免费看到最新出版卷期的论文，但可以获取几个月以前或 1～2 年以前所有的过刊全文。

（3）http：//www. jstage. jst. go. jp：日本科学技术信息集成系统（Japan Science and Technology Information Aggregatot，Electronic，J-STAGE）由日本科学技术振兴机构开发，收录日本各科技学会出版的文献（英文为主），大部分会议论文及研究报告可以免费浏览全文。J-STAGE 的目的在于向全世界即时发布日本科学技术研究的杰出成果和发展。

（4）http：//www. scielo. org：巴西网上科技电子图书馆（Scientific Electronic Library Online，SciELO）是科技期刊在网上的一种合作性的电子出版模式，SciELO 网络平台设英文、葡萄牙文和西班牙文 3 个界面。

（5）http：//www. openj-gate. com：旨在使全球的任何人都能够不受限制地获取学术及研究领域的期刊文献。提供基于开放获取期刊的免费检索和全文链接，其中多数学术期刊经过同行评议。

（6）http：//www. plos. org/：科学公共图书馆（Public Library of Science，PLoS）旨在推广世界各地的科学和医学领域的最新研究成果。PLoS 出版了 8 种生命科学与医学领域的开放获取期刊，可以免费获取全文，较具影响力。

（7）http：//www. biomedcentral. com/：BioMed Central（BMC）致力于通过因特网为科研人员提供经过同行评议的生物医学领域的研究论文的免费访问服务。BMC 系列期刊中的大部分论文可以永久在线获取，用户只要引用时准确注明论文出处，就可以不受任何限制地使用、传播和复制其论文。根据 BMC 的版权与授权协议（BioMed Central Copyright and License Agreement），在 BMC 期刊上发表原创性研究论文的作者拥有论文的版权，作者有权自由地打印文章，将其分发给他的同事或把它发布到因特网上，只要求在引用文章时正确引述文章细节并明确标明 BMC 为文章的原始出版者。

（8）http：//www. mpg. de/en：The Max Planck Society 德国马普学会即马克斯·普朗

克科学促进学会是德国政府资助的全国性学术机构。网站有免费研究杂志、研究报告、年度报告、科学图画、视频文件、专利等，可通过搜索引擎搜索材料科学研究的相关文献。

（9）http://www.jstor.org/：JSTOR 全名为 Journal Storage，是一个对过期期刊进行数字化的非营利性机构。目前对 JSTOR 的访问主要局限于美国、加拿大、英国和爱尔兰的图书馆、大学和出版商。

（10）http://www.socolar.com：Socolar 开放存取一站式检索服务平台是一个旨在为用户提供 OA 资源检索和全文链接服务的公共服务平台，为非营利性项目，由中国教育进出口公司管理。用户在使用 Socolar 时，注册用户可以享受该平台所能提供的个性化服务；用户只要可以访问互联网，就可以不受任何限制地访问平台。该平台是中文网页，收入的目录可以用中图法分类和其他分类方式查找，可以进行注册，以便得到个性化服务。需要注意的是，链接到最后能否获取全文，取决于平台链接的有效性、用户网络是否允许境外访问两个因素。目前还无法保证链接的 100% 有效；有些 OA 期刊会在一段时间后变成非 OA 期刊；OA 版本和订购版并存的期刊，在内容和出版时间上都会有差别。

（11）http://cnplinker.cnpeak.com：cnplinker 中图链接服务是由中国图书进出口（集团）总公司开发并提供的国外期刊网络检索系统。除为用户提供快捷灵活的查询检索功能外，电子全文链接及期刊国内馆藏查询功能也为用户迅速获取国外期刊的全文内容提供了便利。

（12）开放阅读期刊联盟（http://www.oajs.org/）：是由中国高校自然科学学报研究会发起的，在网站上提供全文免费供读者阅读，或者应读者要求，在 3 个工作日之内免费提供各自期刊发表过的论文全文（一般为 PDF 格式）。读者可以登录各会员期刊的网站，免费阅读或索取论文全文。现共有 16 种理工科类期刊、3 种综合师范类期刊、3 种医学类期刊和 1 种农林类期刊。

（13）www.hanspub.org：汉斯出版社是一家国际综合性开源学术期刊出版机构，目前已有国际开源中文期刊 80 余本，所有期刊都是开源的（open access，OA），可免费下载所有期刊全文，所有期刊均回溯至创刊。

（14）http://www.oalib.net：是 Open Access Library 的简称，即开放存取图书馆，致力于为学术研究者提供全面、及时、优质的免费阅读科技论文。其论文领域涵盖数学、物理、化学、人文、工程、生物、材料、医学和人文科学等领域。

三、文献类型标识及若干免费文献网站

（一）文献类型标识

文献类型标识是标示各种参考文献类型的符号。参考文献的著录应执行 GB779-87《文后参考文献著录规则》及《中国学术期刊（光盘版）检索与评价数据规范》的规定，论文著者应用以下文献类型标示码，将自己引用的各种参考文献的类型及载体类型

标示出来。根据 GB 3469-83《文献类型与文献载体代码》规定，常用文献类型以单字母标识，电子文献以双字母标识见表 2-5。

表 2-5　常用文献类型标识

单字母标识	期刊［J］（journal），专著［M］（monograph），论文集［C］（collected papers），学位论文［D］（dissertation），专利［P］（patent），技术标准［S］（standardization），报纸［N］（newspaper article），科技报告［R］（report）
双字母标识	磁带［MT］（magnetic tape），磁盘［DK］（disk），光盘［CD］（CD-ROM），联机网络［OL］（online）
电子文献载体	［文献类型标识/载体类型标识］：联机网上数据库［DB/OL］（data base online），磁带数据库［DB/MT］（data base on magnetic tape），光盘图书［M/CD］（monograph on CD-ROM），磁盘软件［CP/DK］（computer program on disk），网上期刊［J/OL］（serial online），网上电子公告［EB/OL］（electronic bulletin board online）
专著、论文集中的析出文献	［A］
其他未说明的文献类型	［Z］

（二）若干免费的英文文献网站

（1）美国国家生物技术中心（National Center for Biotechnology Information，NCBI）：是美国国家医学图书馆（NLM）的一部分（该图书馆是美国国家卫生研究所的一部分）。NCBI 保管 GenBank 的基因测序数据和 Medline 的生物医学研究论文索引。所有的这些数据库（生物、医学、药学等）都可以通过 Entrez 搜索引擎在线访问。PMC 搜索入口（在 Search 下拉列表中找到）可以找到全文的免费文献。其他入口也有部分文献可查看全文，如 PubMed，右上角会有"Full-Text Article"。网址：http://www. ncbi. nlm. nih. gov/

（2）HighWire Press：是世界上最大的可免费提供生命科学、医学文献全文文献的网站之一，收录的期刊覆盖生命科学、医学、物理学、社会科学等学科。通过该界面可以检索 Medline 收录的 4500 种期刊中的 1200 多万篇文章，可看到文摘题录。其主页界面友好，部分期刊（free ISSUES）在一定时限内（过刊）可免费提供全文，另外部分期刊（free TRIAL）在一个特定时间前可免费提供全文，少数期刊全部论文均可免费提供全文。网址：http://highwire. stanford. edu

（3）Literature：综合类，类似于一个文献搜索的搜索引擎。"Free Full Text"提供了一些全文免费文献的搜索入口。网址：http://www. literature-free. com/

（4）Google 学术搜索：提供广泛搜索学术文献的简便方法，可以从一个位置搜索众多学科和资料来源：学术著作出版商、专业性社团、预印本、各大学及其他学术组织的经同行评论的文章、论文、图书、摘要和文章，可帮助确定在整个学术领域中相关性最强的研究，此外，在搜索结果中还提供网页快照、被引用次数、相关文章、导入 EndNote 等功能。网址：http://scholar. google. com

第三节　文献综述

文献综述是指在全面收集和阅读某一研究领域或专题的文献资料基础上，就该领域或专题的国内外主要研究成果、最新进展、研究动态、存在问题等，进行归纳整理、综合分析和系统评论后形成科学研究信息交流的书面形式。作为一种科学文献，它往往对当前某一领域中某分支学科或重要专题的最新进展、学术见解、新原理和新技术予以反映，对后继研究有着重要的指导意义。

一、文献综述的目的、类型与特点

（一）文献综述的目的

1. 人才培养　论文综述的撰写是研究生培养的重要科目之一，在文献的搜集、整理、归纳和总结过程中，培养和提高了学生分析和解决问题的能力，检索和鉴别文献的能力，文章的写作水平和能力。与此同时，拓展了学生的知识面，有利于学生对相关领域的专门知识的了解和掌握，为毕业论文的撰写及未来临床、科研或教学能力的培养与提高奠定基础。在对外文文献的检索和阅读过程中，提高了学生的外语水平和外文文献的翻译及撰写能力。

2. 科学研究　文献综述主要体现了在两个方面："综"和"述"。"综"反映了某一领域或专题的历史背景、研究现状和未来可能的研究方向、热点及焦点。"述"是在"综"的基础上，作者对"综"进行分析与总结，明确当下问题之所在，为个人的研究选题指明方向，为个人学术观点和科研设计提供论据。"综"的阐析中除了为"述"提供正面信息外，也为作者或读者提供避免重复研究的相关信息和依据，避免了人力、财力、物力和资源的浪费，同时为科研课题的设计和高水平论文的撰写提供依据。对于研究生的论文综述而言，其主要目的除了为毕业设计或论文撰写提供研究背景、现状及科学前沿动态外，主要在于为毕业论文的撰写和观点阐析提供文献支撑。

（二）文献综述的类型

1. 动态性综述　是指围绕某一专题，按时间先后顺序或专题本身发展层次，对其在各个阶段的发展动态作简要描述，如已解决哪些问题，取得哪些成果，还存在哪些问题，今后发展趋向如何等。要求每个时间段的内容和层次要清楚，避免出现零散或是遗漏要点的现象，此种综述为纵向式写法。

2. 成就性综述　是指对某一专题的研究现状、各派观点、各种方法、各自成就等加以描述和比较，进而提出进一步研究的方向。此种综述为横向式写法，这样的横式综述大多通过比较、归类的方式达到快速传递信息，突出重点，为进一步研究起到借鉴、启示和指导作用。当然，此种综述的作者一定要有深厚的学术功底，否则容易因学术倾向导致错误结论。

3. 学术观点争鸣性综述 系统地总结出几种学术观点，由作者加以分类、归纳和总结。按不同的观点，安排材料，分别叙述。这样的综述，时间顺序和具体成果不是主要的要求。在这类学术争鸣性文献综述中，原文的引用更加严格，而且"综"与"述"，都要用原文的事实和观点，作者的概括、分析则极少。

（三） 文献综述的特点

医学文献综述通常具备间接性、评述性、综合性和先进性等特点。

1. 间接性 综述就其本质来看是作者对大量国内外有关文献，通过搜集、分析、归纳、整理，为一定的目的性和针对性而写成的专题性或专项性的综合述评文章，较全面地介绍一定范围的人员在某一历史阶段对某一特定问题的研究状况、已取得的成果，但就其文献来源来说，具有间接性特点。

2. 评述性 是指比较专门地、全面地、深入地、系统地论述某一方面的问题，对所综述的内容进行综合、分析、评价，反映作者的观点和见解，并与综述的内容构成整体。一般来说，综述应有作者的观点，对前人研究成果所作的恰当评价以及对未来本课题研究发展方向和研究重点的预测。否则就不成为综述，而是手册或汇编。

3. 综合性 综述要"纵横交错"，既要以某一专题的历史及动态发展为纵向，反映当前课题的进展；又要对某一专题的研究现状、各派观点、各种方法、各自成就等加以描述，进行横向比较，把握本专题发展规律并预测发展趋势，提出下一步研究的方向。

4. 先进性 综述不是写学科发展的历史，而是要搜集最新资料，获取最新内容，将最新的医学信息和科研动态及时传递给读者。

二、文献综述的格式内容

由于文献综述的文体及写作目的的特殊性，决定其格式内容不同于其他科研文体。总体而言，文献综述具体包括题目、作者及单位简介、摘要、关键词、前言、正文、结语和参考文献八个部分。

对于研究生论文综述而言，在其作者简介中应包括指导教师的简介。由于论文综述的主要写作意图是为了毕业论文后续写作奠定基础。因此在论文综述的写作过程中围绕着毕业论文的研究方向和内容撰写，并且写作重点在于前言、正文、结语和参考文献四部分。但是对于题目而言也是非常重要的，题目要求简要、准确、新颖。对于研究生论文综述而言，题目越精准越好，往往需要精准到某项具体研究、具体指标，为毕业设计或毕业论文后续写作铺垫。

1. 前言 前言部分主要说明文献综述写作的目的、意义和作用，介绍主要概念、定义以及综述的范围（涉及问题的范围）、文献起止年月、有关问题的现状和争论焦点等。使读者对全文要叙述的问题有一个初步的轮廓。前言要求简明扼要，重点突出。

2. 正文 正文部分是综述的主体，其写法多样，没有固定的格式。可按年代顺序综述，也可以按不同的问题进行综述，还可以按不同的观点进行比较综述，不管用哪一种格式综述，都要将所搜集到的文献资料归纳、整理及分析比较，提出问题、分析问题和解决问题，比较各种观点的异同点及其理论根据。一般包括历史发展、现状分析和趋向预测这几个方面的内容：①历史发展：依据时间顺序，概括说明研究内容各历史阶段的发展状况及各阶段的研究水平，要求相关时间段的内容和层次要分明，避免出现遗漏；②现状分析：介绍国内外研究现状及各派观点，提出问题的焦点和可能的发展趋势，对陈旧的、过时的或已被否定的观点可从简，对一般读者熟知的问题只要提及即可；③趋向预测：在纵横对比中肯定所综述课题的研究水平、存在问题和不同观点，提出展望性意见，这部分内容要写得客观、准确，不但要指明方向，而且要提示捷径，但一定要逻辑缜密，经得起推敲，要根据不同的选题来决定写作的方式，写作时要注意逻辑性，逐层深入。

3. 结语 主要是对正文部分所整理分析的主要内容进行扼要总结，应突出重点，不能空谈，应将主要论点和论据加以概括总结，客观地分析前人研究成果，分析目前存在的问题和尚待解决的问题，阐明作者的学术观点以及对研究前景的展望。

4. 参考文献 放在文末，是文献综述的重要组成部分，除表示尊重被引证者的劳动及表明文章引用资料的根据外，更重要的是使读者在深入探讨某些问题时，提供查找有关文献的线索，参考文献的编排应条目清楚，查找方便，内容准确无误。要引用一次文献，尊重原创，并且文献要全面，由史及今，尽量不要漏掉经典文献。同时要注意所引文献的科学性、权威性、代表性和创新性，这样撰写的文献综述才具有时效性、客观性、继承性和创新性。

三、文献综述的写作步骤

文献综述的撰写，大体遵循选题→查阅文献→拟定撰写大纲→撰写成文的写作程序。

（一）选题

选定题目对综述的写作有着举足轻重的作用。选题首先要求内容新颖，只有新颖的内容才能提炼出有吸引力的题目。选题还应选择近年来确有进展，适合我国国情，又为本专业科技人员所关注的题目，如对国外某一项新技术的综合评价，以探讨在我国的实用性；又如综述某一方法的形成和应用，以供普及和推广。选题通常有几种：一种是与作者所从事的专业密切相关的选题，对此作者有实际工作经验，有比较充分的发言权；另一种是选题虽与作者专业关系不大，但是作者掌握了一定的素材，又乐于探索的课题。

题目不要过大，过大的题目要有诸多的内容来充实，过多的内容必然要查找大量的文献，不但增加阅读、整理过程的困难，甚至于无从下手、顾此失彼，而且面面俱到的文稿也难以深入，往往流于空泛及一般化。实践证明，题目较小的综述穿透力强，易深入，特别对初学写综述者来说更以写较小题目为宜，从小范围写起，积累经验后再逐渐写较大范围的专题。此外，题目还必须与内容相称、贴切，不能小题大做或大题小做，更不能文不对题。好的题目可一目了然，看题目可知内容梗概。

（二） 查阅文献

查阅文献是文献综述的基础性工作，由于个人学习方式的不同，文献的查阅方式不尽相同，但亦有一些原则性内容，大体如下：

1. 首选权威文献 权威文献大致包括百科全书、专科全书一类权威性的，内容广泛的著作和年鉴、年度评论之类的连续出版的综述性文集，此外专著、教科书、学术论文集、核心期刊、经典著作、专职部门的研究报告、重要人物的观点等均可为作者快速把握住当前该领域的研究动向提供至关重要的素材。

2. 关注研究领域进展 目前期刊文献中常有重要的近期进展性资料，认真研究、有选择吸收，可使综述更有先进性，更具有指导意义。

3. 由近及远，以点带面 收集文献时，要采取由近及远的方法，找最前沿的研究成果，因为这些成果常常包括前期成果的概述和参考资料，可以使人很快了解到某一研究问题的现状。收集时注意文献中所引用的相关资料出处，为进一步查找资料提供线索。

4. 适度限定查阅年限 一般来说查阅文献的年代，以近3~5年为主，如文献容量大，查阅年限可相应缩短，如资料有限年限可适当放宽。

5. 整理分类，概括提炼 对收集到的文献，依据文献综述编写提纲，对各个观点进行适当的分类；其次根据文章的科学性、文献的时效性等因素进行适当的取舍；最后按照时间顺序有序编排，使层次分明、条理清晰。在此基础上对于收集的文献尚有一个深加工的过程，即概括提炼，把各篇文献资料所描述的内容提炼出来，并按作者的思路加以安排和阐述。概括内容必须如实反映原作者的观点，不能歪曲原作者意图。

（三） 拟定撰写大纲

经过对文献资料的整理和加工，要确定撰写大纲即文献综述的初级目录。撰写大纲要详细到三级标题的程度，从而确定了文献综述的撰写骨架。在初步确定大纲的基础上要反复推敲，仔细修改，尽量达到满意的程度，一旦修改过程中发现不足之处，尚需重新搜集、整理文献，进行反复加工，直至满意。

（四） 撰写成文

在完成选题及资料收集分析后，便按照拟定的撰写大纲进入综述的撰写，一般重点包括前言、正文、结语、参考文献四部分的撰写。在文献综述的撰写过程中，应客观地对前人的研究过程、结论以及相关数据等重要成果进行分析、总结，将研究进展的方法或者相关问题清晰表述，揭示现有研究中的不足，提出建设性的思考，尽量一气呵成，然后再反复推敲、修改、再加工，以防创作思路的断续，影响文章的整体性。初稿完成后，再仔细的润色词句及文法的书写与表达，尽量客观、真实地反应文献资料的原创观点和作者自己的学术观点，突出文献综述的时效性、客观性、继承性和创新性特点。

（五） 文献综述写作的注意事项

在撰写文献综述时应注意以下几个方面的问题：

1. 确定选题，拟定提纲　文献综述的选题，多出于研究者自身科研工作或解决某一实际问题的需要或者感兴趣的相关专题。题目应体现选题的内容，注意简明、准确和新颖，要结合自身知识结构、能力、专业方向等因素，易于操作，切忌盲目跨入生疏领域。在通过对文献资料的分析评价后，对写作目的、思路、先后次序等，拟出提纲，提纲应结构缜密、条理清楚、紧扣主题。

2. 写作规范，层次分明　撰写文稿要求格式规范，分析透彻，综合恰当，条理清楚，语言简练，详略得当。在表述过程中词语要达意，逻辑要清晰，要体现层次性和条理性，而不能写成资料的无序堆积。

3. 忠于原著，重点突出　撰写综述要深刻正确理解参考文献的内容，以原始文献为准，切忌间接引用，以免对文献理解不透或曲解，造成观点、方法上的失误，更不能随意发挥、联想、推测。注意引用文献的代表性、可靠性和科学性，在搜集到的文献中可能出现观点雷同，有的文献在可靠性及科学性方面存在着差异，因此在引用文献时应注意选用代表性、可靠性和科学性较好的文献，避免机会性及主观性，做到要客观公正。掌握全面、大量的文献资料是写好综述的前提，但又切忌面面俱到，一定要有重点，内容越集中、明确、具体越好。

4. 文献新颖，"综""述"结合　查阅收集文献一般以近 1 ~ 2 年的新内容为主，一般不应过多列入 4 ~ 5 年前的资料。综述并非文献汇编，作者要有自己明确的学术观点或见解，否则便是文献汇编或学习体会，切忌只综不述或述而无综。

第三章　医学科研选题与假说 ▷▷▷▷

诺贝尔奖获得者巴丁曾经指出："一个研究能否取得成就，很重要的一点是看选的课题。"提出假说是科研工作的起点，验证假说是科研工作的目标。

第一节　医学科研选题

培根指出："如果你从肯定开始，必将以问题告终；如果从问题开始，则将以肯定告终。"科研选题是对整个科研工作全部内容和目标的高度概括，它关系到科学研究的方向、目标和内容，影响着科学研究的途径和方法，决定着科研成果的水平、价值和发展的途径，集中体现了科研人员的科学思维能力和科学研究水平。

一、医学科研选题概述

科研选题指在特定的、具体的科学领域中，选择和确定那些尚未认识而又应探索和解决的科学问题，作为自己研究的对象。科研选题是科研工作的战略决策，确定研究对象、选择研究方法、取舍观察指标、处理资料和分析结果都由此展开。科研选题也是医学科研工作的第一步，是科研的重要环节。在医学科研实践中，选题决定研究的主要方向和目的，关系科研成果的大小和成败。

二、医学科研选题原则

（一）科学性原则

科研选题必须遵循客观事物发展规律，以客观事实和科学理论为基础。确定课题前，应阅读大量文献，了解有关研究方向的历史和最新研究进展，吸取他人实践经验。医学科研选题要有充分的医学理论基础和依据，同时选题要科学、符合逻辑。立足于科学知识和科学事实的选题，是保证医学研究具有科学性的必然条件。

中医科研的选题，应当坚持以中医药理论为指导思想，密切结合临床实际，充分运用现代科学方法，正确处理现代医学科学和发展中医药特色的关系，突出中医药的特色和优势，使中医整体观念、理法方药和辨证论治等特色得到传承和发扬。中医学有其自身的科学内涵和学术结构，有其独特的思维方式、理论和方法，保证科研选题的科学性和先进性；以临床疗效为基础，将基础理论与临床研究相结合，以保证设计方案的实用性和可行性；以继承和发扬提高中医学为目的，在继承基础上创新，以保证科研设计的创造性和前瞻性。

（二） 创新性原则

科研选题必须先进、新颖。首先，要弄清楚此研究方向已取得的进展，明确科研的起点才能把继承和创新结合起来。创新是科研课题的灵魂，没有创新就没有科研的必要。理论性研究课题需建立新概念，提出新见解，对前人的研究有所发展或补充；应用性研究课题则需把基础性研究的成果转化为新技术、新发明，促使成果的实用化。

（三） 实用性原则

科研选题应符合社会需求和科学理论的发展观，具有一定实用价值。社会需求是应用型或开发型研究范畴，科学理论发展需求属基础型研究。另外，实用性原则还应考虑理论与实践、基础与应用、理论研究与总结经验的关系。医学科研选题也要求从防治疾病、经济发展、医学理论的发展角度出发，选择具有实用性和应用前景的课题。

（四） 可行性原则

科研选题必须与主客观条件相符，从研究内容到研究方法都要具有可行性，保证所进行的课题能按计划完成并取得预期成果。主观条件包括研究者的知识结构、研究经验以及科研思维能力；客观条件包括实验场地、实验仪器设备、经费支持和研究时间等。因此，选题时必须从研究者本身实际出发，结合现有水平和技术条件选择可以实现的课题。

三、医学科研课题来源

医学科研选题应立足学科，结合现代科学技术、方法，采用多层次、多角度、立体、综合的思路选题。常见的课题来源包括以下几个方面：

1. 医学理论与实践难题 ①常见多发的疑难病，如恶性肿瘤、心脑血管病、糖尿病综合征等慢性病的防治；②常见的老年病（如阿尔茨海默病等）以及老年保健、养生及抗衰老的研究；③预防医学、环境医学、心理医学及康复医学的基础理论及应用研究；④药物开发利用、剂型改良及质量控制等研究。这些问题的解决，能在一定程度提高人民群众的健康水平，推动医药事业发展。

2. 学科交叉点 基础理论与应用的结合及各学科的横向交叉渗透常产生新发现。如中医临床辨证为肾阳虚证的患者，西医诊断发现其大都有下丘脑-垂体-性腺轴功能低下的情况，故研究目的就是探讨肾阳虚证与机体下丘脑-垂体-性轴功能的关系，研究成果将为肾阳虚证的诊断提供客观的检查数据，同时也为现代医学诊断为下丘脑-垂体-性腺轴功能低下的患者提供了中医治疗方法。

3. 从临床实践出发选题 临床工作中经常会面临一些无法用现有的知识和技术给予解释的新问题，这也是选题的重要来源。例如蓝光照射疗法的发现，1958 年英国护士在护理黄疸患儿时观察到睡在窗边的新生儿黄疸消退得快，医生科里莫敏锐的发觉这是一个很有价值的问题，后经潜心研究，发现自然光线中有一种能够使游离胆红素转化为结合胆红素的蓝光。

4. 从前人研究的基础出发选题 也就是在继承前人或他人实践经验和研究成果的基础上进行选题。一般来说，研究进展具有一定的规律性，分析前人的研究经验可发现创新性的研究思路，基于原有的课题开展更系统、深入的研究。此外，在他人研究中发现的阴性或相互矛盾的结果也是研究的可拓展之处，这些不确定因素也是科研人员选题灵感的一大来源。

第二节　医学科研假说

恩格斯指出："只要自然科学在思维着，它的发展形式就是假说。"科研假说作为科研立题的核心，发挥着指导科研的关键作用，但其正确与否，必然要通过科研实践来证实。医学科研应先有其假说，后才有设计、调查、实验、临床观察等工作，后续工作是验证假说的根本途径。因此，建立假说是科研选题、设计的核心环节。

一、假说的概念与特征

假说是根据科学事实和科学原理，通过科学抽象和逻辑推理等科学思维方法，对所研究的自然现象及其规律提出的一种假定性推测和说明，是自然科学理论思维的一种重要形式。假说的构成要素包括前提、相关概念和论述，具体而言是以客观事实和科学理论为前提，对未知概念和规律进行推断的暂时性假设。建立假说是医学科学研究的基本方法，也是发展科学理论的一种途径。

科研假说具有科学性和推测性的基本特征，而不是毫无根据的臆断。

（一）科学性

假说是在观察事实和研读文献的基础上，以一定的确实可靠的关于研究对象的事实材料为基础，经过科学逻辑的判断和推理而形成的。正是由于假说立足于既有的科学知识和科学事实，这是假说产生的前提条件，即假说的科学性。

（二）推测性

假说的基本思想和主要论点，是根据不够完善的科学知识和不够充分的事实材料推想出来的，它还不是对研究对象的确切可靠的认识。假说是由已知到未知，再将未知转化为已知的过程。任何假设都是基于对外界各种现象的猜测，并不是确切可靠的认知，因而有待于进一步通过科学研究来检验或证实。

二、假说的形成方法与建立步骤

科研假说的形成应在客观事实前提下以科研思维作为基础，运用逻辑思维法方法，包括比较、分析、综合、概括、抽象、归纳、演绎等，逐步推理形成。常见思维方法有以下三种：

（一）比较分类法

比较法是确认认识对象间异同点的思维方法，分类法是根据认识对象的异同点将认识对象区分为不同类别的思维方法。比较与分类互为前提、互为因果。比较研究可进行空间比较、时间比较、同类比较及质与量的比较，进而揭示事物间的不同点。分类法是在比较的基础上，将事物分为不同的类别。

（二）分析综合法

分析是将整体分解成多个局部成分或将复杂事物分解为简单要素、把动态事物先按静态事物进行研究，以便于认识和理解的方法。而综合往往需要将复杂的线变为易于分析的点，并重新将众多的结果综合为线，这个综合过程是对复杂事物现象的规律性做出的合理解释，综合与分析是相反的思维过程。分析的方法可以用定性分析、定量分析、结构分析和层次分析等。综合的方法包括概念综合、模型综合、原理综合等。

（三）归纳演绎法

归纳法是由个别事实到一般原理或结论的思维方法，演绎法则是由一般原理推出个别认识或结论的思维方式。归纳法又分为求同法、求异法、剩余法、共变法及类比法等手段。其中，求同法亦称"契合法"或"唯一契合法"，是对研究的对象，寻找在不同的场合中出现的一个共同的情况的方法。例如，在 19 世纪，人们还不知道为什么某些人的甲状腺会肿大，后来人们对甲状腺肿大盛行的地区进行调查和比较时发现，这些地区的人口、气候、风俗等状况各不相同，但有一个共同的情况，即土壤和水流中缺碘，居民的食物和饮水也缺碘。由此得出结论：缺碘是引起甲状腺肿大的原因。此外，通过归纳得出的规律和理论的必然性需要应用演绎加以论证，演绎源于归纳。

三、假说的检验与发展

假说的验证过程通常以假说为前提，逻辑性地提出一些可以直接加以验证的推论，该推论被证伪则假说就被推翻，推论被证实则假说得到一定程度的支持。假说的验证过程就是不断地对原来的假说进行修正，将已被证伪的内容删除掉，将新发现的内容加以补充，从而一步一步接近真理。

科学假说检验的唯一标准是以事实为依据。特别是当科研假说与研究结果发生矛盾时，应当对科研假说进行修正或放弃。研究者应保持细心、谨慎和求实作风，谨慎检验科研假说中哪些符合事实，哪些不符合事实，以正确判定科研假说的适用范围和可能存在的局限性，并及时修订科学假说，以便科研假说的进一步检验完善。

四、假说的作用

（一） 科学假说是形成和发展科学理论的必经途径

科学假说并非科学认识的目的，而是人们认识自然界事物本质和规律常用的理论思维方法和手段。科学理论发展的历史就是假说的形成、发展和假说之间的竞争、更迭的历史。科学假说是人们将认识从已知推向未知，进而变未知为已知的必不可少的思维方法，是科学发展的一种重要形式。

（二） 假说是发挥思维能动性的有效方式

科学研究是一种目的性很强的探索活动，且不可避免地具有很大的盲目性，科学假说的提出与应用可以增强科学研究活动的自觉性，进而减少盲目性，是提高科学研究探索效率的一种行之有效的方法。

（三） 提出科学假说可以通过科学争论促进学术繁荣

任何一种客观事实和规律，都可以从不同角度，运用不同的科学方法进行研究，进而产生不同的科学假说。这些科学假说可以通过争论，使事实真理从不同侧面、不同深度得到充分地挖掘和探讨，从而为更高层次的统一理论铺平道路，使科学工作者突破固有思维模式的障碍，开阔视野，促进科学研究向纵深发展。

第四章　医学科研设计的基本要素 ▷▷▷▷

　　科研设计是医学科学研究中的重要组成部分。完善科学的实验设计方案能够有效指导实验的顺利开展，合理安排实验观察内容，以较经济的人力、物力和时间获得相对准确可靠的结果。完善的科研设计要求我们明确科研设计中的基本要素，遵循随机、对照、重复、盲法和均衡等设计原则。其中，研究对象、处理因素和试验效应组成科研设计的"三要素"，在任何一项实验中都包括这三个基本要素。这些要素一般都应反映在科研项目的题目中，如"观察某降压药物的降压效果"，研究对象是高血压患者，降压药物为处理因素，试验效应指标是血压值。"三要素"在整个实验设计中的安排与处理是否科学、合理、完善，是科研设计中的关键问题。

第一节　处理因素

　　处理因素是指在医学科学研究中，有目的地作用于研究对象的因素，又称被试因素、研究因素或特异性影响因素，是根据不同的研究目的而给研究对象施加的各种干预措施。处理因素可以是研究对象本身相关的特征，如性别、年龄、职业、遗传、心理等内因，例如"性别和年龄与心肌梗死患者死亡的关系"，性别和年龄就是处理因素；也可以是生物、化学、物理或地理等外因，生物因素如细菌、病毒、真菌和寄生虫等，化学因素如药物、毒物、有害化学品等，物理因素如高温、地热、噪声、辐射等，地理因素如碘缺乏、高氟、自然疫源地等。按是否可由研究者控制，则将处理因素分为自然存在和人为干预两大类。自然存在的处理因素是客观存在的，包括各种环境因素如气温、湿度、声音、社会环境等，体内因素如年龄、性别、健康状况、疾病等。人为干预的处理因素是指研究者从外部施加的，如治疗的药物、手术、检查、健康教育、心理咨询等。处理因素又有数量因素和质量因素之分。所谓数量因素，就是因素水平的取值是定量的，如药物的剂量、药物作用的时间等，在实验中取哪些水平需要认真考虑，水平选取过于密集，实验次数就会增多，许多相邻的水平对结果的影响十分接近，不仅不利于研究目的的实现，而且将会浪费人力、物力和时间；反之，该因素的不同水平对结果的影响规律则不能真实地反映出来，易于得出错误的结论。在缺乏经验的前提下，应进行必要的预实验或借助他人的经验，选取较为合适的若干个水平。所谓质量因素，就是因素水平的取值是定性的，如药物的种类、处理方法的种类等，应结合实际情况和具体条件，选取质量因素的水平，不能不顾客观条件而盲目选取。一项科学研究中必须选择和明确合适可行的处理因素。

一、处理因素的选择

处理因素的选择与确定对研究结果的意义至关重要。选择什么作为处理因素，取决于实验目的。如研究某种疫苗对某病的预防保健作用，该疫苗是被试因素；研究某种降压药对高血压病的降压效果，此药为处理因素；研究吸烟与肺癌是否有联系，作为危险因素的烟草与吸烟的历史、数量应为处理因素。在选择处理因素时，研究者容易犯的错误是抓不住实验中的主要处理因素，选择过多或过少的处理因素，因此研究者应在研究设计前，先充分查阅文献，了解所研究领域的研究基础和相关信息，再根据研究目的的需要，以及人力、物力及时间的实施可行性，选定合适的主要处理因素。另外，科研中必须明确处理因素与混杂因素。所谓混杂因素，是指非有意作用于研究对象身上，而在研究中可能起干扰作用的因素，或称非处理因素。由于混杂因素往往干扰研究结果，产生混杂效应，影响处理因素产生效应的对比和分析，因此，在科研设计时要结合具体研究注意区分处理因素和混杂因素，并设法控制混杂因素，消除干扰。如研究某种药物的疗效，该药起作用的固有成分为处理因素，而药物的形状、颜色、剂型、给药途径以及医务人员的服务态度等均可对疾病的疗效起影响，即为混杂因素。又如"异搏定对大鼠肺动脉内皮细胞黄嘌呤氧化酶活性的影响"研究，异搏定是处理因素，但是细胞数量、细胞外钙离子浓度、氧分压、次黄嘌呤含量、pH、温度等作为混杂因素均可影响黄嘌呤氧化酶的活性，因此实验组与对照组除处理因素不同以外，所有这些混杂因素都应当保持齐同。科研设计三原则（对照、随机、重复）就是为了消除混杂因素的影响，使处理因素的特异性作用显现出来。

二、处理因素的数目与水平的选择

处理因素作用于研究对象引起的效应与处理因素的数目和水平有关。在科研中，处理因素数目和水平的选择，取决于实验目的。一般来说，一项科研的处理因素不宜过多或过少。过多的处理因素容易导致实验分组和研究对象数量的增多，实验误差难以控制，而过少的处理因素则使得研究工作缺乏足够的深度和广度。例如研究某种新药的疗效：设计为一种处理因素，即新药治疗（实验组）与传统治疗（对照组），这种单个处理因素设计目标明确，简单易行，但由于处理因素过于单一，所能观察到的结果和说明的问题较少，影响研究的深度和广度，使结论受到一定的限制。如果设计为两种处理因素，即新药治疗组、新药加传统治疗组和传统治疗对照组，这样不仅能明确新药的疗效，而且又能看出新药加传统治疗是否有协同作用，有效扩大了实验结果的信息量。但如果处理因素过多，不仅使科研设计复杂化和工作量负担大，而且可能对研究结果造成影响和对结果分析带来一定的困难。处理因素也不宜过强，处理因素过强可能引起损害或中毒，过弱则不可能观察到应有的效应。例如观察一个新的药物效应，必须确定剂量-效应关系的存在；如果没有剂量-效应关系，那么这是一种非特异性作用。在最小有效量与最大安全量范围内，研究目的不同，使用剂量也应有所不同。例如：进行药效筛选实验，希望不要漏掉有效药物，那么应选择最大安全量，通常采用半数致死量的

1/10左右。若研究药效的影响因素，则应采用半数有效量，因为在这个水平药效曲线的斜率最大，如某因素对药效有影响，则可明显地反映出来。假如进行毒性实验（如烹调油烟毒性实验），则应选择超过最大安全量的不同剂量，以分别找出半数致死量与最小致死量。但若进行两种药物的药效比较实验，则两者均应采用多个不同剂量，以便对两个药物的剂量-效应曲线进行较全面的分析。

所谓处理因素的水平，即一个处理因素有程度、剂量、方法、时间、空间、性质等方面的不同。如观察静脉注射葡萄糖对动脉血压的影响，可取三个因素，即葡萄糖的浓度、温度和注射速度。每个因素各取三个水平，即三种浓度、三种温度和三种注射速度。这种多因素多水平实验，则要用拉丁方设计。否则，实验次数与工作量将大大增多。依照处理因素与水平的数目，可产生四种不同类型组合，实际也就是四类不同的实验。研究人员应根据自身实验目的设计合理的实验方案。

1. 单因素单水平 这是科研中常见的实验类型。如"夏枯草提出物对原发性高血压患者降压作用的观察"就属单因素单水平实验。优点：这类实验的条件较易控制，相对简单易行。缺点：结果信息量小，试验效率较低，所能说明的问题较少，若有多个因素待试时则进度太慢。

2. 单因素多水平 这属于单因素多群组的实验。如比较同一刺激不同强度的反应，比较不同剂量药物对某病的疗效观察，属于这类实验。特别是珍贵药物、毒性较大的药物或新药剂量的最佳选择，往往需要采用这类实验。如"不同分子量肝素对大鼠内毒素血症的疗效比较"，便属于这类实验。

3. 多因素单水平 此种设计方案通常用于比较不同药物、不同疗法、不同复方、同一复方中的不同单味中药、同一单味中药中不同有效成分的疗效，或者比较不同因素在某一疾病中的作用。如中西医结合研究中，比较中药与西药联合的疗效，就属于这类实验。

4. 多因素多水平 事物之间的联系是复杂的，生物效应更是如此。在许多情况下，应当考虑多个因素联合作用。在多因素联合作用中，到底哪个或哪几个因素是主要的？哪个或哪几个因素是次要的？它们彼此之间有无交互作用？回答这些问题，就应当采用多因素多水平实验。例如研究酶学实验的最佳反应条件、探索联合用药方案、研究中药复方等，多因素、多水平便是常用的实验类型。当然，随着处理因素数目和水平的增多，必然导致实验分组及研究对象数量的增多，进而可能导致实验误差难以控制，因此研究人员必须根据研究目的进行合理设计，此时一般设计往往难以达到要求，应该考虑特殊设计，如拉丁方设计、正交设计、均匀设计等。

在医学研究中，通常会考虑多种处理因素以得到更丰富的信息和更客观全面的实验结果。但同时，研究中所涉及的诸多结果中往往存在复杂的联系和影响。几种因素联合使作用增强，称为协同作用，反之使作用减弱则称之为拮抗作用。例如，为研究药物联合针灸治疗类风湿性关节炎的疗效，设立了单独接受药物组（布洛芬片+甲氨蝶呤片）或针灸组作为对照，证实联合治疗组的疗效优于其中任一单独治疗的疗效。由此可见，在多因素实验中，每个处理因素单独作用时可能对实验结果产生一定影响，但多种处理因素联合作用时，其结果不一定是各个处理因素的简单叠加，而应考虑各处理因素间是否存在复杂的交互作用。

三、处理因素的标准化

处理因素的标准化就是保证处理因素在整个研究过程中保持一致和稳定，按照同一标准进行。处理因素本身特征如给药剂量、刺激强度、频率、数目与水平等的确定，在正式设计之前应提出初步思考，再通过科技查新、预备实验、综合分析，拟出科学、合理的设计方案，使处理因素在实验设计中得以准确全面地表述。处理因素一经确立，在整个研究过程中应保持一致和稳定，其性质、剂量、（药物）批号、剂型、加工方法（如煎煮的先后顺序、温度、时间，提纯方法等）与给药途径（口服，皮下、肌肉、静脉注射，灌注），都应明确规定，施加方式、条件、时间应标准化和固定化。如观察一种药物的疗效，药物名称、性质、成分、使用剂量、疗程、生产厂家、药物批号、出厂日期以及保存条件等都应前后一致；观察手术的效果，手术者的操作方法、步骤、熟练程度也应基本一致。如研究过程中使用药物剂量有改变、手术方法有改进等处理因素非标准化，所得结果不会相同，甚至会出现相反的结果，导致所得结果出现偏差，难以分析说明，甚至可能得出错误结论。因此，在设计时应制定出具体的措施和方法，保证处理因素标准化。

四、混杂因素的控制

在科研设计时，一般来说，确定处理因素较为容易。而充分估计到各种混杂因素是需要认真考虑的。如研究避孕药的动物实验，实验组与对照组各种条件都相似，设计合理，但两组效果还是无显著性差异。后经仔细检查发现是因为对照组动物饲养笼的位置很低、光线黑暗、通风不好等混杂因素，对实验结果产生了一定影响。又如研究减肥药，除药物作用外，诸如年龄、性别、饮食、职业、运动量、工作环境、心理因素等均可能影响减肥效果。因此，在确定处理因素后，还要充分估计到自然存在和人为干预的各种混杂因素，并在设计中加以消除。

对于混杂因素，一般可通过设立对照的方法加以控制。通过对照组的设立，使得实验组和对照组间除处理因素不同外，其他条件尽量一致，以此区别和控制混杂因素，排除混杂因素产生的效应，减少误差，确保处理因素效应的真实性和可比性。此外，不可借用之前的实验结果或其他资料作为本次实验的对照，各组实验必须同步进行。为此，只有准确预判可能的混杂因素，才能设计好实验对照，准确合理的实验对照可使组间的混杂因素影响互相相等或抵消，充分保证组间均衡可比，进而提高实验结果的真实性和可靠性。

第二节　研究对象

一般来说，在医药科研实验中，研究对象主要有人、动物、植物及微生物等，其次还有人或动物的材料。根据具体情况可以采用整体作为研究对象，即在完整的机体内进行实验（整体实验）；也可以采用器官、组织、细胞、亚细胞甚至分子作为研究对象，即体外实验（离体实验）或者先体内后体外的实验（半体内实验），究竟在什么层次上进行科研，必须服从于科学假说的需要。

一、研究对象的确定

研究对象的确定主要取决于实验的目的。如研究参考值（正常值）范围，应当选择健康人作为研究对象，通常需要在不同性别与年龄间分别选择较多的健康人或"相对健康者"（未患有影响该指标的疾病和未患有重要脏器疾病的人）。如果研究某种药物的疗效或某种诊断方法的优劣应选择患者作为研究对象。以人体、动物或药物作为研究对象时，应有明确的规定和要求，这在科研设计中应充分考虑。

（一）人

人体是医学研究中常选用的对象。人体实验研究是在基础理论研究和动物实验后与临床应用前的中间环节，是医学科研的重要手段。以人体为研究对象时，实验设计首先须符合并通过生物医学研究机构的伦理审查。在设计过程中，应考虑个人条件如种族、性别、年龄、嗜好、生活习惯、居住地区的外环境和其社会因素如职业、居住条件、家庭情况、心理状况等。如果是选择患者为研究对象时，筛选合格的病例是人体观察的重要环节之一，其中要考虑患者的病种、病型、病期、病程、病情、诊断方法和诊断标准等。最基本的要求是正确诊断、正确分期及正确判断病情等。无论选择正常人或患者为研究对象，都应注意"纳入和排除"的标准。如研究慢性气管炎时，纳入标准为每年连续咳嗽两个月，连续两年或两年以上者；或者连续咳嗽三个月以上者为慢性气管炎患者；排除标准应是肺结核、支气管扩张等其他原因引起的长期咳嗽患者。

（二）实验动物

在医学科研实验中进行动物实验是一项重要的方法，它对生命科学研究不可或缺，已逐渐成为许多学科发展的基础，推动了诸多领域取得突破性进展。常用的实验动物有：小鼠、大鼠、豚鼠、兔、狗、鱼、蛙、猴、猫、鸡等。实验动物的选择涉及经费开支、研究方法、研究结果及实验成败，更关系到课题的科学性与可靠性，因此研究者须阅读大量相关文献，了解实验动物学知识，以便正确选择实验动物种类。一般来说，须选择与人的功能、代谢及疾病特点相似的动物，利用实验动物与人类某些相近的特性，通过动物实验对人类疾病的发生、发展及规律进行推断和探索。选择近似人体反应的高等动物作为研究对象，其研究结果的实际意义好，但这并不是一条通用的规律。实验中还应根据实验目的和设计要求，结合动物的习性、解剖学、生理学及病理学特点等，参考已有的经验和资料，合理地选择动物种类。另外，同一种类的动物其不同个体之间对某一处理因素的反应也有差别。因此，还要注意动物个体包括年龄、性别、窝别、体重、营养和健康状况等的选择。性别的选择，有些实验雌雄均可；但有些实验对性别有特殊要求，只能选择雌性或雄性，如子宫内膜异位症模型的动物只能选择雌性动物。为了排除由于性别的不同对实验产生的影响，最好选用同一性别动物或每组动物雌雄各半。年龄和体重的选择，一般来说，年幼动物比成年动物较为敏感，应根据研究任务的不同来选择适龄的动物。如诱导免疫耐受，一般选择胎鼠或幼鼠，而开展老年医学研究，则通常须选代谢和功能反应接近老年的老龄动物。对于健康状况的选择，实验动物必须是健康的。判断标准是：发育正常，体形丰满，四肢长短与活动匀称自如，被毛浓密有光泽，运动迅速而有力，食欲良好等。为了确保动物真正健康，应该检查眼睛、鼻腔、外耳内有无分泌物，皮肤有无损伤、脓疡、湿疹，消化道有无呕吐、腹泻，神经系统有无震颤、麻痹现象。必要时做一些有关化验检查，多次测体温、量体重，尽量排除潜伏性疾患。

（三）样品或药物

用样品或药物作为研究对象时，要注意品种、批号、有效期、用量等因素的影响。用离体器官、活体组织、分泌物、体液等作为研究对象时，应考虑取材条件、部位、新鲜程度和保存、培养情况等。以细胞作为研究对象是近现代医学科研中广泛应用的重要生物技术，通过细胞实验有利于观察细胞周期、细胞分裂、细胞增殖与分化、细胞凋亡与坏死、细胞间相互作用、细胞迁移及其相关信号通路调控机制等细胞生物学行为，从而更精确了解生物体的生长、发育、分化、繁殖、运动、遗传、变异和衰老等基本生命现象。值得注意的是，尽管原代细胞与人或动物的反应特性相似，但依然难以精确模拟体内环境，难以真实反映机体的整体调节，且来自不同个体的细胞间也有较大差异，随着培养时间的变化其反应也不够稳定。传代细胞的反应较稳定，但其反应与人或整体动物的反应有一定区别，且不同细胞株的特点也各不相同。研究者须熟练掌握细胞生物学知识，根据实验目的选择合适的细胞作为研究对象。

二、研究对象的条件

作为研究对象，必须同时满足两个基本条件：必须对处理因素敏感；对处理因素反应比较稳定。因此，在观察新药的临床疗效试验中，应当选择中等程度中青年患者，只有这样才能显示有效率高低的差别。如降压药的研究对象若选轻度高血压患者，他们对药敏感，但患者本身血压波动较大，反应并不稳定；如选重度高血压患者反应虽可能稳定，但对药物不敏感；而中度高血压患者大多能满足这两个基本要求。故观察药物的降压效应，宜选中度高血压患者作为研究对象。其次，研究对象必须具有可能性，不仅易于取样，安全性好，而且应当以有利于患者诊治为原则。

存在以下情况之一者，不宜作为一般临床科研的研究对象：①存在影响反应结果的并发症；②危重状态；③多种疗法无效；④机体反应性和（或）致病因素与一般病例不同；⑤不能配合者。但是若专门研究合并症、危重症或顽固性（难治性）病症，则理所当然地应以这类患者作为研究对象。动物的选择应有针对性地注意种类、品系、年龄（月龄）、性别、体重、窝别和营养状况等。为保证实验效应的精确性，某些动物的生活环境也要严格要求。例如，动物实验时，要求受试动物均为同种属、同性别、同体重、同窝者，因为这些条件可能影响实验结果，必须控制一致。

三、研究对象的纯化

所谓研究对象的纯化，即应考虑研究对象构成的均匀性，减少个体差异，提高样本的同质性。首先，研究对象的具体指标应是明确的，且不受其他因素的影响。如在临床科研中，要求研究对象的症状、体征、辅助检查结果具有典型性与代表性。其次，疾病病史明确（尤其是传染性疾病），符合流行病学规律（如某病的潜伏期、隐性感染，预防接种史等）。第三，疾病诊断与病情分级的标准务必按照有关规定，且表现具有典型性，非典型的特殊病例不宜作为受试对象，因为特殊病例提示机体或致病因素与一般病例存在差异。第四，研究对象要有可靠的依从性，中途不可间断。故研究对象的病情一般应是中等的，若因病情过重，死亡率很高，不易反映处理因素的疗效；若病情过轻，稍加处理即可痊愈，难以区分不同被试因素的优劣。因此，只有通过对病情中等病例得到肯定结论后，才会扩大观察轻、中、重三类不同病情患者。

四、研究对象的依从性

研究对象的依从性是指他们按预定计划接受处理因素的合作程度。在医学科研中，尤其是在临床科研中，患者由于其心理、社会、经济等多方面的原因而可能出现忘记服药、中途退出实验或换组等不依从的表现，从而干扰实验计划的完成。因此，提高研究对象的依从性是十分重要的。良好的医风医德，细致认真地工作态度，充分关心体贴受试患者，做好患者的思想工作，使患者建立对医务人员的充分信任与依赖的心理状态，可明显地提高患者（研究对象）的依从性；控制实验时间不要过长，实验程序不能太过繁琐，也可提高患者（研究对象）的依从性。依从性是相对的，绝对的依从只有在麻醉动物实验中才能见到。在实验设计时，应制定一旦出现不依从情况的补救措施。

第三节　试验效应

处理因素作用于研究对象所产生的相应效应或反应，即为试验效应。试验效应通过具体检测的效应指标来体现，也被称为反应指标或研究指标。一项科学研究的结果就是从这种反应即效应指标中显现出来。因此，合理的效应指标是实验设计科学性的体现，是实验结果准确性、特异性和客观性的体现，是保证科研获得成功的又一重要条件。效应指标与科研课题是一致的，如研究肺的功能，即应采用能反应肺功能的效应指标；研究心脏的功能，即应采用能反应心功能的效应指标。

一、效应指标的分类

效应指标按其主客观性质可分为定量指标（量反应）和定性指标（质反应）两大类。定量指标是指可以用各种仪器测量的客观指标，如血压、心率、血糖、血气分析、呼吸动力学指标、肌肉收缩程度、各种蛋白质和核酸的测量等。随着医学仪器及计算机技术的发展，这类指标逐渐增多。这些指标能在数量上反映变化特点，较为客观、准确、精确，统计学分析的效率较高，应当尽可能多用，这类指标的数据也称为计量数据。定性指标是指指标的数值不能以定量的方法获得，仅能根据某种反应出现与否作为指标，如症状的有与无、生存与死亡、治愈与未愈、有效与无效、呕吐、惊厥等。这类指标只能反映某些性质的变化，难以判断反应的程度，这类指标的数据称为计数资料。在科研中，定量与定性指标之间有时可相互转换，以满足不同统计分析方法的要求。

另有一类客观存在但以主观形式表达的指标，如形态学上对各种复杂病理形态变化的程度和用于某些精神神经症状的评价，如疼痛、愉快、兴奋、忧愁、焦虑、抑郁、痴呆、疼痛等感觉指标，这些指标可以通过受试者的主诉记录下来。

效应指标按其变量性质可分为计量指标、计数指标和等级指标三大类。计量指标指实际测量得到数值，有度量衡的单位，又可分为连续型（血压值、血糖值等）和离散型（红细胞计数、单位面积内细菌菌落的个数）两种。计数指标是按照研究目的将资料分类并计数所得到的指标，常用能反映效应的指标有发病率、死亡率、治愈率、阴性率、缓解率、复发率、毒副作用等。等级指标没有具体数量，也没有量纲，但可区分程度或严重性的类指标，严格讲仍属于定性指标，如制定疗效的痊愈、显效、好转、无效；检验结果（-）、（+）、（++）、（+++）等。

效应指标按最终分析指标可分为绝对效应和相对效应两大类。如发病率属于绝对指标，而发病率比则属于相对指标。

二、效应指标的选定

效应指标的选择，须根据实验内容和目的合理确定所选指标的多少和种类。效应指标可以是一个也可以是多个指标，选用多少指标、选用哪些指标会根据研究所涉及的专业知识、研究基础、仪器设备条件、所投入的工作量及经费情况等综合考虑。此外，许多效应只采用单一指标检测来判断结果容易导致其可信度不足，因此往往采取两种或多种指标联合验证。选择效用指标时应注意以下几个问题：

（一）客观性

客观性即效应指标应是客观存在的，可以通过一定的方法测量或记录，可以用客观方法测量与记录，如体温、血压、心率、心电图、血细胞计数等都是客观存在的指标。另一类属于客观存在的主观指标，如疼痛、愉快、兴奋、忧愁等感觉指标，这些可以通过受试者的主诉记录下来。主观指标易受心理状态与暗示程度的影响，并且感觉器官的感受往往由于背景条件与对比诱导可发生较大的差异，因此，在科研中应尽量少用。倘若一项课题的全部结果都只是主观指标，那么，它的可靠性就值得怀疑。当然，有些主观指标，可采取多人分别观察、盲法（可防止偏见）判定，而后采用加权平均值法，以减轻主观因素的影响。因此，在医学科研中主要应选择客观指标，但必要时也可正确地选用合适的主观指标。

（二）特异性

特异性即指标的排他性。所选效应指标能准确地反应处理因素的作用效果，不易受混杂因素的干扰，确实代表所研究的现象。如研究高血压的疗效，血压作为效应指标很特异，而头痛、头昏不能作为主要指标，因为不够特异。又如研究钩端螺旋体病，体温作为诊断指标不够特异，因为很多疾病都有体温变化，而用血液细菌学培养与血清凝溶实验就很有特异性。

（三）关联性

关联性指所选用的指标必须与所研究的目的具有本质性联系，能够确切地反映处理因素的效应。指标的选择可通过查阅文献资料或理论推导来确定，也可通过预备实验或用标准阳性对照来验证。所选指标是否符合关联性的要求，往往反映科研工作者的专业知识与技术水平。

（四）精确性

精确性包括指标的精密度与准确度的双重含义。准确度是指观察值与标准值（真值）的接近程度，也就是说，准确度是测定正确性的量度。精密度是指重复观察时观察值与其平均值的接近程度，平时强调实验结果的可重复性，就是在相同条件多次取样测定结果的精密度。评价效应指标，主要看准确度，准确度差则不可取，如精密度差，则容易影响准确度。在设计时应首选既准确而又精密的方法，精确性的选择受测量仪器和方法的影响，有赖于预实验加以确定。

（五）可能性

可能性是指效应指标在技术上有可能做得到。在选择效应指标时，除考虑客观性、特异性、合理性、灵敏性及精确性之外，还要考虑在技术上容易掌握、经过努力能够办得到的指标。如一些需要高科技和设备的指标，在选择时就要考虑是否能获得所需的设备和技术。

三、误差及其控制

在医学科研活动中，不可能对所有的实验对象进行观察或检查，只能通过抽样方法进行研究，由于研究对象的个体差异、内外因素的影响，样本的有限性，认识能力和目前观测技术的限制，以及一些假象的迷惑，可能会产生没有真实地反应事物变化的本质，即研究结果偏离了客观真实的情况。由任何原因造成的这种偏离都可称其为误差，误差虽然不可能消除，但如果把误差控制在一定的限度内，研究结果依然可以反映真实情况；如果研究者对这个问题不予考虑、不予控制，即使对这些资料作了统计处理，得出具有明显效果的结论，但由于误差的存在而经不起重复，终究会导致错误的结论。所以，研究者认识和掌握研究中的各种误差的性质、来源、规律以及控制误差的方法，将对科研工作有着非常重要的意义。

（一）定义

误差，泛指测量值与真值之差。在医学研究中，由于多种原因，使得研究结果和真实情况往往有一定差异，有时甚至得出错误结论，就是由于误差而造成的。误差就其来源和性质的不同可归纳为两类，一类是随机误差，另一类是系统误差。误差虽然是不可避免的，但在医学研究中应尽量减少这两种误差的出现，以提高研究结果的真实性。

（二）随机误差

随机误差，是一类不恒定的、随机变化的误差，可由多种尚无法控制的因素引起。如可以是测量方法本身的随机变异，也可以是被测定的生物现象的随机变异以及抽样过程中产生的抽样误差。随机误差虽是不可避免的，但可以通过对测量仪器的选择、统计技术的应用等加以控制或估计其大小。

随机误差没有固定的方向，一般总是在真值左右，主要来源于：

1. 随机测量误差　是指在同样条件下，用同一方法，对同一研究对象的某项指标（如血清、尿等）重复进行测量，在极力控制或消除系统误差后，每次测量结果仍会存在出现差异的现象。随机测量误差是不可避免的，没有固定倾向，而是有高有低，所以也叫做偶然误差，受测量仪器的准确度与精密度和测定次数的影响，准确度与精密度高的仪器，随机测量误差小；当测定次数增多时，这种误差也可以相互抵消或减少。

2. 抽样误差　医学研究不可能对总体中的每个个体都进行观察或测量，一方面是由于总体很大甚至是无限的，另一方面，即使总体有限，限于人力、物力、财力、时间等因素，不可能也没必要逐一研究，常通过从总体中随机抽取一定的样本，通过对样本中每个个体的观察或测量的结果来推论总体。由于生物间个体差异的存在，抽得的样本指标并不恰好等于总体指标，这种在抽样过程中所造成的样本指标与总体指标间的差异，称为抽样误差。虽然抽样误差也是不可避免的，但抽样误差是有规律可循的，可以通过统计学手段估算其大小或通过增加样本含量使其降低。

随机误差是不能消除的，但可以通过采取一些措施来控制或减少：①选择符合要求的测量方法或工具；②按统一的标准进行多次重复测量；③改善研究设计和抽样方案；④增加样本含量；⑤统一调查的时间和/或被调查者的生理状态等。

（三）系统误差

系统误差，是指由各种已知或可控制的因素造成的研究结果或推论有倾向性地偏离真实值的误差。系统误差是医学研究中有可能克服、也应尽量努力去克服的误差，它可以产生在研究过程的任何一个阶段，常呈倾向性地偏大或偏小，多次重复测量及增加样本含量可以减少随机误差，但不能减少系统误差。

系统误差在医学研究中主要来源于以下几个方面：

1. 人为因素 在医学研究中，参与研究的各类人员（包括调查者、实验操作者、数据录入者等）有意或无意间由于个人的原因而带来的误差。如操作者对滴定的终点颜色偏深或偏浅的确定；对仪器的指针位置的判断；血压测量时对收缩压柯氏音第 I 时相、舒张压柯氏音第 V 时相临界点的判断；实施调查时，调查员由于更希望得到阳性结果，而对病例组、暴露组、实验组给予特别关注；调查对象对调查的问题由于个人原因回答不准确或给予欺骗性的回答；在数据录入阶段由于数据录入错误；实验或调查方法选择不当等。

2. 测量因素 是指在研究指标测量时由于测量仪器或量具的不准确、试剂不纯、测量手段不标准、操作人员的技术不熟练等因素造成的误差。如使用未经校正的测量（或计量）仪器及容量器皿、未经标定的试剂；本应用分析纯却使用了化学纯的试剂等；进行血压测量时最好选择台式血压计，而电子血压计在袖带捆绑时，传感器的位置稍有偏差即会带来较大误差。此外，调查时所用问卷设计的科学性、记录的完整性、调查的方式、态度等也可产生数据信息的误差。

3. 环境因素 包括测量环境和调查环境。医学研究中许多指标需进行测量，测量时对测量的环境有一定要求，如温度、湿度、风速等的要求，当与所要求差别较大时，将带来一定的误差；调查环境同样重要，如在进行老年人生活满意度调查时，儿女在场与不在场可能会出现不同的回答；又如，在进行男性公民吸烟情况调查时，其妻子在场与不在场也会给予不同的回答。

由于一种因素引起的系统误差，其大小、方向一般是固定的。在重复调查（测量）时，系统误差可以重复出现。因此，增加样本量和重复次数，不能减少系统误差。但如果采用统一标准，提高调查（测量）者的技术水平，以及加强工作责任感，系统误差是可以消除的。

（四） 随机误差与系统误差的区别

随机误差和系统误差在误差的来源、对研究结果的影响、误差的控制等方面是不同的，如图 4-1 所示。随机误差来源于测量工具、个体间的变异以及不同抽样方法，其虽没有固定方向和固定大小，但可用统计学方法检验或量化。如可通过改善研究设计、增大样本含量、改善测量方法或工具来减少。系统误差常来自于对象选取、测量和统计学分析等的方法缺陷，有固定方向和固定大小，且大多数难以用统计学方法来检验和量化，只能根据相关专业知识来推测和判断。系统误差往往需要根据误差的来源以及对结果影响的规律，从优化研究设计，校正测量方法与工具，科学严谨的实施，合理的资料整理、分析、解释与发表等途径采取针对性的措施避免和控制。

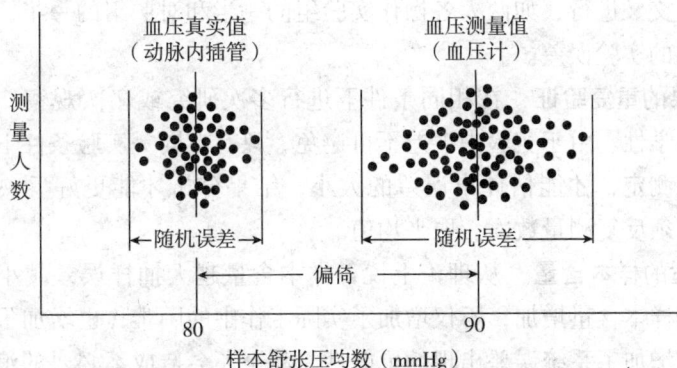

图 4-1 随机误差与系统误差的关系

如果一项研究随着样本量的增大，其误差明显减小，则此误差为随机误差；而不受样本含量的影响，无论样本含量是增还是减，依然存在的误差即是系统误差。如以测量血压为例说明随机误差与系统误差的关系，由技术熟练的医师进行某人群血压测量，用动脉内插管的方法得其平均血压为 80mmHg，此法虽然准确，但实际应用有困难；对同一人群再用台式血压计进行测量，得其平均血压为 90mmHg，两者之间的差即为系统误差，是由于使用的器械和测量方法的不同造成的；而无论是单用动脉内插管还是单用台式血压计测量的血压依然有差别，是由于个体血压瞬间的变化和测量中的偶然因素造成的，为随机误差。

（五）误差的控制

在医学科学研究中，从研究设计，试验实施到结果分析、解释的整个过程都可能出现不同程度的误差。因此，应在研究设计阶段分析可能会发生的误差及其原因，并在各个环节中可采取如下措施加以控制误差。

1. 严格按随机化原则抽样和分组 采用随机化方法，使研究对象有均等的机会被抽取到样本中及分配到各个处理组及对照组中，可以避免各种非处理因素对实验结果造成的影响。常用的随机抽样和分组方法包括单纯随机法和分层随机法。只有做到真正随机化才能达到预期的实验目的。

2. 合理设置对照 通过对照组的设立，使得实验组和对照组间除处理因素不同外，其他条件尽量一致，以此区别和控制混杂因素，排除混杂因素产生的效应，减少误差，确保处理因素效应的真实性和可比性。对照有多种形式，如空白对照、标准对照、自身对照等，研究者可根据实验内容和目的合理设置对照。

3. 保持组间均衡 组间均衡要求对照组除了与实验组接受的处理因素不同外，其他方面（如年龄、性别、病情类型、动物的体重、窝别等）应尽可能与试验组相同，这样各组所获实验结果才具有可比性，才能正确反应处理因素的作用，使结论具有说服力。

4. 充分利用交叉的方法 交叉也是控制误差的方法。如在进行多人共同操作的试验中，研究者应交叉进行，如两人各操作实验组的一半和对照组的一半，避免由于个人操作的差异所致的实验误差。

5. 实验结果的重复验证 在相同条件下进行多次研究或多次观察，可提高实验结果的可靠性和科学性。由于实验中误差不可避免，只有在同一实验条件下对同一观测指标进行多次重复测定，才能估计出误差的大小，结果分析才能更好反映客观事实。例如，测量血压时须反复测量数次，取平均值。

6. 选择合适的样本含量 从理论上说，样本含量越大抽样误差越小，但也不是样本越大越好。当样本含量增加，不仅增加了实际工作中的困难，也增加了实验条件的控制难度，反而会增加了系统误差出现的可能性，甚至还会造成不必要的浪费。因此，有必要正确估计一个实验的最少观察例数，即样本含量的估计。

7. 实验操作的标准化 在实施过程中，应对实验涉及的方法和流程规定具体要求，保证实验操作的标准化。如处理因素一经确立，应在整个研究过程中保持一致和稳定；在选择受试对象时，应规定严格的纳入、排除标准；试验效应指标的收集及处理流程、实验结果的分析和评价均应有具体规定，并在实验全过程中严格遵守，不能自行更改。

第五章　医学科研设计的基本原则 ▷▷▷▷

科研设计是医学科研工作中极其重要的一步，合理的科研设计是科研工作顺利进行的有力保证。在实际科研工作中，处理因素容易受到其他混杂因素的影响（如年龄、性别等），导致效应指标无法真实、完整地呈现出来。对实验进行科学合理的设计，可使科研实验误差最小化。以较短的实验周期和较低的实验成本，得出科学的结论。一般实验设计需遵循随机、对照、均衡、重复和盲法原则，以保证研究结果的可靠性和重复性。

第一节　随机的原则

随机（random）原则是医学实验的重要原则，是保证组间均衡可比的重要手段，应贯穿实验设计和实施的全过程。

一、定义与作用

随机是指通过随机方法使每一个受试对象有同等机会被抽取，并且有同等机会被分配到不同的组别。医学实验中的随机化原则主要包含三种含义，即随机抽样、随机分组和顺序随机。

随机抽样用来保证样本的代表性，使实验结果具有普遍推广性；随机分组可以获得有均衡性的实验组和对照组，提高组间可比性。

二、随机的方法

（一）随机抽样方法

1. 单纯随机抽样　是指从总体全部研究对象中，利用随机方法（如随机数字）抽取部分个体构成样本，也称简单随机抽样，是其他各种抽样方法的基础。

2. 整群抽样　是先将总体分成若干个互不交叉、互不重复的群，然后以群为单位抽取样本的一种抽样方式。进行整群抽样时，要求各群都有较好的代表性。整群抽样的抽样误差一般大于单纯随机抽样，故需增加50%左右的样本量。

3. 系统抽样　又称等距抽样，是把总体观察单位按一定顺序分为若干个部分，从第一个部分随机抽取固定位次的观察单位，再从每一部分中抽取相同位次的观察单位，全部抽取观察单位组成样本。

4. 分层抽样 是按总体人口学特征（如年龄、性别）或影响观察值变异较大的某种特征（如病情、病程）将观察单位分成若干层，不同层采用一定的抽样方法、独立进行抽样后组成样本。

（二）随机分组方法

1. 完全随机化分组 利用抽签、掷币、随机化数字表等方法直接将样本随机分配到各个实验组，完全随机化是随机分组方法的基础。应用随机数字表分组基本步骤如下：①编号：将 N 个单位从 1 到 N 进行编号；②获取随机数字：从随机数字表中任意一个数字开始，按同一方向获取每个实验单位的随机数字；③求余数：随机数字除以组数求得余数，整除则余数取组数；④确定组别：按余数分组；⑤调整：例如共有 n 例待调整，需要从中抽取 1 例，则续查 1 位随机数，除以 n 后得到的余数作为所抽单位的序号（若整除则余数为 n）。

【例 5-1】将 15 例患者按随机数字表法分成 3 组。方法：将 15 个患者依次编号 1~15；从随机数字表中任意选择起始数，如第三行第三列开始，依次读取两位随机数分配给每个患者；将随机数字除以 3 后记录余数，并规定余数为 0 为 A 组，1 为 B 组，2 为 C 组；当各组例数不等，如需将 C 组 3 例调整到 B 组，续取随机数字下三个分别 85、99、26，分别除以 8，余数分别为 5、3、2，则将 C 组第 2、3、5 例调整到 B 组。

表 5-1 15 例患者分组情况

编号	1	2	3	4	5	6	7	8	9	10	11	12	13	14	15
随机数	02	27	66	56	50	26	71	07	32	90	79	78	53	12	56
余数	2	0	0	2	2	2	2	1	2	0	1	0	2	0	2
分组	C	A	A	C	C	C	C	B	C	A	B	A	C	A	C
调整				B	B		B								

2. 区组随机化分组 区组随机化也称为配伍组设计，是配对设计的扩大。它是先将受试对象组成配伍组或区组，然后每个区组内受试对象随机分配到各处理组，每组分别给予不同处理方式，比较组间及组内效应的差异。区组随机属于两因素设计，不仅能观察处理因素间的差异，也能评价区组间差异对实验效应的影响。

【例 5-2】将 24 例患者以年龄相近的 4 名患者作为一个区组，试将 24 名患者分配到不同处理组。方法：①将患者按年龄分区组；②从随机数字表任意选择起始数，依次读取两位随机数；③将每一区组的随机数从小到大进行排序；④序号从小到大依次对应 A、B、C、D 组。

表 5-2　24 例患者区组随机化分组情况

区组	随机数				序号				排列结果			
	患者1	患者2	患者3	患者4	患者1	患者2	患者3	患者4	患者1	患者2	患者3	患者4
1	81	47	78	61	4	1	3	2	D	A	C	B
2	09	39	75	00	2	3	4	1	B	C	D	A
3	99	25	70	46	4	1	3	2	D	A	C	B
…	…	…	…	…	…	…	…	…	…	…	…	…
n	32	79	18	90	2	3	1	4	B	C	A	D

3. 分层随机化分组　将研究对象按某些特征如年龄、性别等分成若干层,在不同的层中随机地将实验对象分配到实验组和对照组,以提高组间可比性。方法:①根据研究对象的某个非处理因素对样本进行分层;②各层进行随机分组,分别合并成为各处理组。

【例 5-3】将男、女各 10 名患者按照性别分层后随机等分为 2 组,见表 5-3。按例 5-1 的方法查随机数字表,规定随机排列序号 k 对应处理因素,$k1 \sim 5$ 为 A 组,$k6 \sim 10$ 为 B 组,得到各层的分组结果。

表 5-3　分层随机分组结果

男性随机分组				女性随机分组			
序号	随机数	k	组别	序号	随机数	k	组别
1	16	3	A	1	28	6	B
2	77	8	B	2	06	1	A
3	23	5	A	3	24	4	A
4	02	1	A	4	25	5	A
5	77	9	B	5	93	10	B
6	09	2	A	6	16	3	A
7	61	7	B	7	71	8	B
8	84	10	B	8	13	2	A
9	25	6	B	9	59	7	B
10	21	4	A	10	78	9	B

第二节　对照的原则

没有比较就没有鉴别,任何事物间的差异都是比较出来的,比较的基准就是对照(control)。

一、定义与作用

对照是指研究过程中,设定可供比较的组别。设置对照是控制混杂因素的重要手段，可以平衡非处理因素在实验中的影响，通过与对照组的比较能够准确地评价处理因素的效应。

当处理因素作用于个体时，由于各种混杂因素的影响，产生的实验效应往往较为复杂，不能直接、准确反映实验结果。个体的生物学差异如年龄、性别、职业等因素会导致同一疾病在不同个体的表现不一。除生物属性外，人还具有一定的社会属性，所以当研究对象是人时，其产生的效应可能更具复杂性。例如，霍桑效应是指研究对象因成为研究中受关注的目标，而改变行为的一种倾向，其改变与处理因素无关。当患者偏爱中医药的治疗时，则中医药治疗往往更有效果。此外，安慰剂效应、疾病的自愈倾向等因素都会影响最终观察到的实验效应。鉴于上述问题，为避免偏倚，必须设立对照。

医学研究中设立对照的意义主要包括以下几个方面：①科学地评定药物疗效或干预措施效果的有无及效果的优劣；②排除非研究因素对疗效的影响；③确定治疗的毒副反应；④控制各种混杂因素，消除和减少误差。

二、对照的分类

1. 空白对照 即对照组不施加任何措施。例如观察乙肝疫苗的预防效果，实验组接种该疫苗，对照组不施加任何干预，即空白对照。临床实验中，设置空白对照有时会违背医学伦理原则，不建议采用此种对照方式。

2. 安慰剂对照 是指使用外形、颜色、大小等与实验组相似的药物干预对照组。如图 5-1 所示，安慰剂对照可以避免实验设计者和研究对象的心理因素所引起的偏倚，其在临床研究中常用于无有效药物治疗的疾病。

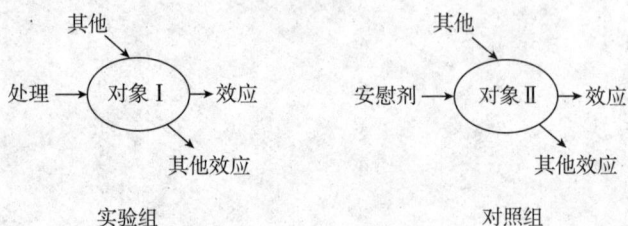

图 5-1 安慰剂对照模式

3. 实验对照 是指对照组采用空白对照，但要对照组的操作与实验组一致。例如评价板蓝根预防学生流感的效果，试验组服用该药，同时每天对教室进行紫外灯消毒；对照组不吃该药，但仍需每天对教室进行紫外灯消毒。

4. 标准对照 是采用目前公认有效的常规治疗手段作对照组。标准对照是临床试验中最常见的一种对照形式，如图 5-2 所示，可在不违背医学伦理学原则的前提下，最大限度控制混杂因素对实验效应的影响。

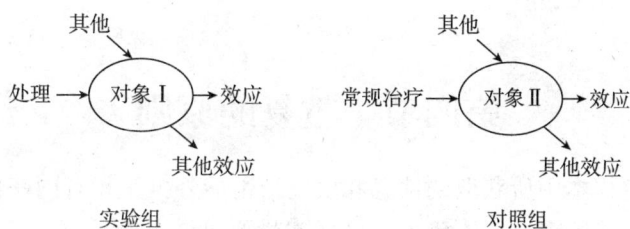

图 5-2　标准对照模式

5. 自身对照　是指对照和实验在同一受试对象身上实施。如用某药物治疗高血压，可以选择一组新发高血压患者，进行用药前、后血压测量值的比较，从而说明药物降压效果。自身前后对照设计简单，但不适用于有自愈倾向的疾病。

6. 历史对照　是指用过去研究的结果作对照。一般是指适用于非处理因素影响较小的少数疾病。

第三节　盲法的原则

盲法（blind）原则主要应用于临床试验，为降低主观因素对实验结果的影响，尽量避免参与人员知道具体分组和治疗情况。

一、定义与作用

盲法是指研究者（包括试验设计者、操作者、疗效测量者等）和研究对象（正常人、患者及其家属）的一方或多方均不知道研究分组的情况，也不知道接受的是试验措施还是对照措施。在科研工作中，上述人员不知分组，可对提出的假说做出可靠的、无偏倚的论证。

二、盲法的分类

根据设盲对象的不同，盲法可分为单盲、双盲、三盲和非盲法（开放性试验）。

1. 单盲　只有研究对象不知道研究的分组情况，其他人员均知道分组情况。该设计可避免研究对象的主观偏倚，同时方法简单，易操作，且研究者可对治疗过程中可能发生的意外问题及时处理，保障研究对象安全。但是试验设计者、实施者的主观偏倚仍然存在。

2. 双盲　指研究对象和试验实施者不了解分组情况，只有试验设计者和统计分析人员知晓分组情况。其优点是避免了研究对象和试验实施者的主观偏倚，但当研究对象出现严重的不良反应或治疗意外时，很难及时停止试验，给予准确处理措施。

3. 三盲　试验研究对象、试验实施者、统计分析人员都不了解分组情况，只有试验设计者知晓分组情况。一般新药临床试验要求采用此法。

4. 开放性实验　试验研究对象、试验实施者、统计分析人员都了解分组情况。该方法评价试验效应须有客观评价指标。适用于无法实施盲法的试验，如外科手术治疗、行为疗法等。

第四节　重复的原则

为了保证研究样本中所获取的信息和研究结论能外推至具有同一性质的其他患者，要求研究样本应具有相应的总体代表性且样本量要足够大。重复（replication）原则是保证科研成果可靠性的重要措施之一。

一、定义与作用

重复是指为提高科研的科学性，相同条件下进行多次研究或多次观察。重复包括三个角度：整个试验的重复；用多个研究对象进行重复；对同一研究对象的重复测量。一般说来，整个试验的重复可用来说明试验的可靠性，而后两种重复要求样本量要充足。

二、决定重复样本数的因素

重复并非越多越好，太多的样本量会导致伦理学和经济问题，还增加了非随机误差。重复样本数主要与以下几个因素有关：①实验/试验设计类型；②主要变量的性质；③检验统计量、Ⅰ型和Ⅱ型错误等。

第五节　均衡的原则

均衡（balance）原则可以更好的避免偏性，减少误差，提高实验的精准性。各组间均衡性越好研究结果的真实可信程度就越高。

一、定义与作用

均衡指对照组除处理因素与实验组不同外，其他非处理因素（如年龄、性别、动物体重等）应尽可能与实验组相同。均衡的作用是使得各组间具有可比性。

二、基本方法

在医学研究中，随机化分组的目的是实现"组间均衡"。随机分组后，组间动物的种系、性别、年龄、体重等特征原则上可以达到一致。此外，实验组与对照组所使用的仪器设备、药品、给药途径、给药时间等其他因素也应保持一致，才能有效减少实验误差。例如，实验组动物每天上午7时灌胃给药，对照组实验动物应在同时间、地点以相同方式给药等。

第二篇　医学科研设计基本方法

第六章　医学文献研究 ▷▷▷

　　文献研究（literature research）主要指搜集、查阅、鉴别、分析、整理文献，并通过对文献的研究，形成对事实科学认识的方法。医学文献研究在医学科研和学术发展中的先导作用，是更为有效地参与医学科研，促进医学学术理论不断发展和完善的基础。

　　文献研究方法（method of literature research）不是直接从研究对象那里获取研究所需要的资料，而是去收集和分析现成的，以文字、数字、图片、符号以及其他形式存在的第二手资料（文献），这是文献研究与其他研究方式的显著不同点之一。

第一节　古医籍文献研究方法

　　古医籍文献研究（literature research in ancient medical books）包括文献内容与文献载体研究，对古医籍文献进行研究业已成为一门专门的学科，其研究内容和方法的探讨有助于促进中医学科的发展。

一、研究思路

　　古医籍文献是古人直接医疗实践经验的记录，是古代众多的医药工作者长期努力、不懈探索积累起来的丰富的知识宝库。古医籍是中医学重要的信息源，是仍然被现代临床应用的文献，对古医籍的研究，重要的是对不同的古籍版本进行发掘性、应用性研究，研究方向包括文献内容与文献载体研究，文献载体研究的目的最终服务于文献内容研究。

（一）常见的古籍版本

　　1. 孤本　孤本指的是现在仅存而别无它本的善本书籍、手稿或碑帖。因年代距今较久远，有很多尤以明代以前、且又具有相当文物价值的古籍已成了孤本，如唐代（公元868年）印刷的《金刚经》卷子，就是孤本。能称之为孤本的古籍文献具有以下特点：①

由于原石刻或丛帖刻版有部分损坏和遗失，留下痕迹已不是原物，根据历史资料和文字记载的考证，即将失传的碑帖，确是"唯一"的、且具有有较高书法艺术的文史价值的古籍，可称为孤本。②能称上"孤本"，应当是刻石、刻帖的原拓本，翻刻本是称不上孤本的。③某些"孤本"还是残卷，但残卷也可以说明孤本的地位和价值。如《三因极一病证方论》南宋刻配补元麻沙复刻本，只有北京大学图书馆有藏本。

2. 珍本　珍本指的是写刻年代较早，流传很少，研究价值较高的古籍，通常指宋元刻本，内府写本，有史料价值的稿本及名人批校本。

3. 善本　善本最早是指校勘严密、刻印精美的古籍，后因人、因时而异而致含义渐广。现代在编纂《中国古籍善本目录》时，拟定了当今选择善本的标准，即"三性""九条"。"三性"指的是历史文物性、学术资料性和艺术代表性。"九条"指的是：①元代及元代以前刻印或抄写的图书；②明代刻印、抄写的图书（版本模糊，流传较多者不在内）；③清代乾隆及乾隆年以前流传较少的印本、抄本；④太平天国及历代农民革命政权所印行的图书；⑤辛亥革命前在学术研究上有独到见解或有学派特点，或集众说较有系统的稿本，以及流传很少的刻本、抄本；⑥辛亥革命前反映某一时期，某一领域或某一事件资料方面的稿本及较少见的刻本、抄本；⑦辛亥革命前的有名人学者批校、题跋或抄录前人批校而有参考价值的印、抄本；⑧在印刷上能反映我国印刷技术发展，代表一定时期印刷水平的各种活字本、套印本，或有较精版画的刻本；⑨明代印谱，清代集古印谱，名家篆刻的钤印本（有特色或有亲笔题记的）。

4. 石印本　从19世纪80年代末到20世纪30年代，随着西方近代印刷术的引进，石印曾一度取代中国古老的雕版印刷的主导地位，在中国近代文化史上发挥了重要的作用。石印本相比较雕版印刷，具有工序少、成本低、出书较快、保持古书原貌等优点。

5. 写本　早期的图书，都依赖于抄写流传，雕版印刷术普及之后，仍有不少读书人以抄写古籍为课业，所以传世古籍中有相当数量是抄写本。宋代以前，写本与抄本、稿本无较大的区别，但宋元以后，写本特指抄写工整的图书，例如一些内府图书，并无刻本，只以写本形式传世，如明代《永乐大典》、清代《四库全书》以及历朝实录。

6. 绣像本　清代小说中附有人物图像的图书版本，图画线条精制细腻，称之为"绣像"，所以此类图书版本被称为绣像本。绣像本在宋代少有出现，多见于清末的石印本小说，且大多为巾箱本。

7. 节本　节本指的是节选原本内容而成的书。现存删节本医书很多，如清代沈镜的《删注脉诀规正》等。

8. 赝本　赝本指的是伪托名家手笔的书画、碑帖、刻本。版本的作伪主要指书商为了牟取暴利而采取技术处理，制造假象，冒充真本，以提高版本的身价。不过中医古籍版本中赝本现象虽有，但不多见。中医古籍出现赝本的情况，多是由于鉴定失误造成的。

（二）古医籍文献研究内容

古医籍文献研究的内容主要有古医籍文献目录、古医籍版本、古医籍校勘、古医籍辨伪、古医籍文献辑佚等。

1. 古医籍文献目录 目录学（bibliography）是研究目录的形成和发展的一般规律以及目录的编纂与利用的基本原理与方法的科学。我国的古医籍浩如烟海，要对其进行分类，目录学必不可少，加上中国医学史绵延数千年，很多古医籍随着时间的流逝而佚失，或者毁于战火，或者遭到人为的毁灭，或年久失修，所以很多书依赖目录而存在。目录主要内容有书名、篇、卷、撰写者、时代、版本与内容提要。目录的主要类型，按照目录学著作收录的内容可以分为专科目录与特种目录两大类，按照目录学著作的编制目的和社会功用可分为官修目录与史志目录和私人目录。其中史志目录又可分为正史、国史、专史与补史。目录学的产生与发展有重要作用，"以著录之有无，断书之真伪；以目录书之著录之部次，定古书之性质；以目录所载姓名卷数考古书之真伪；用目录书考古书篇目之分合""因目录访求阙佚，以目录考亡佚之书"。总之目录学的传承与发展对古医籍文献研究有重要意义。

2. 古医籍版本 版本学（bibliology）指一部书因编辑、传抄刻板、排版或装订形式的不同而形成的不同本子，发展成为一门学问，主要包括版本目录学与版本鉴定两个方面。所谓"版"，原指供书写用的木牍。所谓"本"，指书的原本，渐成为书本的简称。中国古医籍经由千年发展历程，其版本变化复杂多端，同一部古医籍由于版本不同也会有诸多差异，如果读书治学不明版本，很容易导致错误。古医籍版本的类型从大方面讲可分为写本、刻本与活字本。版本学的研究方法包括版本考订和版本鉴定。版本考订一是要分析版本源流，二是要归纳版本系统。版本鉴定主要是搞清楚古医籍成书方式，鉴定谁写的、谁抄的或者谁刻的，还包括抄写时间、刊刻时间、是否稀见、是否完整、版本之优势以及在现存各版本中处于何种地位。版本鉴定包括明确撰写年代，细读前后序跋，验牌记，查避讳，考刻工，校对阅人年代，看字体、版式、纸张与装潢，查藏书印章与著录等来帮助鉴定。古医籍版本鉴定有利于做古医籍研究工作。

3. 古医籍校勘 校勘学（textualism）指用一部书的不同版本及有关资料加以比较或用其他方法考订文字的异同，恢复一部古医籍的本来面貌的一门学科，是进行古医籍整理和古医籍研究的基础。古医籍整理主要包括：校勘、标点、注释、翻译、汇编、影印、辑佚、编制目录索引和鉴别版本等。校勘本身就是古医籍整理的一项重要工作之外，也是其他古医籍整理工作的先导，还有助于疏通文字词义。古医籍校勘有几种常见的错误类型，如衍文、脱文、误字、倒文与错简。校勘分为以下几种：一为对校，即选定一个版本作为底本，与其他版本逐字逐句的进行比较，录出异文，使用对校法，分析归纳版本的源流系统，比较各种版本的校勘价值；二为本校，即比较本书的上下文，用本书的语言、文字、知识等各种资料作为依据进行校勘，发现并订正错误；三为他校，即搜集、掌握其他书与本书文辞有关的资料，进行考证；四为理校，即用理论知识，作为依据对文字校勘方面的问题进行分析判断；五为恢复篇第，对于零散见于各书的佚文要对其进行整理，分类排比。

4. 古医籍辨伪 中国古医籍辨伪是一项考证古医籍书名、作者和内容真伪及著作年代的研究工作。它不是孤立的过程，实际上是在研究目录、分析版本、校勘古籍、分析古文内容时同时进行的研究工作。古医籍辨伪十分重要，因为读古书而不辨明真伪，往往会导致错误的认识。而研究若依赖伪书或伪说，则会误入歧途，产生错误的结论。伪书的出现有其社会背景和历史原因，作伪的程度也各有不同，有的伪题作者和书名，有的时代混淆，有的在内容上真假杂糅等。古医籍辨伪工作包括两方面内容：一是关于古籍文献名称、作者著作年代真伪等的考辨；二是关于书籍内容的考辨。前者和古籍版本学、目录学的关系较密切，后者则与校雠学及史学中的史料考辨工作相近。

5. 古医籍文献辑佚 从现存古医籍文献中辑录已经散佚的文献，以求完全或部分恢复散佚文献原貌的古医籍整理工作，简称辑佚。我国古代常用"钩沉"一词指代辑佚工作。辑佚是古医籍整理和研究的重要内容之一，是古医籍整理工作中十分艰辛而又颇具学术意义的事，其意义在于恢复书的原貌，配成足本，充实古籍内容。辑佚一般可分为两种情况：一是原书尚存，但有短缺，从其他记载中辑录补充；二是原书已佚，而在其他书中尚有全书或片段保存，可据以钩沉重现或辑录复原。辑佚的方法有以下几点：一是摘录佚文，此乃基础；二是挑选底本，一般挑选成书年代较早、记载较为详细的底本；三是注明异同，各书所引有异时要注明出处及内容；四是校正文字，佚文或不全，或误讹、或文字简略。由于辑佚总是从医家本集或原书以外的其他传世文本中发现并获取新资料，而这些资料又都是在作品的传播过程中，通过不同的接受者转手载入典册，则传播者、笔录者、印行者等可能出现的失误使作品的可信性相对减弱。一旦发现被其他医学典籍有幸保存下来的佚作，首先进行科学、认真、细致的考辨甄别，便成为辑佚者第一位的工作，以此避免讹传，防止贻误后学，确保辑佚自身的学术价值。

二、研究方法

（一） 常见古医籍文献研究方法

针对古医籍文献研究的内容不同，其研究的方法也就不同，大致有以下几种研究方法：

1. 古典医籍文献的普查登记与学科分类方法 古典医籍文献学的任务是系统全面地认识了解自己的研究对象。中国古典医籍文献的总体面貌，只有通过全国范围的古典医籍文献普查登记，并对普查登记材料进行条分缕析，使之分门别类，才能掌握其数量和大致的学科类别。因此，普查登记与分类是古医籍文献学最基础的工作，也是最基本的方法。

2. 古典医籍文献的编目与著录方法 古典医籍文献的典藏与查阅都需要目录书和目录卡片提供按图索籍的途径，而编制书本式目录和卡片式目录，既要遵循一定的编目原则，又要按照一定的著录规则，这就需要掌握科学的方法。由此可见，"编目与著录方法"也是中国古典医籍文献学研究的重要方法之一。

3. 古典文献的鉴定与辨伪方法 古典医籍文献学在考辨古典文献的源流、判断某一部书或某一篇文献的价值、分析不同文献版本之间的关系时，都需要对文献的特征和内容予以鉴别，特别是对那些伪造的书籍和文献档案予以断定。

（二） 古医籍文献整理方法

1. 点校 点校是对古籍点读、校订的简称，亦称校点。它是编辑加工古籍，使其成为可靠的、便于阅读的出版物的基础性工作。

一部古籍大多有几种版本，研究者须选用较好的版本作底本。所谓"较好"是相对的，也会有刊刻错误或被刻书人妄改的地方。为了使古籍可靠、正确，就需要校订。校订一般分内校和外校。内校是据原书上下文义加以订正；外校则是参考其他版本或材料，比较审定。

2. 训释 训释是训诂和注释。古医籍文献的训释是指对古医籍文献的语言文字和医药义理的训诂和注释。

训诂指的是用通行的话解释古代语言文字或方言的字。训诂的方式包括形训、义训、音训。训诂的内容包括解释词义、解释古语、解释方言、注音、校勘。

注释是指对古籍的语汇、内容、背景、引文作以介绍、评议的文字。注释有脚注、篇末注、夹注等形式。古籍注释列在正文之中，有双行夹注和夹注。

训诂与注释有不同的涵义，但在实际运用中相互为用，均欲通过对古医籍文献的语言文字和医学义理解释阐发，以使读者准确领悟原文主旨。

3. 笺正 笺是训释的一种形式，一般既注正文，也注前人之注，如张山雷《小儿药证直诀笺正》。正，订正、纠正之义。凡言正者，常有对某种学说或前人说解进行议论订正之义，如明代张介宾的《本草正》，除对药物性味、功用、配伍、禁忌、制法等加以阐释外，还对前人的错误论述加以订正。

4. 今译 今译指的是古代文献的现代语译文，以利于古医籍的普及和阅读，是最受读者欢迎的古籍整理形式之一。如余冠英《诗经今译》、陈鼓应《庄子今注今译》等。但今译又不是十分精确的，要做到信、达、雅，难度很大。今译将成为现代普及的古籍整理形式之一。

5. 辑佚 辑佚又称辑逸，泛指已经散失的书。指的是通过搜集、考校、整理、核实现存古籍文献中的佚文，使已经亡佚古书得以全部复原或者部分复原。

辑佚方法的产生，与中国古代文献、典籍的大量佚失是密不可分。但由于中国古代书籍有摘引、抄辑其他文献的情况，使得一些佚失的古籍中的只言片语，可以通过引用的形式，保存在其他文献之中。辑佚的工作就是把这些只言片语加以搜集、整理，让这些佚失的书籍得以重见天日。

6. 汇编 为适应现代社会科学发展的需要或研究，把某一方面或某一专题的资料按一定的方法进行编撰，以供阅读或翻检的资料性参考书，称汇编，是古籍整理、结集的一种新形式，如《名医类案》《医方类聚》等。

第二节 临床试验文献研究方法

临床疗效研究主要可分为随机化试验（randomized controlled trial，RCT）和非随机化试验两种基本类型。RCT 因其设计合理、论证强度高而被称为临床科研设计的黄金方案。然而，当前存在一些 RCT 研究的文献在研究设计和实施方面存在着一些问题，因而对该类文献进行质量评价以提高 RCT 研究的质量成为临床试验文献研究的主要内容。

一、研究思路

RCT 临床试验文献评价研究主要包括对于真实性、重要性和实用性评价三个方面。

1. 真实性评价　真实性评价（validity evaluation）评价文献报道的结果是否存在某种系统误差而导致虚假的结论。

（1）随机分组：RCT 研究文献应当提供足够的信息以便于读者评价产生随机分配序列的方法，如使用随机数字表或使用计算机程序产生的随机数字。此外，还应报告随机序列表的隐藏方法，因为分配隐藏是一个防止分配结局被负责纳入研究对象的人预先知晓的严格过程。如果没有充分的分配隐藏，即使随机的分配序列也会被破坏，导致组间的可比性降低，夸大和削弱治疗研究效果，破坏研究结果的真实性。

（2）随访情况：是否所有的研究对象均完成了随访是判断 RCT 真实性的重要依据。在有一定随访期的 RCT 中，研究对象的退出和失访是不可避免的。如果研究结果未考虑失访情况，结果则可能偏离真实。因为失访者和未失访者的干预效果可能是不同的，失访者的失访原因可能是发生了不良的后果，甚至死亡，若结果分析不包括这部分患者，临床干预效果将被过高的估价。

（3）是否详细介绍了研究对象的情况：所有研究对象都应按同样的诊断方法得到确诊。诊断标准最好是国际公认的标准，如果该疾病目前尚无国际公认的标准，则可选国家标准或行业标准，自订诊断标准不利于研究结果的外推。除此之外，研究对象还要有一定的入选标准和排除标准，一般情况下，老人、儿童、妊娠期妇女等特殊人群应排除在研究之外。

（4）是否报告了全部临床有关结果：临床结果包括疗效和安全性两个方面。故应如实报告用药后的不良反应，以及因各种原因引起的死亡数，以便读者全面了解药物在临床应用后的实际情况。

（5）随机分配入组的所有患者是否都进行了分析：由于患者的依从性的影响，试验可能出现"偏离研究方案"的情况，即一些患者未接受全程的正确干预，或者出现沾染、干扰现象。此时可采用意向性分析（intention-to-treat analysis，ITT）。

（6）是否应用了盲法：当结局为主观指标时，对结局评价者施盲尤其重要。应当阐明谁处于盲态（如患者、医生、结局评价人员或数据分析人员）、盲法的机制（如胶囊或片剂）以及治疗特征的相似性（如外观、味道和服用方法）。手术、按摩等干预措施难以做到盲法比较，可以考虑对结局评价者或对数据分析人员施盲。

（7）试验前各组间患者的基线情况是否一致：样本量是依据比较组间主要效应指标效应差进行的估算，带有一定的主观性。故作者应报告比较组间主要影响因素的均衡性比较情况，以增加研究结果的客观性、真实性。

2. 重要性评价

（1）干预效果大小：临床常用比值比（*OR*）、相对危险度（*RR*）、相对危险度降低（*RRR*）、绝对危险降低（*ARR*）和需要治疗人数（number needed to treat，*NNT*）等测量干预措施的效果。

（2）干预效果的精确度：治疗的总体效果是不可能准确得知的，研究者只能通过可信区间（confidence interval，*CI*）确定效应指标真实性的可信度范围。可信区间的宽窄与疗效估计精度成反比。

3. 实用性评价 实用性（applicability）评价主要考察研究结果是否适用于临床实际，是否可接受研究中的干预措施并产生相近的效果。如果结果可以应用于临床实践，还需评价干预措施所带来的效益及可能的风险。

（1）临床意义与统计学意义的考察：具有统计学差异的试验结果可能并不具有临床实际意义。统计学的差异只表明由于抽样误差所导致的比较组间有差别的概率是小概率事件，并不代表一定具有临床意义，反之亦然。

（2）干预措施的详细描述：包括干预的剂量、疗程、在什么情况下应用、有何不良作用和毒性、在什么情况下应调整剂量或中止干预等。

（3）病例的构成情况是否与临床实际相符：为了能够重复，疾病的类型、症状、体征、病情、年龄、性别等基线信息及重要临床特征应进行详细说明。

（4）费效比及安全性：干预措施的费用及可能得到的益处，即干预效果的比例是否恰当，如果一项干预措施的实施成本过高，而患者由此获得的收益较小，也不宜在临床上推广。此外，还需分析干预措施的安全性，即由此可能产生的对患者直接或间接的伤害，可通过干预措施利弊比值比（likelihood of being helped vs harmed，*LHH*）评价。

二、研究方法

（一）随机对照临床试验文献质量评价方法

Cochrane 协作组推荐使用偏倚风险表（risk of bias）进行随机对照临床试验文献质量评估。该偏倚风险表包括随机化分组、分组隐藏、盲法、结局数据不全、选择性结局报告和其他偏倚来源六大项，见表 6-1 和表 6-2。

表 6-1 单个研究及多个研究中主要结局指标偏倚风险的总体评估方法

偏倚风险	解释	单个研究	多个研究
低风险	可能的偏倚不太可能真正地改变结果	所有关键点均为低风险	从研究中得到的大部分信息处在低风险中
不清楚	可能的偏倚增加了研究结果的不确定性	一个或多个关键点为不清楚	研究间的大部分信息处在低风险或不清楚
高风险	可能的偏倚严重地减弱了结果的可靠性	一个或多个主要点存在高风险	高风险信息所占的比例足以影响结果

表 6-2　Cochrane 偏倚风险评估表

评估内容	评价标准	评价依据
随机序列产生方法	低风险	研究者详细描述了随机序列产生的方法，如采用随机数字表、计算机等
	高风险	文中明显存在非随机分组方法的描述如按照入院顺序号、出生日期、住院号等分组，或交替分配
	不清楚	原文没有交代随机序列产生方法或交代不清楚
随机隐匿方法	低风险	采用了一定方法如中央随机、密封不透光信封等将随机序列进行了隐藏，使受试者或执行者不能预测分组情况
	高风险	没有隐匿随机序列，研究执行者或受试者可能预测分组情况
	不清楚	现有信息无法判断前者中的任意一种
对受试者和执行者的盲法	低风险	未实施盲法或实施了不完全的盲法，但研究结果不会由于缺乏盲法受影响 对受试者和主要参与研究人员实施了盲法，而且盲法未被揭开
	高风险	未实施盲法或实施了不完全的盲法，而且研究结果会由于缺乏盲法而受到影响 对受试者和主要参与研究人员实施了盲法，但盲法被揭开
	不清楚	现有信息无法判断前者中的任意一种
对结局评价者的盲法	低风险	对结局评估未实施盲法，但不会影响结果的客观性 对结局评估实施了盲法，而且未被破解
	高风险	对结局评估未实施盲法，而且影响结果正确评估 对结局评估实施了盲法，但盲法被破解而且影响结果的评估
	不清楚	现有信息不足以判断"低风险"或"高风险" 文中未说明结果的评估方法，无法判断是否实施盲法
不完全结局数据	低风险	出现下列情况之一者：无缺失数据；缺失结局数据不太可能影响真实结果；两组缺失数及缺乏原因相似；对于二分类结局，和观测到的事件风险比较，缺失数据不足以对干预效应产生临床上相关的影响；对于连续变量结局，在缺乏数据之间的可能效应大小不足以对实测效应产生临床上的相关影响；缺失原因有合理解释
	高风险	缺失原因可能与真实结果有关，在比较组之间缺失数量不均等或缺失原因不相同；对于二分类结局，和观测到的事件风险比较，缺失数据的比例足以产生临床上相关的干预效应偏倚；对于连续变量数据，缺失数据的可能效应大小足以对观测效应产生临床相关偏倚；实际治疗分析对干预效应产生实质性的偏离；缺失数据的处理方法不恰当
	不清楚	无法判断是否有失访病例资料没有交代或交代不清等
选择性报告结果	低风险	有下列情况：研究方案可利用，而且所有预先设定的主要及次要结局在研究中均有报道；研究方案不可用，但研究报告了所有期望的结局，包括预先设定的结局
	高风险	有下列情况：没有报告所有预先设定的主要结局；一个或多个主要结局以非预先设定的测量、分析方法或亚组数据被报告；一个或多个已报告的主要结局不是预先设定的；一个或多个结局报告不完整以致不能进行 Meta 分析；研究未报告所有需要的重要的研究结局
	不清楚	无法判断是否存在选择性报告偏倚或原文交代不清楚

续表

评估内容	评价标准	评价依据
	低风险	研究不出现其他偏倚
其他偏倚	高风险	存在至少一项重要的偏倚，如有潜在的与研究设计相关的偏倚来源；有不诚实争议的；已经存在其他问题
	不清楚	可能存在偏倚，但现有信息不足以评估是否有重要偏倚风险存在、没有明确的理由或证据支持将产生的偏倚

（二）随机对照临床试验文献质量报告规范

要正确理解和判断随机对照试验结果的真实性，应了解其设计方案、实施过程、分析方法和结果解释。为达此目的，报告试验的标准（standards of reporting trials，SORT）小组和 Asilomar 工作组（asilomar working group）的专家于 1995 年提出了报告试验的强化标准（consolidated standards of reporting trials，CONSORT），并发布了 CONSORT 声明，内容包括一个核对表（checklist）和一个流程图（flow diagram）。随机对照试验的 CONSORT 声明虽然是随机对照临床试验的报告规范，但其内容对指导严格的随机对照临床试验研究有非常重要的意义，而且也可作为严格评价随机对照临床试验研究文献质量的工具。评价文献时，可按 CONSORT 声明的条目逐一对照，原文献中相应内容符合的条目越多，该文献的质量越高，见表6-3。

表6-3 随机对照临床试验报告规范（CONSORT 声明，2010）

论文部分和主题	项目	描述
文题和摘要	1a	在文题提示为随机试验
	1b	用结构式摘要概括试验设计、方法、结果和结论
引言		
背景和目的	2a	科学背景和原理解释
	2b	具体的目的或假设
方法		
试验设计	3a	描述试验设计（如平行试验、析因设计），包括分配的比率
	3b	给出试验开始后试验方法的重大改变（如合格标准的改变）及原因
受试者	4a	参加者的合格标准
	4b	资料收集的场所和地点
干预	5	描述各组干预的准确详情，以便重复试验，如何及何时实施了这些干预
结局	6a	清楚地界定主要和次要结局指标，包括如何以及何时评估的这些指标
	6b	试验开始后试验结局指标的任何变化及原因
样本量	7a	明确样本量是如何确定的
	7b	可能的话解释中期分析情况和终止试验的规则

续表

论文部分和主题	项目	描述
随机化顺序产生	8a	描述产生随机分配顺序的方法
	8b	描述随机化的种类，及任何限制（如分区组及各区组样本大小）
分配隐蔽机制	9	描述实施随机分配顺序的方法（如：连续编号的容器），在实施干预前隐蔽分配顺序的步骤
实施	10	谁产生的分配顺序，谁登记的参加者，谁将参加者分配到各组
盲法（掩蔽）	11a	如果做到了，描述分配干预后对谁设盲（如参加者、医务工作者、评估结局的人）以及如何做的
	11b	描述干预措施的相似之处
统计学方法	12a	描述比较各组主要和次要结局的统计学方法
	12b	描述额外分析如亚组分析和校正分析的方法
结果		
受试者流动 （极力推荐使用流程图）	13a	描述每组被随机分配、接受预期处理和分析主要结局的人数
	13b	描述各组随机化后退组和剔除的人数及原因
招募受试者	14a	描述招募和随访日期
	14b	描述结束或终止试验的原因
基线资料	15	用表格描述各组的基线人口统计学资料和临床特征
分析的人数	16	描述各组的进入分析的参加者人数（分母），以及分析是否是在原先设计的组之间进行
结局和评估	17a	总结各组的主要和次要结局结果，评估的效应大小及其精度（如：95% CI）
	17b	对于二分类结局指标，建议报告绝对和相对效应大小
辅助分析	18	报告任何其他的分析如亚组分析和校正分析结果，指出哪些是事先指定的，哪些是探索性的
危害	19	报告每组的任何重要危害或非预期效应
讨论		
局限性	20	指出试验的局限性、潜在偏倚、不精确和分析的多样性
普遍意义	21	指出试验结果的普遍意义（外部真实性，适用性）
解释	22	解释结果，权衡利害，考虑其他证据
其他信息		
注册登记	23	试验的登记号和名称
试验方案	24	可能的话，告知从何处找到完整的试验方案
资助情况	25	资助或其他支持（如提供药物）的来源，资助者的作用

第七章 流行病学调查研究 ▷▷▷▷

流行病学的研究方法主要有调查研究与实验研究。其中调查研究包括现况调查、病例对照研究与队列研究。现况调查主要用于对疾病或健康状态进行描述，为病因研究提供线索；病例对照研究与队列研究主要用于检验或验证病因假设，在实际研究过程中可以根据研究目的进行选择。

第一节 调查表的设计

调查表又称问卷，是由调查者根据调查目的设计的，用于收集被调查者信息的工具，由问题、备选答案及其他辅助内容组成。

一、问卷设计原则与步骤

想要设计一份实用的、高质量的调查问卷，在设计过程中就要遵循问卷设计的原则。调查问卷的设计原则主要有：明确的主题、问卷结构合理、不使用专业词汇或晦涩难懂的词语、易于统计分析等。

（一）问卷设计原则

1. 主题明确 主题明确是指调查问卷中的内容必须与调查主题密切相关。调查者在设计问卷时，应根据调查的目的，明确调查的主题，每个被纳入问卷的问题都应紧紧围绕着调查主题，目的明确，重点突出。如某社区开展"社区高血压综合管理调查"，根据这一主题，可以纳入问卷的相关问题有：社区常住人员的基本情况（包括年龄、性别、受教育程度、收入等）；高血压基本知识的了解程度（如是否知道高血压的诊断标准，是否了解高血压常见的临床表现，是否了解高血压造成的严重后果等）；高血压的相关行为危险因素（如是否有家族史，是否吸烟，是否饮酒等）；对社区高血压的管理措施提出相关建议或意见。

2. 结构合理，长度适宜 结构合理是指调查问卷中的问题有一定的逻辑顺序，符合被调查者的思维程序。调查问卷本身就是一个完整的系统，在这个系统中又会因为各问题的不同角度而形成子系统。各个子系统一起组成了完整的调查问卷。因此在设计调查问卷的时候一定要注意各子系统内部的问题的逻辑性以及子系统之间的逻辑性，一般是先易后难、先简后繁、先一般性问题后敏感性问题。

长度适宜是指问卷中相关问题的个数不会太多，也不会太少。既能清晰地收集到相关内容，也不会有很多无关的问题出现。问卷问题太多可能会导致被调查者不愿意花时间填写调查问卷，但也不要人为的特意去减少问题的个数，这样会导致收集到的信息不全。

3. 通俗易懂　通俗易懂是指问卷设计者在设计问卷时的本意与被调查者在阅读调查问卷时所理解的意思是一致的，没有分歧。若问卷中每一个问题都能使被调查者快速理解，可提高收集到的问卷答案的真实性与完整性。

在设计问卷时所使用的语气要亲切，不使用专业术语，要考虑到被调查者的理解能力，表述一定要清楚，同时还要注意避免对被调查者产生心理暗示。问题答案的设置要明确，不要有模棱两可的选项。若问卷中有敏感性问题则更加需要设计的技巧，更加要斟酌问题所使用的词语，降低被调查者的反感。

4. 便于整理与分析　成功的问卷设计除了要遵循以上各项原则外，还要考虑问卷回收后的整理分析工作的便利性。如优先选择客观指标作为调查指标，优先设置选项明确的选择题等。这样的调查指标是能够累加且便于累加的，这样大大方便了调查问卷的整理与分析，能够通过数据分析结果清楚明了地说明所要调查的问题，只有这样，调查工作才能收到预期效果。

（二）　调查问卷设计的步骤

设计高质量的调查问卷是一份困难且复杂的工作，在长期的调查实践中发现，问卷设计程度有一条清晰的脉络，严格按照这个程序设计问卷可大大提高问卷设计的质量。

1. 确定调查所需信息　设计调查问卷首先要做的工作就是确定调查所需信息，包括把握研究目的、确定分析数据所使用的方法、验证研究假设所需要的信息，并严格按照这些要求来收集资料。

2. 确定问卷中问题的内容　在设计问卷的过程中，确定问题的内容似乎是一件比较简单的事情，其实不然。被调查者的学历、身份、生活经历等各有不同，某些被调查者认为易于回答的问题对于另外的一些被调查者来说可能就难以回答。因此在确定调查问卷中问题的内容时，需要多参考类似的调查问卷，征求专家和群众的意见，对问卷的内容予以修正。

3. 确定问题的类型　问卷中的问题多种多样，按照不同的标准可以将问题划分成不同的类型。

按照提出问题的性质，问卷中的问题可以分为直接性问句、间接性问句和假设性问句。直接性问句是指调查者将问题直截了当地提出，以获取被调查者的相关信息。按照是否提供备选答案，调查问卷的问题可分为开放式问题、封闭式问题及混合式问题。开放式问题是指不提供备选答案、由被调查者根据其自身的想法、实际情况回归的一类问题。例如：您对目前医院的医疗服务有什么好的建议请写下来告诉我们。封闭式问题会有若干个备选答案，被调查者只需要在备选答案中做出选择即可。这类问题是调查问卷中出现的较多的一类问题，其填写简单，容易得到被调查者的配合。需要注意的是备选答案的设置要全面，不要有遗漏的情况。

4. 确定问题的顺序 问卷中问题的排列顺序应仔细斟酌，遵循一定的逻辑次序。同一主题的问题应排列在一起，这样被调查者在思维上会有连续性，切忌在不同主题之间来回跳跃，增加被调查者回答问题的难度。那些对被调查者来说较难回答或者较敏感的问题一般放在问卷的最后部分。

5. 斟酌问题的用词 问卷设计者应站在被调查者的角度对问卷中问题的用词进行仔细的斟酌，避免表达不清或产生歧义等情况的出现，影响调查结果的真实性。

6. 问卷的评价 通过以上几个步骤，问卷就已经初步设计完成了。问卷的初稿完成以后，不应该直接用于调查之中，应对初稿进行评价，在确定没有问题的情况下再定稿用于调查。问卷的评价方法主要有客观评价法与主观评价法。

客观评价法又可称为预调查，是问卷评价的主要方法，是指将调查问卷少量印刷后，选取部分对象进行调查，完成整个问卷的发放、填写、回收、整理、分析等过程。预调查主要目的是发现问卷在实际调查中可能会出现的问题，如果被调查者反馈某些问题难以理解或理解有歧义，就需要对问题的用词再次予以仔细斟酌和修改。如果某些问题的答题率较低，就要考虑这些问题不被回答的原因，是需要修改还是删除。如果整个问卷的回收率或有效率较低的话，说明问卷整体问题较大，需要做大的修改。

主观评价法是指将问卷的初稿送到本领域的专家或被调查者手中，请他们阅读问卷，对问卷提出他们的意见和建议。

7. 问卷的定稿 通过问卷评价的步骤发现问卷中存在的问题后，需要进一步进行修改，修改工作确定完成后，问卷即可定稿，交付打印投入使用。

二、问卷的类型与结构

在调查研究中，由于调查目的、调查方式、调查对象、调查内容等的不同，调查问卷也会有不同的类型与结构。

（一）调查问卷的类型

1. 根据填写问卷的主体分类 填写问卷的主体主要有被调查者和调查人员两种，根据主体的不同可将问卷分为自填式问卷和访问式问卷。

（1）自填式问卷：自填式问卷是指由被调查者自己填写的调查问卷。发放自填式调查问卷的方式可以是现场发放、邮寄、网络调查等。

现场发放调查问卷由调查人员将问卷当面发放给被调查者现场进行填写，填写完成后由调查人员当面回收。这种问卷的优点是调查人员可以指导被调查者填写调查问卷、及时发现漏答的问题、问卷回收率和有效率高。

邮寄问卷是通过邮寄的方式将问卷发放给被调查者，被调查者填写完成后再将调查问卷邮寄给问卷发放者。这种问卷发放方式效率低、问卷有效率难以控制，且问卷回收率低。随着网络的普及，这种邮寄问卷的形式已经不多见了。

网络调查近年来逐渐成为发放调查问卷的主流方式。这种调查问卷的发放有调查范围广、调查成本低等优点。网络调查资料的统计分析也非常方便，回收的调查问卷直接就可以进行数据分析，不需要纸质问卷的数据录入过程。

（2）访问式问卷：访问式问卷是指问卷填写的主体是调查人员，由调查人员当面询问或通过电话询问被调查者的相关信息后填写。这类问卷有效率是最高的，收集到的资料可靠性也比较高，缺点是问卷全由调查人员填写，效率较低。

2. 根据问卷中问题的类型分类　根据问卷中问题的类型，可将问卷分成结构型、半结构型和非结构型三类。

（1）结构型问卷：结构型问卷又称为封闭式问卷，结构型问卷由封闭式问题组成，答案预先设置，被调查者只需要在其中选择符合自己实际情况的一个或多个选项即可。这类调查问卷比较常见，填写简单，适用于各阶层的调查对象。由于答案是固定的，收集到的数据也便于进行统计处理。但如果问题答案的设置不完整，这类问卷就无法收集到相关信息。被调查者有自己的想法想自由发挥也没有空间，可能会损失掉一定的信息。

（2）非结构型问卷：非结构型问卷是指由开放式问题组成，不预先设定问题的答案，由被调查者根据自己的情况和想法自由发挥的一类问卷。这类问卷的优点是能收集到被调查者的各种真实的想法和信息；缺点是被调查者没有耐心填写此类问卷，问卷回收率和有效率低，且问卷收集到的信息五花八门、没有固定的格式，进行统计处理也非常困难。因此现在非结构型问卷使用较少，一般与结构型问卷结合起来，一起构成半结构型问卷。

（3）半结构型问卷：半结构型问卷即结构型问卷与非结构型问卷的结合。在半结构型问卷中既封闭式问题，也有开放式问题和混合式问题。这类调查问卷集合了结构型问卷与非结构型问卷的优点，使用范围较广。

（二）调查问卷的结构

在调查问卷的长期使用过程中，调查者逐渐总结出一套较为固定的问卷结构。调查问卷的结构一般有：标题、前言、主体和结尾部分。

1. 标题　标题即调查问卷的名称，是对调查内容的高度概括。一个好的标题能使被调查者对问卷的主要研究内容一目了然，同时对问卷填写产生兴趣。如"某市群众基本医疗常识普及度问卷"，这个标题既能让被调查者通过标题了解到问卷所想要调查的主要内容，同时又想知道自己对医疗常识的了解程度，因而对填写问卷产生兴趣。

2. 前言　前言部分要写明本次调查的目的、意义，同时也要写明对问卷收集的相关信息的保密措施，保证调查得到的信息仅供研究，不会有信息泄露的风险，以取得被调查者的信任和合作。前言部分不要写得太长，以300字以内为宜。

3. 主体　问卷的主体部分也是问卷的核心部分，包含调查者需要了解的所有内容，由多个问题组成，包括一般问题、核心问题。

一般问题主要是与被调查者本身有关的一些特征。如被调查者的年龄、性别、学历、年收入水平等。这部分的问题对被调查者来说是最容易回答的，只需要短暂的思考甚至不需要思考。设置这部分问题的主要目的：第一，可以对被调查者的各种特征进行具体描述，分析这些特征与其他问题收集到的信息之间的联系；第二，可以通过这些特征甄别被调查者是否符合此次调查对调查对象的要求。

核心问题是与调查表的主题密切相关的问题，数量较多，且有许多细节性的问题。在设计这部分的问题的时候，需要注意问题之间的逻辑顺序。如在对市民开展基本医疗常识普及度的调查时，可以按照医疗常识的来源、一般情况的医疗常识、特殊情况的医疗常识等的逻辑顺序编排问题，引导被调查者的思维层层深入，达到良好的调查效果。

4. 结尾 一份完整的调查问卷还要有结尾部分，结尾部分包括调查者签名、调查日期、调查地点等信息。主要用于整理问卷时，对有逻辑错误、缺项等问题的问卷进行追溯和随访。

三、问卷信度和效度的评价

在调查研究中，调查问卷质量的高低对调查结果的真实性及适用性有决定性的作用。为了保证调查问卷的可靠性，在问卷定稿之前，应进行问卷的信度和效度分析，根据预调查与信度效度分析结果对问卷进行修订完善，形成最终的问卷。

1. 信度评价 信度主要评价问卷的精确性、稳定性和一致性，即测量过程中随机误差造成的测定值的变异程度的大小。常用的信度指标有以下四种：

（1）内部一致性信度（internal consistency）：评价多个调查项目的和谐水平，即各变量间的平均相关性，最常用的指标为克朗巴赫 α 系数（Cronbach's alpha）。克朗巴赫 α 系数的值在 0 到 1 之间，一般认为 α 系数 ≥0.7 时，问卷的内部一致性信度较好。

（2）分半信度（split-half reliability）：将同一问卷的调查项目分成两半，如分前后两个部分、按问题编号的奇数和偶数分两个部分，评价两个部分得分的相关情况，常用的指标为 Spearman-Brown 系数。

（3）重测信度（test-retest reliability）：相同问卷前后两次测量同一批被访者的问卷得分的简单相关系数 r，一般要求达到 0.7 以上。

（4）调查员信度（inter-rater reliability）：两个或多个调查员采用相同的问题或问卷对调查对象进行测量，得分的相关情况，常用的评价指标为组内相关系数（interclass correlation coefficient）。

在对一份问卷进行评价时，上述四种信度评估方法不一定要同时用到，即使同时采用，结果也未必完全一致。

2. 效度评价 效度主要评价问卷的准确度、有效性和正确性，即测定值与目标真实值的偏差大小。常用的效度指标有以下三种：

（1）内容效度（content validity）：指问卷的各条目是否测定其希望测量的内容，即测定对象对问题的理解和回答是否与条目设计者希望询问的内容一致。内容效度一般通过专家评议打分。

（2）标准关联效度（criterion-related validity）：以一个公认有效的问卷作为标准，检验新问卷与标准问卷测定结果的相关性，以两种问卷测定得分的相关系数表示标准效度。

（3）结构效度（contract validity）：说明问卷的结构是否与制表的理论设想相符，

测量结果的各内在成分是否与设计者打算测量的领域一致，结构效度主要用因子分析来评价。

四、统计软件 SPSS 实现效度与信度分析的方法

【例 7-1】某课题组设计了一份有关生活急救常识了解程度的调查问卷，初步设计完成后进了 30 人的小范围的预调查，调查结果见下表。试用此资料对该问卷的信度和效度进行评估。

（一）问卷信度分析

1. 建立数据文件 建立数据文件时，取 10 个变量，Q1~Q10 是 10 个问题的得分，所有变量均为数值型，直接输入测量数值即可，建立数据文件"例 7-1. sav"。

2. 统计分析

（1）单击主菜单"Analyze"，出现下拉菜单；在下拉菜单中点击"Scale"，弹出小菜单；在小菜单中寻找"Reliability analysis"并单击之。

（2）将变量 Q1~Q10 调入对话框右侧的"Items"框。

（3）单击对话框右上侧的"Statistics"按钮，勾选相应选项，点击"Continue"按钮，回到主对话框。

（4）在"Model"下拉列表里有五种信度系数可选择，分别为：①Alpha：即为最常用的克朗巴赫 α 系数；②Split-half：分半信度；③Guttman：计算真实信度的 Guttman's 下界，结果包含 6 个系数，分别记为 Lambda1~Lambda 6，其中 Lambda 3 实际上就是克朗巴赫 α 系数，Lambda 4 为 Guttman 分半信度系数；④Parallel：平行；⑤Strict parallel：严格平行。本例选择"Alpha"进行分析。

（5）单击主对话框中的"OK"按钮，即可输出结果。

3. 主要结果 克朗巴赫 α 系数，为 0.724。通常在探索性研究中要求克朗巴赫 α 系数至少达到 0.6，量表克朗巴赫 α 系数达到 0.7 或更高即认为一致性信度可，达到 0.8 或更高即认为一致性信度很好。因此，可认为本例一致性信度可。

（二）问卷结构效度分析

1. 打开数据文件 打开文件"例 7-1. sav"。

2. 统计分析

（1）单击主菜单"Analyze"，出现下拉菜单；在下拉菜单中点击"Dimension Reduction"，弹出小菜单；在小菜单中寻找"Factor"并单击之。

（2）将变量 Q1~Q10 调入对话框右侧的"Variables"框。

（3）单击对话框右上侧的"Descriptives"按钮，勾选相应选项，点击"Continue"按钮，回到主对话框。

（4）单击对话框右上侧的"Extraction"按钮，勾选相应选项，点击"Continue"按钮，回到主对话框。

（5）单击对话框右上侧的"Rotation"按钮，勾选相应选项，点击"Continue"按钮，回到主对话框。

3. 主要结果 计算结果如下：

表 7-1 Factor Analysis 的"Descriptives"统计量

Kaiser-Meyer-Olkin Measure of Sampling Adequacy.		.595
Bartlett's Test of Sphericity	Approx. Chi-Square	82.700
	df	45
	Sig.	.001

表 7-2 Factor Analysis 的"Extraction"统计量

Component	Initial Eigenvalues			Extraction Sums of Squared Loadings		
	Total	% of Variance	Cumulative %	Total	% of Variance	Cumulative %
1	2.965	29.649	29.649	2.965	29.649	29.649
2	2.038	20.382	50.031	2.038	20.382	50.031
3	1.207	12.068	62.099	1.207	12.068	62.099
4	.990	9.896	71.995			
5	.814	8.140	80.136			
6	.632	6.315	86.451			
7	.499	4.988	91.439			
8	.381	3.807	95.246			
9	.313	3.133	98.379			
10	.162	1.621	100.000			

表 7-3 Factor Analysis 的"Rotation"统计量

Rotated Component Matrix[a]

	Component		
	1	2	3
Q1	.599	.116	.191
Q2	.301	.348	-.476
Q3	.741	.121	.057
Q4	.808	.194	.059
Q5	.418	.528	-.191
Q6	.111	.837	.064
Q7	.044	.891	.122
Q8	.160	.092	.787
Q9	.319	.090	.782
Q10	.631	-.432	.350

表 7-1 中第一行 KMO 值为 0.595，小于 0.7，说明该问卷结构效度一般，需要进一步进行修改。表 7-2 表示该分析共提取三个主成分，可解释 62.099% 的变异。表 7-3 表示 Q1～Q10 应该分属于哪个主成分。

结构效度的分析还可采用验证性因子分析的方法，使用 Amos 软件。

第二节　调查的范围与方式

在调查研究的设计阶段，除了问卷设计的工作外，调查对象的范围与调查研究所采取的方式也是需要根据实际情况确定的调查研究的重要工作。

一、调查范围

根据调查的对象是否为调查研究的总体，调查范围可分为普查与抽样调查。

（一）　普查

普查，又称为全面调查，是指对总体中的全部对象都进行调查的一种方法。如全国人口普查、全国经济普查等都使用全面调查的方法。

1. 普查的特点　①调查对象为总体中的全部个体；②需要规定统一的标准时间（资料所属时间）；③调查通常是一次性或周期性的；④数据的规范化程度较高。

2. 普查的缺点　①实施过程需要消耗大量的人力、物力、财力，因此只适用于关乎国计民生的重要的调查；②由于实施范围较大，调查消耗的时间较长，组织过程也比较困难，在实施中也比较容易出现遗漏，使调查结果出现误差；③由于全面调查需要调查的对象数量非常多，因此无法进行很细致的调查，调查结果只能反应对象的一般情况。

鉴于普查的这些缺点，一般调查研究较少采用普查的方式，多选择抽样调查。

（二）　抽样调查

由于总体范围较大，调查组时间、经费等的限制，不可能对总体中所有个体全部进行调查，从总体中抽取一部分个体进行抽样调查是较好的选择。

1. 抽样方法的分类　抽样方法可分为两类：非随机抽样和随机抽样。

（1）非随机抽样：也被称为非概率抽样，在非概率抽样中，总体中的个体被抽取进入样本不再是随机的结果，而是受到调查员的主观意识或是其他因素的影响。非概率抽样主要有方便抽样、主观抽样、定额抽样、雪球抽样等方法。

（2）随机抽样：也称为概率抽样，在概率抽样中总体中的每一个个体被抽取进入样本的几率相等。概率抽样主要有简单随机抽样、分层抽样、等距离抽样和整群抽样几种抽样方法。概率抽样的误差比非概率抽样的误差小，在条件允许的情况下，优先使用概率抽样的方法。

2. 抽样调查的特点

（1）调查对象为总体中的部分个体：抽样调查的特色就是从总体中抽取样本的过

程，抽样的技术有两类：概率抽样和非概率抽样。概率抽样是指总体中的每一个个体被抽取进入样本的概率相等，不受到调查组织者的主观意识的影响，而非概率抽样则总体中的个体被抽样进入样本的概率是不等的，受到调查组织者主观意识的干扰。

（2）用样本资料的调查结果来推断总体资料的情况：抽样调查通过数理统计的原理可以用样本资料推断总体资料的特征，这正是抽样调查最大的优点所在。能用少量样本的调查结果来推断总体的情况，这样我们就可以通过对部分个体的调查取得我们想要的关于总体的情况，工作量较普查来说要小很多，大量节省了调查的经济投入和时间投入，具有较高的经济适用性和时效性。

（3）抽样技术灵活多样、实用性强：概率抽样技术有简单随机抽样、等距离抽样、分层抽样、整群抽样和多阶段抽样；非概率抽样技术有偶遇抽样、判断抽样、等额抽样和雪球抽样。这些抽样技术可以分别适用于不同的抽样过程，也可以在同一抽样过程中结合使用以获得最好的抽样结果。抽样的过程技术性较强，而抽样过程实施的好坏会直接影响到调查结果的准确性，因此最好在统计学专家的指导之下进行。

抽样调查的应用先驱之一是法国著名数学家 Laplace。早在 18 世纪（1786 年），他利用人口出生统计样本资料，估计了当时全法国的人口总数，开创了应用抽样调查资料做出科学推断的先河。1895 年，另一位欧洲的统计学家，挪威的 A. K. Kiaer，首次在全国范围里采用科学的抽样方法，抽选并调查了一定数量的有代表性的城市和乡村，推算了当时挪威全国的国民收入和财富，由此而写成的论文引起了当时世界各国政府和统计学界的极大重视。

3. 简单随机抽样 简单随机抽样是随机抽样方法中最基础的一种，主要通过抽签、查随机数字表或者软件随机实现抽样。其过程为：在总数为 N 的总体中，先将每一个个体按照某种指标进行编号（如身高、体重等指标），编为 $1 \sim N$ 号，每一个编号对应一个个体，然后通过抽签、随机数字表或者软件等方式随机出编号，其对应的个体则意味着被抽取进入了样本。

简单随机抽样样本容量的计算公式为：

$$n = Nt^2\sigma^2 / (N\Delta^2 + t^2\sigma^2) \tag{式 7-1}$$

式中，n 代表样本容量，N 代表总体中的个体总数，t 代表概率函数，Δ 代表容许误差，σ^2 代表总体方差。

（1）随机数字表实现简单随机抽样的步骤：随机数字表由数字 $0 \sim 9$ 组成，每个数字都有相同的机会被选中。在使用随机数字表进行抽样时，可以从随机数字表的任意一行或任意一个数开始，方向可以从左至右或从上至下，抽到的总体编号范围内的数字，其对应的个体即为被抽取到的样本，抽到相同的数字应跳过。

【例 7-2】某班级总共 50 名学生，需要从中抽取出 10 名学生进行一项有关用眼习惯的调查，请采用随机数字表的方法进行抽样。

①该例题中，50 名学生是总体，先将总体中的每一名学生按照身高从低到高进行编号，编为 $1 \sim 50$ 号，每一个编号对应一名学生；②在附表中找到随机数字表，从任意一行任意一个数开始，从左至右读取小于等于 50 的两位数，遇到相同的数跳过，取 10

次。本例中我们从第 6 行第 7 个数开始，依次取 10 个小于等于 50 的两位数；③取得的随机数字则为相应编号的个体。最终班级同学中第 43、17、37、23、35、20、26、34、42、31 号学生被抽取出来进行用眼习惯的调查。

（2）简单随机抽样的应用范围：简单随机的几种方法都需要先明确总体，先对总体进行编号，当总体较大、抽样数目比较多时，这种抽样就会非常耗费时间和金钱。简单随机抽样方法适用于总体较小、总体内部的个体之间差异较小或者是由于某种原因不能使用其他随机抽样技术的情况。在实际的调研中，往往由于总体太大或所需抽样的样本数太多，会消耗太多的精力与金钱，研究人员最终放弃了简单随机抽样，而选择了其他更加适合的抽样方式。

4. 分层随机抽样 分层随机抽样的过程是先按照某种属性将调查总体分为若干不同的层次或类型，然后在每一层中随机抽取一定数量的个体，将所有抽取出来的个体合在一起就是所抽取出的样本。如调查人均年均收入可以先将调查总体按照不同的职业进行分类，然后在每一类职业中进行简单随机抽样，抽取出来的各种职业的个体合在一起即为样本。

在进行分层抽样时，首先要确定一个合适的分层指标，将总体分成两个或两个以上的独立的层次，如按照身高所处的不同范围进行分层、按照性别将总体分成男、女两层，按照入学年份将某大学的学生分成四个不同的层次等。分层指标的选择原则为：尽可能使层与层之间的差异大，而每个层次内的差异小。在按照类型进行分层时，尽可能使每一层内部的个体具有相同或相近的性质。

分层随机抽样样本容量的计算公式为：

$$n = Nt^2\,\overline{\sigma^2}\,/\,(N\Delta^2 + t^2\,\overline{\sigma^2}) \tag{式 7-2}$$

在以上公式中，$\overline{\sigma^2}$ 是组内平均方差，t 代表概率函数，Δ 代表容许误差，$\overline{\sigma^2} = \sum n_i \sigma_i^2 / N$，其中 n_i 代表各组样本单位数，σ_i^2 代表各组的组内方差，N 代表总体中的个体总数。

分层完成后，需要对每一层进行抽样，按照每一层的人数占调查总数的比例分配每一层应抽取出的样本数量。这种方法考虑了各层个体数的差异对结果产生的影响，使样本中各层次的比例与总体中各层次的比例相同，对总体的情况更加具有代表性。

【例 7-3】某研究人员欲对某社区居民的营养状况进行调查，社区共有居民 1000户，采用抽样调查需要从中抽选 100 户家庭。其中高收入户居民家庭为 200 户，中收入户家庭为 600 户，低收入户家庭 200 户。用分层比例抽样法确定各层的样本数目，计算公式如下：

$$n_i = \frac{nN_i}{N} \tag{式 7-3}$$

式中：N 代表总体单位数目，N_i 代表第 i 层单位数目，n 代表样本总数，n_i 代表第 i 层样本数目。

按居民家庭高、中、低收入三种类型分为三个层：高收入层（n_1）、中收入层

（n_2）、低收入层（n_3）。则各层应抽取的样本户数为：

从高收入层居民家庭应抽取的样本数目：$n_1 = 100 \times 2000/10000 = 20$

从中收入层居民家庭应抽取的样本数目：$n_2 = 100 \times 6000/10000 = 60$

从低收入怪居民家庭应抽取的样本数目：$n_3 = 100 \times 2000/10000 = 20$

确定了高、中、低收入户各层样本数目后，即可以按单纯随机抽样从各层中分别抽取 20、60、20 户家庭进行营养状况调查。

分层抽样能消除分层属性造成的抽样误差，样本对总体的代表性较好，抽样方法的选择更加灵活，能了解到每一层的数据特征，适用于总体较大、调查指标在总体内部分布差异较大的情况。

5. 等距离抽样 等距抽样也称为系统抽样、机械抽样、SYS 抽样，它是首先将总体中各单位按一定的标志进行排列，根据样本容量要求确定抽样间隔，然后随机确定起点，每隔一定的间隔抽取一个单位的一种抽样方式，可采用简单随机抽样的公式确定等距抽样的样本容量。

$$抽样间隔 = 总体单位数（N）/ 样本单位数（n）\qquad （式7-4）$$

【例7-4】某医院要对某市进行胆石症患病率的调查，需要以户为单位进行抽样，某小区共有 1000 户人家，现需要从中抽取 50 户，请用等距离抽样方法。

①将 1000 户人家进行排序：编号 1 ~ 1000 号；②确定抽样间隔：已知总体数目为 1000 户，需要抽取的样本数为 20 户，那么抽样间隔 = 1000/50 = 20（户）；③确定抽样的起点：抽样起点必须在第一段总体单位中用随机的方式取得，可以抽签或随机数字表。本例题中，抽样间隔为 20，则第一段总体单位就是 1 ~ 20 号。用 20 张纸条，编号 1 ~ 20 号，从中随机抽取一张，则相应的编号则为抽样的起点。或从随机数字表的任意一行任意一列开始，从任意一个方向读一个小于等于 20 的数字，读取出来的数字所对应的编号即为抽样的起点。如抽取出来的数字是 3，则 3 号作为起点；④抽样：从起始点开始，每隔一个抽样间隔抽取一个样本，如从 3 号开始，每隔 20 户抽取一户，直到抽取出 50 户为止。抽取的编号为 3、23、43……983 号。

6. 整群抽样 整群抽样又称聚类抽样，是将总体中各单位归并成若干个互不交叉、互不重复的集合称之为群；然后以群为抽样单位随机抽取样本，抽取到的群内的所有个体都进行调查的一种抽样方式。在整群抽样中，抽样的基本单位已经不再是个体，而是由部分个体组成的群。分群原则：群间差异越小越好，群内差异越大越好。

整群抽样的过程：①按照选定的总体的某种性质，将总体划分为若干个群；②计算好所需的样本量，确定需要抽取的群的数目；③抽取确定数目的群，实施调查。

用来将总体分群的性质有两种情况：第一种用来分群的性质是已经存在的，不需要调查人员自己去认为确定，比如按照行政单位分群，按照班级分群，按照地域分群等；第二种是需要调查人员自己去确定如何划分群。比如一群各个不同年龄段、不同地域的人组成的总体，就需要调查人员根据实际情况去寻找分群的性质，使得相同调查费用下误差最小。

整群抽样实施过程简单，节省费用，适合于大样本的调查。另外在整群抽样中，信息框的编制也变得比较容易，因为整群抽样的抽样单位是一个群，而非一个个体，因此信息框的编制也只需要整个群的信息，不需要每一个个体的信息。如以班级为群进行整群抽样时，只需要知道每一个班级的列表就可以，不需要具体的班级成员的列表，这样大大简化了在编制信息框上的工作量。

整群抽样样本容量计算公式为：

$$n = Nt^2\sigma_r^2/(N\Delta^2 + t^2\sigma_r^2) \qquad \sigma_r^2 = \sum (\bar{x}_i - \bar{x})^2/r \qquad \text{（式7-5）}$$

上式中 t 代表概率函数，Δ 代表容许误差，σ_r^2 代表群间方差，其中 $\bar{x}_i$ 是第 i 群样本平均数，$\bar{x}$ 是全样本平均数，r 是抽取的群数。

【例7-5】某高校要调查学生们对学校食堂的评价，学校一共3000名学生，请用整群抽样的方法进行抽样调查。

①按照某种性质将总体分群，在学校里，学生们已经被分到不同的班级，因此可以就按照已经分好的班级作为群。假设每个班50名学生，则总体被分为60个群。②确定所需要的群的数目。假如经过样本量的计算，需要抽取500名学生，则要抽取10个群。③采用简单随机的方法从60个群里抽取出10个群，抽取出来的群内的所有学生均进入调查。该操作可以采用抽签的方式进行。

7. 多阶段抽样 多阶段抽样（multistage sampling）：是指抽样过程不是一步到位，而是分几个阶段进行的，每个阶段使用的抽样方法往往不同，将简单随机抽样、整群抽样等上面学习到的各种抽样方法结合在一起使用。

多阶段抽样有可能是由两个阶段组成，即要进行两次随机抽样，也有可能是三个或者三个以上的阶段组成，即要进行三次或三次以上的随机抽样。

多阶段抽样的特点：

（1）便于组织抽样，尤其适用于大总体的抽样：当总体单元数目很大，分布很广时，单纯采用某一种抽样方法都不合适，简单随机抽样、分层抽样、等距离抽样等都会出现由于总体人数太多而导致的抽样框编制困难、抽样过程实施难度大等问题。例如，某调查组想要调查湖南省农村合作医疗的分布情况，需要以湖南省所有的农业户口的人员为抽样总体进行抽样，而湖南省农业户口的人数非常的多，如果单纯按照某一种抽样方法进行抽样，其工作量之大是难以想象的。若采用多阶段抽样，就可避免上述抽样技术中的麻烦。它可按现有的行政区域或地理区域划分为各阶抽样单元，从而简化抽样框的编制便于样本单元的抽取使整个抽样调查的组织工作容易进行。多阶段抽样既保持了单级整群抽样的优点，又克服了它的缺点。

（2）抽样方式灵活：多阶段抽样中，各阶段可以采用同一种抽样方法，也可以根据实际情况采用不同的抽样方法。同时，还可以安排不同的抽样比。比如对农村合作医疗覆盖情况的抽样调查，可以先将调查总体按照不同的市进行分群，采用整群抽样抽取其中几个市，然后在抽取到的市内再使用整群抽样抽取某几个县，依次下去，最后到村镇一级，在抽取出来的村镇中可以采用等距离抽样或者分层抽样等方法对村镇的全体居民进行抽样，直到抽取出最终的调查对象。

二、调查方式

流行病学调查研究的关键在于收集资料的可靠性，在具体实施过程必须要有科学的调查方法，常用的有问卷调查法、现场访谈法（也叫面访）和敏感问题调查法。

（一）　问卷调查法

问卷调查法是流行病学调查研究中较为广泛使用的一种方法，依据统一设计的问卷进行调查。问卷是以设问的方式表述问题的表格，一般由卷首语、问题与回答方式、编码和其他资料四个部分组成。问卷调查按问卷填答者的不同，可分为自填式问卷调查和代填式问卷调查。问卷调查法是研究者用这种控制式的测量对所研究的问题进行度量，进而搜集可靠资料的一种方法，有邮寄、个别分送或集体分发等多种方式发送问卷，被调查者根据表格问题所问来填写答案。一般来讲，问卷较之访谈表要更详细、完整和易于控制，问卷法的主要优点在于其实施方便、标准化、成本低、省时省力。

（二）　现场访谈法

现场访谈法即面访、访问调查法，是较为古老、应用普遍的资料收集方法。现场访谈法一般是调查者与被调查者面对面直接通过口头交流的方式获取资料信息，双方互动、直接完成调查。整个访谈过程中双方相互影响、相互作用，在和谐的调查氛围烘托下，调查者可获得较高的应答率并收集到其他有用的信息。但现场访谈法也需花费较多时间、人力、物力、财力，同时调查者需注意访谈中避免诱导、防止信息偏倚，以及注意敏感问题的调查技巧及相关伦理学问题。

（三）　敏感问题调查法

实际调查中往往会涉及被调查者个人隐私的相关问题，如不安全的性行为、吸毒等，这类问题若采用直接调查的方式，很难得到被调查者的信任和配合，被调查者拒绝回答或故意做出错误的回答反而会增大调查研究中的非抽样误差。针对敏感问题的调查需要经过特别设计的调查方法，消除被调查者的顾虑，使被调查者能如实回答问题，既保护被调查者的隐私也能提取相关信息，实际应用中可采用释疑法、主题模糊性处理、假定法、随机化回答技术及随机化回答模型等方法。

第三节　调查研究的流程

一、现况调查

描述性研究是利用已有资料或特殊调查的资料来描述疾病或健康状况三间分布的特征，进而提出病因假设和线索。描述性研究是流行病学研究的起点，也是其他流行病学研究方法的基础，现况调查是描述性研究最常用的方法。

（一） 概念

现况调查是指按事先设计的要求，在特定的时间内、对某一特定人群应用普查或抽样调查的方法，收集某种疾病或健康状况及有关因素的资料，分析该人群的健康、疾病情况及与研究因素之间的联系，描述资料的分布特征，为进一步研究提供基础资料。从时间上讲，收集的资料是特定时间内研究对象的健康状况及特征信息，既非过去也非将来，又称为横断面研究。从观察分析指标上来讲，研究所得到的频率指标一般为特定时间内研究人群的患病率，也称为患病率研究或现患研究。

（二） 特点

1. 设计阶段一般不设对照组。
2. 时间顺序上属于横断面研究。
3. 确定因果关系受限，只能提出病因假设。
4. 一般不用于病程较短的疾病，多应用于慢性病研究。
5. 定期重复进行研究可获得发病率资料。

（三） 目的

1. 描述所研究疾病或健康状况的分布。
2. 分析研究因素与疾病或健康状况之间的联系，提供疾病致病因素的线索。
3. 确定高危人群："三早预防"。
4. 评价疾病的防治效果。
5. 用于疾病监测。
6. 为卫生政策的制定及相关研究决策提供基础资料。

（四） 设计与实施

现况调查只有经过科学的研究程序，对调查中的每个环节进行周密的设计和推敲、严格的质量控制，调查结果才能经得起检验。

1. 确定调查目的 确定调查目的就是明确在调查中要解决哪些问题，应取得什么样的资料，取得这些资料有什么用途等，是考核预防、治疗措施的效果，还是探索病因或危险因素。从统计学的角度，调查研究的目的可归纳为两类：一类是了解总体情况即参数，说明总体特征，如居民中平均总热能摄入量、某地高血压病的患病率等；另一类是研究事物之间的相关关系、探讨病因，如高血压与脂肪摄入量的关系，糖尿病与肥胖、体力劳动的关系等。研究目的是整个现况调查的出发点，对研究的各个步骤有决定性的影响。调查目的要通过具体的调查指标来体现，调查指标的选择需重点突出，尽量用客观性强、灵敏度与特异度高、精确性好的指标。调查目的的确定需大量前期准备工作，如文献查阅、专家咨询、现场实地考察等，充分掌握背景资料、结合国内外研究进展情况，才能阐明该研究的科学性、创新性及可行性，才能估计其社会效益和经济效益。

2. 确定调查对象　调查对象的确定要依据调查目的来定。根据研究目的确定调查的总体，划清调查总体的同质范围。如果是为获得疾病的三间分布等资料、要选择能代表总体的人群；如果是为评价疾病防治措施的效果，则要选择已实施了该预防或治疗措施的人群；如果是为了比较不同城市的某疾病的患病率，则可从每个城市中进行抽样调查。此外，调查对象要具体，明确时间、地点、人物，同时还要考虑实际调查中可行性，如经费来源、是否便于调查等。

3. 确定调查类型和方法　根据调查目的、调查对象范围和现有的调查条件来确定调查采用普查还是抽样调查的方法。一般说来，若目的在于了解总体特征和进行疾病的"三早预防"，可采用普查的调查方法；若目的在于研究事物之间相互关系和探索病因，可采用抽样调查方法；调查的总体范围不大时可采用全面调查，调查的总体范围很大时可采用抽样调查；调查对象集中且文化水平较高可选用自填式问卷调查、效果较好并能节省人力、物力和时间；有足够的调查人员和费用时可采用面对面的问卷调查，否则可采用邮寄问卷调查或电话调查等；需要快速得到结果时可采用集中在一起的小组调查方法（如核心小组法、集体填表法）等。如果是抽样调查，在研究设计中要规定详细的抽样原则和抽样方法，包括每阶段的抽样框架和抽样单位、随机抽样的方法等。

4. 估计样本量　样本大小是在设计任何一项现况调查时需注意的问题，样本量太大或太小都合适。样本含量的估计方法有经验法、查表法和计算法。经验法是根据过去研究结果总结的经验或别人研究的经验而确定调查的样本例数。查表法是根据已知的条件或确定的条件查样本例数估计表而确定样本量。计算法是根据已知条件或确定的条件代入样本量估计公式计算而确定样本量。样本量估计保证了调查研究有足够的效能发现疾病与各种影响因素的关联，保证结果指标有足够的精确度，是调查的统计设计的主要内容，详细的样本量估计方法可参考相关书籍。

5. 确定研究变量和设计调查表　调查目的确定后，实施过程中需将待研究的问题进一步具体化、转化成可测量的研究变量。现况调查的研究变量包括人口学资料（性别、年龄、职业、文化程度、民族等），疾病指标（死亡、发病、现患、伤残、生活质量、疾病负担等），与所研究疾病可能相关的某些因素（吸烟、饮酒、经济收入、饮食习惯、家族史等）。任何一个研究变量或因素要有明确的定义，不可含糊不清。如关于"年龄"的定义，当以出生日期为准；"吸烟""饮酒"的问题也当有个明确的规定。调查项目的定义可在调查表上进行文字说明。

把调查项目按逻辑顺序列成表格形式供调查使用即为调查表。调查表应精简，其中分析项目一个也不能少，备查项目不宜多。当调查对象不多而调查项目较多时用问卷或调查卡；当调查对象很多而调查项目较少时，特别是对某个群体如班级、家庭等，可用一览表；具体调查表的设计参照前述内容。

6. 制定调查的组织计划　调查组织计划包括组织领导、宣传动员群众、时间进度、调查人员培训、任务分工与联系、经费预算、调查表和宣传资料的印制、器材的准备等。在正式调查前，应作小范围的试点调查，以便检查和修改调查计划。

7. 质量控制　对于一项大规模的调查，质量控制是保证研究成功的基础。在研究设计方案中必须规定调查中质量控制的措施和监督机制。包括质量控制的组织机构设置，如质量控制小组、质量监督员等；统一质量控制方法，如抽样的质量控制、询问调查的质量控制、检测的质量控制、数据管理的质量控制等；建立质量控制的监督机制，如调查员统一培训、持证上岗制度、抽样核查方法等。

8. 资料的整理与分析及结果解释　整理资料是将原始资料进行科学加工，去粗取精、去伪存真，使之系统化、条理化，便于进一步计算统计指标和分析。整理计划在研究设计阶段就制定好，但真正的整理工作从收到第一份问卷即开始。整理资料分以下几个步骤：问卷接收、问卷核查、数据编码、数据录入、拟定整理表和归纳汇总等。即在资料整理之前将收集到的数据和各种资料进行检查和核对，按设计分组，分组有两种：①质量分组，即将观察单位按其属性或类别（如性别、职业、疾病分类、婚姻状况等）归类分组。②数量分组，即按观察单位数值大小（如年龄大小、血压高低等）分组。两种分组往往结合使用，一般是在质量分组基础上进行数量分组。如先按性别分组，再按身高的数值大小上分组。再按分组要求设计整理表，进行手工汇总（划记法或分卡法）或用计算机汇总。

现况调查的资料分析常包括描述性统计指标、参数估计方法和危险因素与疾病患病关系的假设检验方法等；常用的分析指标包括患病率、感染率、抗体阳转率等。现况调查的结果解释一般应先说明样本的代表性、应答率等情况，估计分析调查中的偏倚情况及来源，最终归纳疾病的分布情况及提供的病因线索。

（五）应用范围与注意事项

1. 应用范围　现况调查常用于：描述疾病患病率及其分布的特征；描述和研究影响人群健康与疾病患病有关的因素；作为队列研究的预试验，由此提出某些病因学假设；评价一个国家或地区的健康水平；通过现况调查，可为卫生标准的制订和卫生决策等提供依据。

2. 注意事项　进行现况调查时，疾病或健康状况与某些研究因素或特征是在一次调查中得到的，并且对于每个调查指标而言都是一个时点的观察值，研究的因素与患病（即因与果）是并存的，并不能区分出研究因素与患病的时间顺序关系，因而在病因学研究中，只能提供病因线索，而得不到研究因素与疾病的因果关系的结论。对于患病率非常低的疾病，一般不适宜用现况调查，因为需要非常大的样本量才可以抽取一定数量的病例。现况调查不能估计发病率，同样也不能估计发病相对危险度，但可以估计患病率。

二、病例对照研究

病例对照研究是 20 世纪 50 年代发展起来的一种流行病学研究设计方法，是一种"由果溯因"的回顾性调查研究。它是最常用的一种分析性流行病学研究方法，也是识别罕见疾病相关因素唯一可行的研究手段，在病因研究中发挥重要作用。

（一）　概念

病例对照研究是按照有无所研究的疾病或某种卫生事件，将研究对象分为病例组与对照组，分别追溯其既往所研究因素的暴露情况并进行比较，以推测疾病与因素之间有无关联及关联强度大小的一种观察性研究。其中暴露是指研究对象接触过某种物质（如放射线、接种某种疫苗等），具备某种特征（年龄、性别、种族、职业、遗传特性等），具有某种行为、习惯（抽烟、经常晨练）等。暴露在不同的研究中有不同的含义，暴露可以是有害的，也可以是有益的，也可能是与疾病无关的。

（二）　基本原理

病例对照研究的基本原理是以已确诊患有所研究疾病的为病例组，以不患有该疾病但具有可比性的另一组为对照组，通过回顾性调查研究对象在过去的某段时间内各种可能的危险因素（研究因素）的暴露史，测量并比较病例组与对照组中各因素的暴露比例，经统计学检验判断研究因素与所研究疾病是否具有统计学上的关联及联系程度。评估各种偏倚对研究结果的影响之后，借助病因推断技术，进一步推断各暴露因素与疾病的联系，从而达到探索和检验疾病病因假设的目的。

（三）　特点

1. 病例对照研究是回顾性的观察性研究。
2. 研究需设立可比的对照组。
3. 观察方向是由果及因。
4. 不能验证因果关联，但可为队列研究及实验性研究提供研究线索及方向。

（四）　用途

1. 广泛探索影响因素　在疾病原因不明时，最适合广泛地筛选机体内外环境中存在的可疑危险因素。如 1988 年上海甲型肝炎大暴发，采用病例对照的方法探索肝炎暴发原因，最后确定是由于食用被甲肝病毒污染的毛蚶引起的。

2. 建立和检验病因假说　在描述性研究初步形成病因假设的基础上，可通过病例对照研究进一步检验假设。如吸烟与肺癌的关系研究中，初步的研究发现肺癌可能跟吸烟有关，可进一步深入调查吸烟量、吸烟方式、吸烟年限等详细情况，以检验相关病因假设。

3. 提供进一步研究的线索　利用病例对照研究获得的明确病因线索，可进一步采用队列研究和实验流行病学方法来证实病因假说，从而提高病因证据等级。

（五）　研究设计与实施

病例-对照研究的实施步骤包括建立假说、提出科学假设，制定研究计划，收集分析资料，总结并提交研究报告。病例对照研究首先需制定严谨科学的研究方案，如下所述：

1. 一般步骤

（1）依据描述性研究结果和广泛的文献调研，提出研究的病因假设。

（2）制定研究计划。研究计划的制定涉及内容较多，如研究因素的确定、病例和对照的选择、样本量大小、问卷设计、偏倚的控制、经费预算和人员分工等，包括对调查员进行培训和预调查。

（3）依据研究计划进行资料收集、整理与分析资料。

（4）总结并提交研究报告。

2. 病例选择

（1）病例的选择原则和来源：病例组的病例选择基本原则有两个，即代表性和诊断明确。代表性是指选择的病例足以代表患该病的总体；诊断明确是指所有病例都应符合严格的诊断标准，尽可能按国内外统一标准执行。为了控制非研究因素的干扰，病例选择时，还应该对其人口学特征（如年龄、性别、种族等）和其他影响因素做出明确的规定。

病例的来源有两种类型：一般人群和医院病例。一般人群往往可从现况调查获得，或从疾病发病及死亡登记报告资料中获得，其优点是能够代表全人群的情况，结论推及该社区人群的真实性较好，缺点是较难获得资料。

医院病例其优点是容易收集病例，节省经费，缺点是不易代表性全体该病患者的特点，容易产生选择性偏倚。

（2）病例的类型：病例的类型一般包括新发病例、现患病例和死亡病例。各病例特点如下：新发病例此病例发病时间较短，不易受到预后因素的影响，暴露因素的回忆准确，因此获得的信息较为全面而真实，这种类型的病例通常作为首选病例。

现患病例指研究开始时目标人群中就已存在的某病的患者，这种病例作为研究对象，往往很难将影响发病率的因素和影响病程（存活）的因素区分开来，暴露的回忆容易受到患病后环境条件和生活习惯改变的影响。

死亡病例不能直接获得资料，仅依靠医学记录或他人代述，因此误差较大，除非有完整历史资料，否则会影响结论的真实性。

3. 对照的选择　对照应是采用与病例相同的诊断标准明确被排除的非患者，足以代表人群中的非患病群体，或者是病例所来自的实际人群中的全体非患者的随机样本。病例对照研究中对照的正确选择关系到研究结果的真实性，在研究中尤为关键。

（1）选择对照的目的：对照的目的是用来估计病例产生的人群中暴露的分布情况，以利于与病例组的暴露分布进行比较。

（2）选择对照的原则：对照的选择需注意代表性和可比性。代表性是指选择的对照要能代表相应研究总体的人群；可比性的目的是为了控制混杂因素。

（3）设置对照的方式：主要采用成组不匹配对照和匹配对照两种方式。

非匹配对照选择对照时不要求对暴露因素以外的特征或混杂因素进行匹配，特别是在病因不明确时，可以广泛地探索各种危险因素，一组病例有时可以设立多组对照，病例和对照的关系不作限制和规定。

匹配对照有成组匹配和个体匹配对照两种类型。成组匹配对照只要求对照组和病例组在匹配因素上的比例相同，亦称频率匹配（frequency matching）。其特点是，配比不是在单个个体的基础上进行，而是使某种或某些因素在两组间的总体分布相同。个体匹配对照是建立在以个体为单位的基础上，按照研究因素以外的因素可以进行 $1:M$ 匹配选择对照，通常选择 $1 \sim 3$ 个对照，以提高统计分析效率，但对照数超过 3 时工作难度增加而效率提高不明显。此外，应防止匹配过度（over-matching），即把不应该匹配的因素进行匹配，一旦成为匹配因素后，则不能作为与疾病有关的因素进行分析研究，否则会损失信息。

（4）对照的来源：首先要明确产生病例的人群，然后再决定对照来源。例如，若病例采自某个医院诊断的全部病例，则对照产生于病例同一医院的其他患者的样本。如从社区人口或团体人群中非该病病例或健康人中选择，代表性强，但实施难度较大、费用高。也可用病例的邻居、配偶、亲人、同事、同学等做对照，选择容易且比较合作，但代表性较差。

4. 估计样本含量 足够的样本量是病例对照研究获得预期结果的必要条件和保证，样本含量的估计是研究设计的必要步骤。

（1）决定样本含量的因素：研究因素在对照人群中的估计暴露率（p_0），预期暴露于该研究因素造成的相对危险度（RR）或比值比（OR），假设检验的显著性水平即第一类错误概率 α，假设检验的把握度即第二类错误概率 β 或检验效能（power，$1-\beta$）。

（2）样本量估计方法

①非匹配病例对照研究的样本含量估计

设病例数：对照数 $=1:M$，则需要的病例数计算公式如下（当 M 为 1 时，为病例数和对照数相等）：

$$n=(1+1/c)\ \overline{p}\,\overline{q}\ (z_\alpha+z_\beta)^2/(p_1-p_0)^2 \qquad (式7-6)$$

式中，$p_1=p_0RR/[1+p_0\ (RR-1)]$，$\overline{p}=(p_1+cp_0)/(1+c)$，$\overline{q}=1-\overline{p}$，$z_\alpha$ 和 z_β 标准正态分布的分位数，可查表获得。

②匹配病例对照研究的样本含量估计

a. $1:1$ 匹配设计，Schlesselman 推荐的公式如下：

$$m=[z_\alpha/2+z_\beta\sqrt{p\ (1-p)}\ ]^2/(p-1/2)^2 \qquad (式7-7)$$

式中，$p=OR/(1+OR)\approx RR/(1+RR)$，$m$ 为结果不一致的对子数，需要的总对子数 M 为：

$$M\approx m/(p_0q_1+p_1q_0) \qquad (式7-8)$$

式中，$p_1=p_0RR/[1+p_0\ (RR-1)]$，$q_1=1-p_1$，$q_0=1-p_0$。

b. $1:R$ 匹配设计，依照如下公式计算：

$$n=[z_\alpha\sqrt{(1+1/r)\overline{p}\ (1-\overline{p})}+z_\beta\sqrt{p_1(1-p_1)/r+p_0(1-p_0)}\ ]^2/(p_1-p_0)^2 \qquad (式7-9)$$

式中，$p_1=(OR\times p_0)/(1-p_0+OR\times p_0)$，$\overline{p}=(p_1+rp_0)/(1+r)$。

5. 研究因素的选择和测量　病例对照研究中，除了要收集研究因素、可疑因素外，还要采集可能的混杂因素。这些因素要以研究变量形式设计在调查问卷中，病例和对照应使用相同的调查表，调查方法要一致。每项变量都要有明确定义，尽可能地采取国际或国内统一的标准，以便交流和比较。如吸烟者的规定：每天至少吸一支烟而且持续一年以上，否则不能视为吸烟者。变量的测量尽量采用定量指标和客观指标。

6. 病例对照研究的资料收集、整理、分析与评价

（1）资料搜集：病例对照研究的资料大多数来源于调查人员使用专门设计的调查表直接询问研究对象本人或家属。在调查过程中，研究者应对参加调查人员进行统一的培训，并对调查中可能出现的误差或偏倚进行必要的质量控制。全部调查应有良好的组织，遵守一定的操作规程，实行质量动态监察，以保证原始资料的及时、准确采集。

（2）资料整理：在对调查获取的病例对照研究原始资料进行统计分析前，首先要进行整理，包括：①对原始资料的再核查，即对所收集的调查表逐个进行检查、修正、验收、归档等，目的是在统计分析之前纠正错误，弥补不足，确保资料的真实性和完整性；②资料分析前的准备工作，如按分析要求进行分组、归纳、编码，数据库的清洗和逻辑检查等。

（3）资料分析：病例对照研究资料分析主要包括描述性分析和统计推断。

①描述性分析：描述病例和对照的一般特征描述研究的样本量及研究对象的特征构成，如性别、年龄、职业、出生地、疾病类型的分布等，频数匹配时应交代匹配因素的匹配比例，均衡性检验目的是检验对照组和病例组在某些基本特征方面是具有可比性，可以采用 χ^2 检验、t 检验等统计方法确认。

②统计推断：将数据整理成表 7-4 所示的形式。

表7-4　成组病例对照研究资料整理表

暴露史或特征	病例	对照	合计
有	a	b	$a+b$
无	c	d	$c+d$
合计	$a+c$	$b+d$	$a+b+c+d=n$

根据表 7-4 可以计算病例组的暴露率和对照组的暴露率，分别为 $a/(a+c)$ 和 $b/(b+d)$，利用 χ^2 检验，检验病例组和对照组两组的暴露率有无统计学显著性差异，计算如下所示：

$$\chi^2 = \frac{(ad-bc)^2 n}{(a+b)(c+d)(a+c)(b+d)} \qquad \text{（式7-10）}$$

如果两组间比较有统计学显著性（$P<0.05$），说明该暴露因素与疾病存在统计关联，则可以进一步进行推断性研究。

暴露与疾病的关联强度的计算可根据表 7-4，计算病例组的暴露比值为：

$$\frac{a/(a+c)}{c/(a+c)} = a/c \qquad \text{（式7-11）}$$

对照组的暴露比值为：

$$\frac{b/(b+d)}{d/(b+d)} = b/d \qquad （式7-12）$$

比值 a/c 和 b/d 亦称优势（odds），指某事件发生概率与不发生概率之比，通常采用"比值比"（odds ratio, OR）来估计暴露因素与疾病的关联强度，因此：

$$OR = 病例组暴露比值/对照组暴露比值 = (a/c)/(b/d) = (ad/bc) \quad （式7-13）$$

OR 值的意义：OR 即暴露组的疾病危险性为非暴露组的多少倍。当 $OR=1$ 时，表示暴露与疾病无关联；当 $OR>1$ 时，表示暴露因素使疾病的危险性增加，称为"正"关联；当 $OR<1$ 时，说明暴露使疾病的危险度减少，称为"负"关联，即暴露因素对疾病有保护作用。OR 值划分方法和不同范围的意义见表7-5。

表7-5　OR 和 RR 数值范围对暴露与疾病关联的意义

OR 值范围	关联意义	OR 值范围	关联意义
0.0 ~ 0.3	高度有益	1.2 ~ 1.6	微弱有害
0.4 ~ 0.5	中度有益	1.7 ~ 2.5	中度有害
0.6 ~ 0.8	微弱有益	≥2.6	高度有害
0.9 ~ 1.1	不产生影响	–	–

OR 值的可信区间（confidence interval, CI）计算：OR 值是关联程度的一个点估计值，如果考虑到抽样误差，则可计算 OR 的可信区间，OR 的可信区间有多种算法，常用 Miettnen 氏 χ^2 值法，计算公式为：

$$(1-\alpha) \, CI\% = OR^{(1\pm u_\alpha/\sqrt{\chi^2})} \qquad （式7-14）$$

式中，u 为正态离差值，α 为检验水准，$\alpha = 0.05$ 时为 95% CI，$\alpha = 0.01$ 时为 99% CI。

（六）应用范围与注意事项

病例对照研究主要用于罕见疾病、"潜伏期"较长的疾病的病因学研究，节省时间、人力、物力，较容易实施，可得到与结局有关的多个病因因素的资料，是探索可疑影响因素的快捷、有效的途径。但当研究人群中暴露的比例很低时，往往需要较大的样本才能得到比较稳定的结果；不能得到相对危险度（RR），只能计算优势比（OR）；暴露与疾病的时间关系难以判断，不能得到"因果联系"的结论，在检验病因假说的能力方面不如队列研究。在回忆暴露史时容易产生回忆偏倚，使结果不真实。在应用病例对照研究时需要特别注意：病例和对照的选择时容易产生选择偏倚，可比性差，需特别注意研究对象的选择尤其是对照组的选择是病例对照研究能否成功的关键之一。

（七）病例对照研究的优点与局限性

1. 病例对照的优点　特别适用于少见病、罕见病的研究；省力、省钱、省时间，易于组织实施；可用于疫苗免疫学效果考核及暴发调查等；可同时研究多个因素与某种疾病的联系，特别适用于探讨性研究；对研究对象多无损害。

2. 病例对照的局限性 不适于研究暴露比例很低的因素；难以避免选择偏倚和回忆偏倚；暴露与疾病时间先后难以判断，信息真实性差；不能测定暴露和非暴露组疾病的比率。

三、队列研究

队列研究（cohort study）又称为前瞻性研究（prospective study）、随访研究（follow-up study）及纵向研究（longitudinal study）等，是分析性流行病学的重要研究方法，与病例对照研究相比，队列研究可以直接观察危险因素的不同暴露水平的人群中疾病的结局等情况，从而探讨危险因素与所观察结局的关系，因果关系的论证强度优于病例对照研究。

（一） 概述

1. 队列（cohort） 指有共同经历或有共同暴露特征的一群人，根据人群进出队列的时间不同分为固定队列（fixed cohort）和动态队列（dynamic cohort）两种。

2. 危险因素（risk factor） 泛指能引起某特定不良结局（outcome），或使其发生的概率增加的因子，包括个人行为、生活方式、环境和遗传等多方面的因素。

3. 队列研究的概念 队列研究是将某一特定人群按是否暴露于某可疑因素及其暴露程度分为不同的亚组，追踪其各自的结局发生情况，比较各组之间结局发生频率的差异，从而判定该暴露因子与结局之间有无因果关联及关联大小的一种观察性研究方法。

4. 队列研究的基本原理 根据研究对象是否暴露于某研究因素或其不同水平将研究对象分成暴露组（E）与非暴露组（Ē），随访一定时间，比较两组之间所研究结局（outcome）发生率的差异，分析暴露因素与研究结局之间的关系。

5. 队列研究的特点

（1）时间上是前瞻性的：研究开始时，研究对象未发生所研究疾病等结局，随访、观察一段时间后出现病例或其他结局，因而也是前瞻性研究。

（2）由"因"及"果"：从暴露或危险因素开始，然后纵向观察其结果，病因推断上合乎先因后果的逻辑推理顺序。

（3）研究对象按暴露与否进行分组：队列研究是将研究对象按是否暴露于某研究因素或其按照不同水平将研究对象分成暴露组与非暴露组进行比较。

（4）属于观察法：队列研究的分组和暴露与否，不是人为干预形成的，而是人群中自然形成的，研究者只是被动的观察，这是区别于实验研究的重要标志。

（5）检验病因假设的能力强：能直接计算不同队列的人群事先暴露于某一因素后出现某结局的发生率、直接暴露人群发生某结局的危险程度，能分析剂量-反应关系，故检验病因假设的能力比病例对照研究强。

6. 队列研究的用途　检验病因假设；评价预防措施效果；研究疾病的自然史；观察暴露因素与多种疾病相关结局的关联；新药的上市后监测。

（二）　队列研究的类型

队列研究常用设计类型如下：

1. 前瞻性队列研究（prospective cohort study）　特点是研究队列的确定是现在；根据研究对象现在的暴露分组；需要随访（follow-up）；结局在将来某时刻出现。其优点为时间顺序增强了病因推断的可信度；直接获得暴露与结局资料，结果可信；能获得发病率。缺点是所需样本量大，花费大，时间长，影响可行性。

2. 历史性队列研究（historical cohort study）　根据研究开始时研究者掌握的有关研究对象在过去某时刻暴露情况的历史材料分组；不需要随访，研究开始时结局已出现。其优点是短期内完成资料的收集和分析；时间顺序仍是从因到果；省时、省力、出结果快。缺点是为资料积累未受研究者的控制；需要足够完整可靠的过去某段时间有关研究对象的暴露和结局的历史记录或档案材料，否则，暴露组与非暴露组可比性差。

3. 双向性队列研究（ambispective cohort study）　特点是研究队列的确定是过去；根据研究对象过去某时刻的暴露情况分组；需要随访；部分结局可能已出现。其优点是具有上述两种类型的优点，在一定程度上弥补了它们各自的不足。

（三）　队列研究的设计与实施

1. 确定研究因素　研究因素亦称暴露因素或暴露自变量，研究者应明确定义暴露变量，如怎样界定"吸烟"。暴露变量越详细越好，尽量采用定量变量，除了暴露水平或强度外，还应考虑暴露的时间和规律性等。暴露的测量应采用敏感、精确、简单和可靠的方法。队列研究除了要确定主要的暴露变量外，还需要确定同时要求采集的其他相关因素及背景资料，如各种可疑的混杂因素及人口学特征等，以利于对研究结果进行细致的分析。

2. 确定研究结局　研究结局亦称结果变量（outcome variable），指随访观察中将出现的预期结果事件，也是队列研究观察的自然终点。研究结局的确定要全面、具体、客观，可以是发病、死亡，也可以是健康状况和生活质量变化，可以是终极结果，也可以是中间结局（如分子或血清学变化）。结局变量的测定，应制定明确统一的标准，并在研究的全过程中严格遵守，特别是研究开始前确定受试者未发生要观察的结局。

3. 确定研究现场和研究人群　队列研究的现场要求有足够数量的符合要求的研究对象，且还要求当地卫生行政部门重视，群众理解和支持。同时，研究者还要考虑到研究现场是否具有代表性。

研究人群由暴露组和非暴露组，研究人群要求是在研究开始时未出现所研究结局（如疾病），但有可能出现该结局的人群。根据研究目的和条件的不同，研究人群有不同的选择方法。

（1）暴露人群的选择：暴露人群即暴露于待研究因素的人群，一般分为4种类型：一般自然暴露人群，可以选择某社区一般居民暴露于研究因素的人作为暴露人群，选择时须考虑人口流动性小、暴露率高、易于调查等因素，以方便追踪随访；特殊暴露人群，指接触某些特殊暴露因素的人群，如接接受放射治疗的人群；职业人群。如果要研究某种可疑的职业暴露因素与疾病或健康的关系，应选择相关职业人群作为暴露人群，如研究石棉与肺癌关系时，可选择石棉作业工人。有组织的人群团体，该类人群是一般人群的特殊形式，如医学学会会员、工会会员等群众组织或专业团体成员，选择该类人群主要目的是利用他们组织系统，便于收集随访资料。

（2）对照人群的选择：为了与暴露人群进行比较，对照应要起到对照的作用，好的对照应与暴露组具有可比性或均衡性，即对照人群除了未暴露于所研究因素外，其他各种影响因素或人群特征与暴露组要尽可能相同。选择对照人群常有下列几种形式：①内对照：当某暴露因素在某一整体人群中分布不均匀时，这时可选择该人群内部暴露于研究因素的为暴露组，而未暴露于研究因素或暴露水平低的人群作为对照组，这种对照即为内对照。②外对照：当暴露人群为特殊职业人群或特殊暴露人群时，此时对照往往不能从这些人群内部选择，需要在该人群之外去寻找对照人群的方法。③总人口对照：采用暴露人群所在地区的全人群的发病（或死亡）率为对照，实际上可看成外对照的一种。④多重对照：采用上述两种或多种以上的形式选择的人群都作为对照，通常能减少只用一种对照所带来的偏倚，增强结论的可靠性。

（四）队列研究样本量的估计

1. 决定样本量大小的因素

（1）对照人群中所研究结局或疾病的发生率 p_0：因样本量与 p_0 和 q_0 乘积成正比（$q_0 = 1-p_0$），p_0 越接近于 0.5，样本量越大。

（2）暴露组与对照组人群发病率之差 d：d 值越大，所需样本量越小。一般人群的发病率用 p_0 表示，如果暴露组人群发病率 p_1 不能获得，可设法取得其 RR 值，由式 $p_1 = RR \cdot p_0$ 求得。

（3）显著性水平 α 值：即假设检验时犯第一类错误（假阳性）的概率，犯假阳性概率越小，样本量越大。

（4）把握度（power）：把握度与第二类错误（β）有关，等于 $1-\beta$，若要求把握度越大，即 $1-\beta$ 越大，则第二类错误 β 越小，则所需要样本量越大。

2. 样本量估计
当暴露组与对照组样本量相等的情况下，可用下式估计各组所需的样本量：

$$n = \left(z_\alpha \sqrt{2\,\bar{p}\bar{q}} + z_\beta + z_\beta \sqrt{p_0q_0 + p_1q_1} \right)^2 / \left(p_1 - p_0 \right)^2 \qquad （式7-15）$$

式中，p_0 和 p_1 分别代表对照组和暴露组的预期发病率，$\bar{p}$ 为两个发病率的平均值，$q = 1-p$，z_α 和 z_β 标准正态分布的分位数（单侧或双侧）。

（五） 资料收集和随访

1. 基线资料的收集 基线资料包括如下几个方面：人口学资料；查阅医院、工厂、单位及个人的健康记录或档案；询问调查对象或知情人；对研究对象进行体格检验或实验室检验；环境调查和监测。

2. 随访 目的是观察研究队列中结局事件是否发生。随访内容一般与基线资料内容相同，但重点是关注结局事件，有关暴露情况也要收集，以及时了解其变化。随访的方法有直接面对面访问、电话访问、自填问卷、定期体检等。研究对象观察到了终点，即出现了结局事件，将不再随访，称为观察终点。而观察终止时间指全部随访观察工作的截止时间。

（六） 队列研究的资料整理与分析

首先要检查所搜集的资料准确性和完整性，发现明显错误的数据要及时补救，无法修正的要剔除，不完整的资料要设法补齐。在此基础上，先对数据进行描述性分析和可比性检验，然后才能进行统计推断等深入分析。

1. 数据资料整理 根据统计分析要求，队列研究资料可整理成表7-6的形式。

表7-6 队列研究资料整理表

组别	病例	非病例	合计	率
暴露组	a	b	$a+b=n_1$	a/n_1
非暴露组	c	d	$c+d=n_0$	c/n_0
合计	$a+c=m_1$	$b+d=m_0$	$a+b+c+d=n$	-

表中 a/n_1 和 c/n_0 分别为暴露组和非暴露组的发病率，是队列研究统计分析的关键指标。

2. 人时的计算 队列研究由于随访时间较长，而观察对象又经常处于动态变化之中，队列内对象被观察的时间可能很不一致，因此以人为单位计算率就不合理，较合理的方法是加入时间因素，即计算人时，将人和时间结合起来，其单位通常用人年表示，若对1个人观察5年即为5人年，对2个人观察3年即为6人年。

3. 率的计算

（1）累积发病率（cumulative incidence，*CI*） 当观察期间人群比较稳定，且能在较长一段时间内固定地维持观察，可以直接计算累积发病率，取值范围为0～1。

$$CI = 观察期内发病（或死亡）人数/观察开始时的人口数 \qquad （式7-16）$$

（2）发病密度（incidence density，*ID*） 若观察时间长、人口不稳定、存在失访时，需以观察的人时为分母计算发病率，用人时为单位计算出来的率带有瞬时频率称为发病密度。最常用的人时单位为人年，以此求出人年发病率，其值变化范围是0～∞。

$$ID = 观察期内发病（或死亡）人数/观察人时 \qquad （式7-17）$$

（3）标化比（standardized mortality ratio，SMR）在以全人群作为对照时，研究对象数量较少，且发病率很低，这时不宜计算率，而全人口死亡率作为标准，计算出观察人口的理论死亡人数，再以实际死亡人数与理论死亡人数之比，即为标准化死亡比，该指标能反映发病的强度，数值越大，风险越大，成为病因可能越大。

4. 率的假设检验　当样本量较大，样本率的频率分布近似正态分布，两个率的比较可以采用正态近似法，选择 u 检验，当样本率比较低，样本又较小，可改用直接概率法、二项分布检验或泊松分布检验，也可采用四格表资料的 χ^2 检验，详细方法请参阅相关书籍。

5. 关联强度的估计　与病例对照研究相比，队列研究最大优点是可以直接计算研究对象的发生率，因此也就可以直接计算暴露组和非暴露组的 RR 和归因危险度，依此可直接准确地评价暴露的效应。

（1）相对危险度（relative risk，RR）：亦称危险比（risk ratio）或率比（rate ratio）。RR 是暴露组发病率（或死亡率）与非暴露组（或死亡率）的比值。由表 7-6 可得到：

相对危险 $RR = I_e / I_0$；暴露组发病率 $I_e = a/n_1$；非暴露组的发病率 $I_0 = c/n_0$

式中，I_e 为暴露组率；I_0 为非暴露组率。

RR 说明暴露组发病或死亡是非暴露组的倍数，$RR > 1$，表示暴露因素与疾病有正的关联，暴露强度越大和时间越长，发病越多，是致病的危险因素；$RR = 1$，表示暴露因素与疾病无联系；$RR < 1$，表示暴露因素与疾病有负的关联，暴露越多，发病反而少，说明该因素为保护因素。

（2）归因危险度（attributable risk，AR）：亦称特异危险度、率差（rate difference，RD）和超额危险度（excess risk），其计算方法是暴露组发病率（I_e）与对照组发病率（I_0）相差的绝对值，反映了危险特异地归因于暴露因素的程度。

$$AR = I_e - I_0 = (a/n_1) - (b/n_0)$$

由于 $RR = I_e / I_0$，$I_e = RR \cdot I_0$，因此：

$$AR = RRI_0 - I_0 = I_0 (RR - 1) \qquad\qquad （式 7-18）$$

AR 通常是针对人群而言，是暴露人群与非暴露人群比较，所增加的疾病发生数量，如果暴露因素消除，就可减少相应数量的疾病的发生，具有疾病预防的重要意义。RR 与 AR 有区别。RR 说明个体在暴露情况下比非暴露情况下增加暴露因素所致危险程度的倍数，更多的是具有病因学意义。

（3）人群归因危险度（population attributable risk，PAR）：人群归因危险度指总人群发病率（I_t）中归因于暴露部分，其大小取决于危险因素的 RR 和人群暴露比较。

$$PAR = I_t - I_0 \qquad\qquad （式 7-19）$$

（4）剂量反应关系分析：队列研究资料往往可以计算不同暴露水平下的发病率，如果以最低暴露水平为对照，则可以计算各暴露水平的 RR 和率差，当某暴露因素存在剂量反应关系时，即可以表现为暴露的剂量越大，其效应或 RR 就越大，这种关系可以采用趋势性检验来确认。

（七）队列研究的优点与局限性

1. 队列研究的优点　研究者亲自观察资料，信息可靠，回忆偏倚小；直接计算 RR 和 AR 等反映疾病危险关联的指标；可证实病因联系；有助于了解人群疾病的自然史；分析一因与多种疾病的关系；样本量大，结果比较稳定。

2. 队列研究的局限性　不适于发病率很低的疾病病因研究；依从性差，易出现失访偏倚；耗费人力、物力、财力和时间，组织与后勤工作亦相当艰巨；研究设计要求更严密。

第八章　单因素试验研究 ▷▷▷▷

单因素设计是指在其他影响因素保持相对固定的条件下，一次观测一个因素的变化对试验效应影响的试验。单因素设计并不意味着该试验中只有一个因素与效应指标有关联，如何控制对研究结果有影响的非研究因素即混杂因素（confounding factor）的影响，是单因素设计的关键。

第一节　完全随机设计及其衍生类型

完全随机设计（completely randomized design，CRD）是目前最为常用的最简便的随机设计方案之一，同时也是其他各种设计方法的基础，适用面很广。其特点是不受组数的限制（可以是两组或多组比较），且各组的样本含量可以相等（平衡设计，balanced design）、也可以不相等（非平衡设计，unbalanced design）。在总样本量不变的情况下，各组样本量相等的设计效率可提高 10% ~ 15%。

一、完全随机设计

（一）完全随机设计的模式

完全随机设计是医学科研中最为经典的设计方法之一，目前主流的设计方案便是随机对照试验（randomized controlled trial，RCT），将研究对象随机分为试验组与对照组，试验前先各观测所研究的应变量，然后向各组施加不同的干预或处理因素，试验后再观测所研究的应变量，比较各组间效果的差异，其设计模式如图 8-1 所示（其中的试验组与对照组均可以是一组或者多组）。

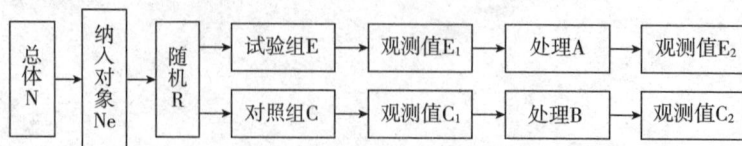

图 8-1　RCT 设计模式

在研究对象数量足够的情况下，使两组或多组的基本状况相对一致，RCT 可以控制混杂因素对各组的影响相近，有较好的可比性。在常用的完全随机设计方案中，RCT 论证强度较大，偏倚较小，容易获得正确的结论。RCT 是目前医疗卫生服务中效果评估的重要手段。如课题"蜂胶软胶囊对小鼠糖尿病预防作用的实验研究"，研究者将雄性昆明小鼠120只随机分成4组，用不同剂量的蜂胶软胶囊口服液灌胃，分别测定血糖和体重的变化，结果表明蜂胶软胶囊具有降低血糖和体重的作用，且有剂量差异。

为了更好地控制混杂因素的影响，目前设计RCT时采用"双盲双模拟技术"，即在双盲临床试验中，无论是安慰剂对照，还是阳性药物对照，均同时为试验药与对照药各准备一种安慰剂，试验组给予试验药加对照药的安慰剂，而对照组给予对照药加试验药的安慰剂，以达到试验组与对照组在外观与给药方法上的一致，保证双盲法的效果。

（二）完全随机设计的分组方法

完全随机设计的分组方法有多种形式，最常用的是随机数字表法与随机排列表法。

1. 随机数字表法 随机数字表法就是先将受试对象按一定顺序编号，然后查随机数字表或由计算机生成随机数字，每个受试对象对应一个随机数（随机数要与样本量 n 的位数相同），再按受试对象对应的随机数确定受试对象被分配到哪一组。如果是分为两组，则可按随机数的奇偶来分组；如果是分为 k 组，则可按随机数除以 k 后的余数进行分组。

【例8-1】取性别相同的大鼠15只，用随机数字表法随机分到A、B、C三个组，每组5只。

先将15只大鼠按体重由小到大编1~15号，再从随机数字表中任一开始，如第13行第1列开始，横向连续取15个两位数字。将动物所得随机数除以3，若余数为0则视同为余3（相当于少除1个）、故取余数1、2、3（实为0）分别对应于A、B、C三组（见表8-1）。

表8-1 15只大鼠随机数字表完全随机分组

编号	1	2	3	4	5	6	7	8	9	10	11	12	13	14	15
随机数	61	96	48	95	03	07	16	39	33	66	98	56	10	56	79
除3的余数	1	0	0	2	0	1	0	0	0	0	2	2	1	2	1
分组	A	C	C	B	C	A	C	C	C	C	B	B	A	B	A

分组结果为：A组第1、6、13、15号共4只，B组第4、11、12、14号共4只，C组第2、3、5、7、8、9、10号共7只动物。如果是不要求各级样本量相等的非平衡设计，则分组结束；由于本例要求平衡设计，需从C组的7只中随机取1只到A组、1只到B组。接着从随机数字表，再往后取下一个随机数为77，除以7，余数为0视同为余7，将C组第7只即10号调整到A组；再往后取下一个随机数为21，除以6，余数为3，将C组第3只即5号调整到B组；因此，最后分组结果为：A组第1、6、10、13、15号共5只，B组第4、5、11、12、14号共5只，C组第2、3、7、8、9号共5只。

2. 随机排列表法 是先将受试对象按一定顺序编号，然后查随机排列表每个受试对象对应一个随机数，随机排列表是每行20个随机数（0~19），若样本量 $n \geq 20$ 则每次取 1 行，分数次完成；若样本量 $n<20$ 则可一次完成，任取随机排列表 1 行，取值范围为 $0 \sim (n-1)$，如【例8-1】的取值范围为 $0 \sim 14$，舍弃>14 的数字；再按受试对象对应的随机数确定受试对象被分配到哪一组。如果是分为两组，则可按随机数的奇偶来分组；如果是分为 k 组，则计算每组个数 $a=n/k$，取随机数为 $0 \sim (a-1)$ 的到第 1 组，以此类推进行分组。

【例8-2】 取性别相同的 15 只大鼠，用随机排列表法随机分到 A、B、C 三个组，每组 5 只。

先将 15 只大鼠按体重由小到大编 $1 \sim 15$ 号，再从随机排列表中任选一行，如第 13 行的 20 个数字分别为：10、9、14、18、12、17、15、3、5、2、11、19、8、0、1、4、7、13、6、16。本例 15 只大鼠的取值范围为 $0 \sim 14$ 于每只动物对应的编号下面，每组 5 只，则随机数 $0 \sim 4$ 的分为 A 组，$5 \sim 9$ 的分为 B 组，$10 \sim 14$ 的分为 C 组，结果如表8-2所示。

表8-2 15只大鼠随机排列表完全随机分组

编号	1	2	3	4	5	6	7	8	9	10	11	12	13	14	15
随机数	10	9	14	12	3	5	2	11	8	0	1	4	7	13	6
分组	C	B	C	C	A	B	A	C	B	A	A	A	B	C	B

最后分组结果为：A 组第 5、7、10、11、12 号共 5 只，B 组第 2、6、9、13、15 号共 5 只，C 组第 1、3、4、8、149 号共 5 只动物。

值得一提的是，每次随机分组的结果不会完全一致，否则，就不是真正意义上的随机。

（三） 完全随机设计的样本量估计

科学研究中，为了降低偶然性至结果的影响，必须要有适当的样本数量。样本太小则不容易发现本应存在的差别，样本太大又会造成不必要的浪费，且不容易严格控制试验条件。样本量估计指在保证研究结论具有一定可靠性的条件下，确定最少的样本例数。估算样本量的方法有查表法和公式法，前者尽管使用简便，但受条件限制，公式法可满足多种设计的要求，应用较广泛，目前还可通过统计软件来实现。下面介绍完全随机设计的样本量估算公式。

1. 两样本均数比较 以 α 表示检验水准，通常取 $\alpha=0.05$；以 $1-\beta$ 表示检验效能，通常取 $\beta=0.1$；Z_α 与 Z_β 分别表示与 α 和 β 相应的标准正态变量值（通过查表获得）；s 为两样本的标准差；以 δ 表示允许误差，即有临床意义或研究意义的两样本均数最小差值（通过查阅文献或预试验获得）。两样本均数比较的每组样本量计算公式见式 8-1。

$$n=\frac{2 (Z_\alpha+Z_\beta)^2 s^2}{\delta^2}$$

（式8-1）

2. 多个样本均数比较 以 k 表示组数，$\bar{x}$ 是 k 个 $\bar{x_i}$ 的平均值，s 为样本的标准差，φ 为计算多个样本均数比较所需的系数（通过查表获得）。多个样本均数比较的每组样本量计算公式见式8-2。

$$n = \frac{\varphi^2 \left(\sum s_i^2 / k \right)}{\sum \left(\overline{x_i} - \overline{x} \right)^2 / (k-1)} \qquad \text{(式8-2)}$$

3. 两样本率比较 以 p_1 与 p_2 分别表示两组的样本率，p 表示两组的合计率，其他符号意义同前。两样本率比较的每组样本量计算公式见式8-3。

$$n = \frac{2(Z_\alpha + Z_\beta)^2 p (1-p)}{(p_1 - p_2)^2} \qquad \text{(式8-3)}$$

4. 多个样本率比较 以 k 表示组数，P_{max} 与 P_{min} 分别表示最大频率和最小频率，λ 为根据参数 α、β 及自由度 ν 查表获得的界值，其他符号意义同前。采用三角函数的弧度计算，多个样本率比较的每组样本量计算公式见表8-3与式8-4。

表8-3 $\alpha=0.05$ 的 λ 弧度值

$\nu=k-1$	1	2	3	4	5	6	7	8	9	10
$\beta=0.10$	10.51	12.65	14.17	15.41	16.47	17.42	18.28	19.08	19.83	20.53
$\beta=0.20$	7.85	9.63	10.90	11.94	12.83	13.62	14.35	15.02	15.65	16.24

$$n = \frac{\lambda}{2 \left(\sin^{-1} \sqrt{p_{max}} - \sin^{-1} \sqrt{p_{min}} \right)^2} \qquad \text{(式8-4)}$$

二、完全随机设计的衍生类型

CRD 是除了上述最经典的设计方法，历经科研实践，还衍生出一些其他类型的设计方法，主要有以下几种类型。

（一）单纯实验后对照设计

单纯实验后对照设计（after only experimental design）是将研究对象随机分为试验组和对照组，试验组给予干预性措施，对照组不给予干预性措施，只比较两组试验后测量结果的差别，得出自变量对应变量的影响，其设计模式如图8-2所示。

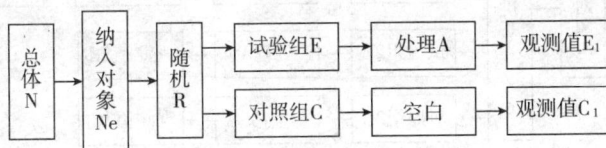

图8-2 单纯实验后对照设计模式

由于单纯实验后对照设计方案在实验前未观测指标，研究对象完全不知道实情，有效避免了霍桑效应（Hawthorne effect），即受试对象意识到自己正在被别人观察时具有改变自己行为的倾向，从而有利于控制偏倚，适用于一些无法进行前后比较或霍桑效应较大的研究。如课题"信息支持对减轻母婴分离早产儿母亲产后焦虑的影响"，研究者选择产后母婴分离的早产儿母亲100例，随机分为试验组（E）50例，对照组（C）50

例，产后第一天试验组在常规产后护理基础上给予信息支持（A），对照组仅给予常规产后护理，产后两周时才观测两组患者焦虑程度的差异。

（二） 实验前后对照设计

实验前后对照设计（before-after experimental design）是将研究对象随机分为试验组和对照组，试验组给予干预性措施，对照组不给予干预性措施，比较两组前后测量结果的差别，得出自变量对应变量的影响，其设计模式如图8-3所示。

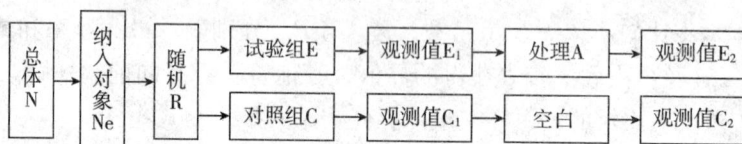

图8-3　实验前后对照设计模式

实验前后对照设计较单纯实验后对照设计方案偏倚较小，论证强度较大，较容易获得正确的结论。但由于对照组得不到新方法的治疗或护理，在临床实施中有一定的困难。一般用于探讨某种新措施的效果，或用于病因的探究。如课题"疼痛教育对妇科患者疼痛认知度的影响"，研究者将272例妇科子宫次全切除术患者分为两组（E组和C组），E组术前给予疼痛教育（A），C组术前未予疼痛相关教育，比较两组患者对疼痛的认知情况，发现疼痛教育可提高手术患者的疼痛认知度。

（三） 所罗门四组设计

所罗门四组设计（Solonmon four-group design）是将实验前后对照设计和单纯实验后设计结合设计的方法，主要是为避免霍桑效应及其他因素的影响，其设计模式如图8-4所示。

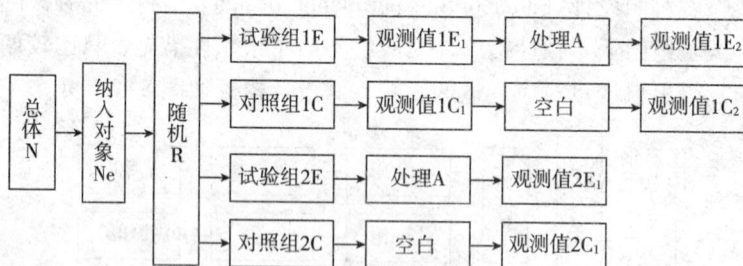

图8-4　所罗门四组设计模式

三、统计软件 SPSS 辅助实现

传统的完全随机设计分组方法常用随机数字表法或随机排列表法进行人工分组，比较烦琐，达到熟练应用的难度较大，不便于推广应用。随着电子计算机科学的飞速发展和普及应用，在科研设计与数据统计分析中越来越多的借助于统计软件帮助人们完成复杂烦琐的脑力和体力劳动，尤其是样本量较大、分组数较多时，统计软件的优势更加突出。下面简单介绍用统计软件 SPSS22.0 来进行完全随机分组。

【例8-3】将【例8-1】的 15 只大鼠，用统计软件 IBM SPSS STATISTICS PREMIUM A UTHORIZED 22.0 随机分到 A、B、C 三个组，每组 5 只。

操作步骤如下：启动 SPSS→在变量视图中输入变量名"编号"→在数据视图中"编号"下输入 1 列数据 1 到 15→转换→计算变量→在"目标变量"框输入随机变量"R"→在函数组选择"随机数字"→在函数和特殊变量双击 RV. UNIFORM→在数字表达式将 RV. UNIFORM（?,?）→改成 RV. UNIFORM（0,1）在 0 与 1 之间的均匀分布数值中随机取值→确定（出现图 8-5A 结果）→在数据视图中右键点"R"升序排列（本例样本量较小可直接按随机数字由小到大各取 5 个到三个组中）→转换→个案排秩→将"R"点入变量→确定→转换→重新编码为不同变量→将"RR"点入数字变量→在变量名称中输入"组别"→点击"旧值与新值"→在"旧值范围"输入 1 到 5→在"旧值范围"输入 1→添加→在"旧值范围"输入 6 到 10→在"旧值范围"输入 2→添加→在"旧值范围"输入 11 到 15→在"旧值范围"输入 3→添加→继续→更改→确定（出现图 8-5B 结果，将各组对应编号的个体纳入相应的组中即可）。

	编号	R
1	1	.77
2	2	.51
3	3	.35
4	4	.33
5	5	.98
6	6	.41
7	7	.54
8	8	.28
9	9	.32
10	10	.52
11	11	.13
12	12	.94
13	13	.92
14	14	.56
15	15	.10

图 8-5A 随机数字 R 分布

	编号	R	RR	组别
1	15	.10	1.000	1
2	11	.13	2.000	1
3	8	.28	3.000	1
4	9	.32	4.000	1
5	4	.33	5.000	1
6	3	.35	6.000	2
7	6	.41	7.000	2
8	2	.51	8.000	2
9	10	.52	9.000	2
10	7	.54	10.000	2
11	14	.56	11.000	3
12	1	.77	12.000	3
13	13	.92	13.000	3
14	12	.94	14.000	3
15	5	.98	15.000	3

图 8-5B 随机分组结果

第二节 配对设计与配伍组设计

由于完全随机设计单纯依靠随机分组的方法对混杂因素进行平衡，缺乏有效的控制，因而误差往往偏大，故该设计对个体间同质性要求较高，在个体同质性较差或达不到设计要求时，完全随机设计并不是最佳设计，此时可采用配对（matched – pairs design）与配伍设计（randomized block design）等方案，其中配伍设计是配对设计的扩展。

一、配对设计

配对设计是指以自身为对照，或者先将条件相同（相近）的受试对象配成对子，而后按随机原则给予每对中的个体施以不同处理。由于实验对象间条件基本均衡甚至于完全相同，各处理组间有较好的齐同可比性，能最大限度地排除非处理因素的干扰，因而抽样误差小，试验效率高，所需样本含量相对较少。

（一）配对设计的类型

配对设计主要可分为同源配对和异体配对设计两种类型。

1. 同源配对设计　也称自身对照设计，包括自身前后对照设计和自身左右对照设计，比较简单，其中自身前后对照设计是通过对比自身试验前后效应指标值的差异来推断试验因素的效应，主要应用于急性与短期的实验，也可融合于其他各种设计方案之中。而自身左右对照设计只适用于局部作用因素的研究（如扩瞳药、皮肤局部反应药等）。

2. 异体配对试验　即进行同期平行观察，可以排除时间、自然条件与医疗条件等因素对疗效的干扰，均衡性好，结论的可靠性较高，适于急、慢性实验。

配对设计的关键在于将对实验结果有较大影响的非被试因素包括在配对条件之内，本节仅以异体配对设计为例进行介绍。

（二）配对设计模式

在临床研究中，常将年龄、性别、体重、病情、病史等相近的病例配成对子，把每对的两个受试对象随机分配到试验组和对照组，给予不同的处理，观测同一指标，进行比较分析。其设计模式类似于 RCT，见图 8-6。

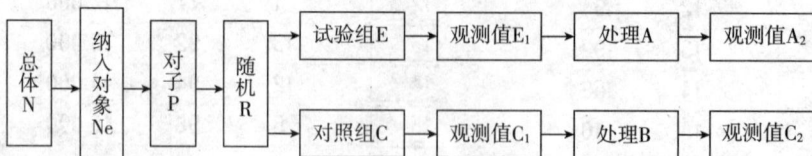

图 8-6　配对设计模式

【例 8-4】现有病种相同、病情与年龄相近的男、女患者各 4 对，将他们随机分到甲、乙两组。

先将 4 对男、女患者编对子号 1 ~ 8 号，再从随机排列表中任选一行，如第 10 行第 1 列，从左到右依次读取 8 个两位数的随机数字，若该对随机数为奇数则第 1 个进甲组

（则另一个只能为乙），若为偶数则第 2 个进乙组（则另一个只能为甲），分配结果见表 8-4。

表 8-4　8 对患者配对随机分组

性别	男								女							
对子号	1		2		3		4		5		6		7		8	
编号	1	2	3	4	5	6	7	8	9	10	11	12	13	14	15	16
随机数	58		71		96		30		24		18		46		23	
分组	乙	甲	甲	乙	乙	甲	乙	甲	乙	甲	乙	甲	甲	乙	甲	乙

（三）　配对设计的样本量估计

配对设计较完全随机设计的均衡性要好，所需样本量要小，其估算公式如下。

1. 两样本均数比较的样本量估计　以 s_d 表示每对差值的总体标准差，其他符号意义同前，样本量（n 对）计算公式见式 8-5。

$$n = \frac{(Z_\alpha + Z_\beta)^2 s_d^2}{\delta^2}$$
（式 8-5）

2. 两样本率比较的样本量估计　配对设计定性结果资料四格表的表达形式如表 8-5 所示，样本量（n）计算方法见式 8-6，符号意义同前。

表 8-5　配对设计四格表资料的表达形式

甲方法	乙方法		合计
	阳性	阴性	
阳性	a	b	$a+b$
阴性	c	d	$c+d$
合计	$a+c$	$d+b$	n

$$n = \frac{\left[u_\alpha \sqrt{\left(\frac{b}{a+b}\right) + \left(\frac{c}{a+c}\right)} + u_\beta \sqrt{\frac{4\left(\frac{b}{a+b}\right)\left(\frac{c}{a+c}\right)}{\left(\frac{b}{a+b}\right) + \left(\frac{c}{a+c}\right)}} \right]^2}{\left(\frac{b}{a+b}\right)\left(\frac{c}{a+c}\right)}$$
（式 8-6）

二、配伍组设计

配伍组设计又称随机区组设计，是将条件相同或相近的受试对象划分成一个配伍组（区组），在每个配伍组内按照随机原则将各受试对象分配到不同的处理组。配伍组设计实质上属于两因素设计，不仅要分析处理因素（第一因素）间的差异，还要分析配伍因素（第二因素）间差异对结果的影响。各处理组的受试对象不仅数量相同，且对已知重要的非处理因素（配伍因素）的影响进行了控制，提高了组间的均衡性，降低了抽样误差，因而实验效率较高。

配伍组设计在医学研究中属于常用的试验设计方法，适用于研究目的是回答两种因素（被试因素、配伍组因素）各自的差异有无统计学意义的情况。如临床上研究不同方剂对乙型肝炎的不同证型的疗效，可以将不同方剂作为第一因素，不同证型作为第二因素。由于配伍较配对要求条件相同的样本含量为多，并不是任何情况下都可以做到的，所以配伍设计在实验中主要用于小动物实验，临床上主要用于同类型病例较充裕的专科医疗机构。

（一）配伍组设计模式

将配伍（区组）因素按其特征分成 g 个区组，同一区组内各个对象随机分配到 k 个处理组中（当 $k=2$ 时就是配对设计）接受不同的处理，观测同一指标，进行比较分析。区组数 g 与处理组数 k 可以相同，也可以不同，其设计模式类似于配对设计，基本模式如图 8-7 所示。

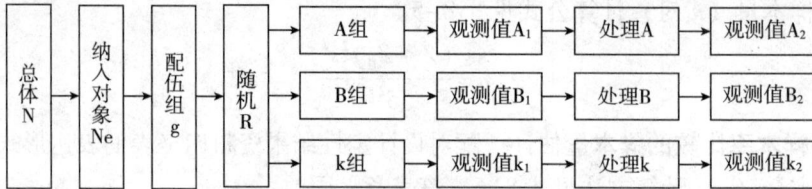

图 8-7　配伍组设计模式

【例 8-5】为了研究甲、乙、丙 3 种药物的效果，以 6 窝雌性小白鼠（每窝 3 只）为受试对象，以体重增加量为效应指标，评价 3 种药物的效果。

本例以药物为处理因素（处理组数 $k=3$），以窝别为区组因素（区组数 $g=6$），对所有的小鼠依次编号为 1～18 号。设从随机数字表第 11 行第 1 个两位数的随机数开始，从左往右依次抄 18 个随机数，每只小鼠对应一个随机数，每个区组最小的随机数所对应编号的小鼠分到甲组，中间大的随机数所对应编号的小鼠分到乙组，最大的随机数所对应编号的小鼠分到丙组，结果如表 8-6 所示。

表 8-6　【例 8-5】的随机区组设计

区组号	1			2			3		
编号	1	2	3	4	5	6	7	8	9
随机数	57	35	27	33	72	24	53	63	94
组别	丙	乙	甲	乙	丙	甲	甲	乙	丙
区组号	4			5			6		
编号	10	11	12	13	14	15	16	17	18
随机数	09	41	10	76	47	91	44	04	95
组别	甲	丙	乙	乙	甲	丙	乙	甲	丙

（二） 配伍设计的样本量估计

配伍设计的均衡性要好，以 MSe 表示误差的均方，Q 为两组均数在 $P=0.05$ 时应为标准差的倍数（通过查表获得），其他符号意义同前，每组所需样本量的估算方法见表 8-7 与式 8-7。

表 8-7 $\alpha=0.05$ 的 Q 值

组数 k	3	4	5	6	7	8	9	10
Q 值	3.4	3.8	4.0	4.2	4.4	4.5	4.6	4.7

$$n=\frac{2MSe\ (Q+Z_\beta)^2}{\delta^2}$$ （式 8-7）

第三节 序贯设计

序贯试验（sequential trial）是一种不预先规定试验次数，但每次试验后按停止规则判别是否继续试验，直到符合停止规则为止，试验与分析持续进行的设计方法。传统的设计方案，如完全随机设计、配对设计等，均需要先计算出样本含量后，才可进行后续的随机分组过程。而序贯试验设计则不然，其采取"边做边看"的试验方法，具有试验次数少、节省试验样本含量，精度高，简单直观，高效，节省人力、物力、财力等优点，多用于罕见病、危重病和大动物或贵重动物实验等研究。

一、序贯试验设计方法

（一） 序贯试验设计的模式

序贯试验研究设计初期并不固定样本含量，而是按照受试者纳入试验的顺序，做一例或一对研究对象后，就进行分析，从而决定下一阶段试验，如果达到了预期结果，立刻可以停止试验，达到有效避免由于不切实际地增加样本含量或者研究对象数量过少造成的缺陷。

（二） 序贯试验的类型

序贯试验分为开放型和闭锁型。两者的区别在于，开放型先不规定样本量，而闭锁型则规定。不论哪一型，序贯试验均可设计为单向试验或双向试验。假设要验证两种不同药物 A 与 B 的疗效，单向试验仅可得出 A 药优于 B 药的结论，而双向试验不仅得出上述结论，还要得出 B 药是否优于 A 药的结论。

按照资料的性质不同，序贯试验又可分为观察指标为定性资料的质反应性序贯试验以及观察指标为定量资料的量反应性序贯试验两种，如图 8-8 所示。

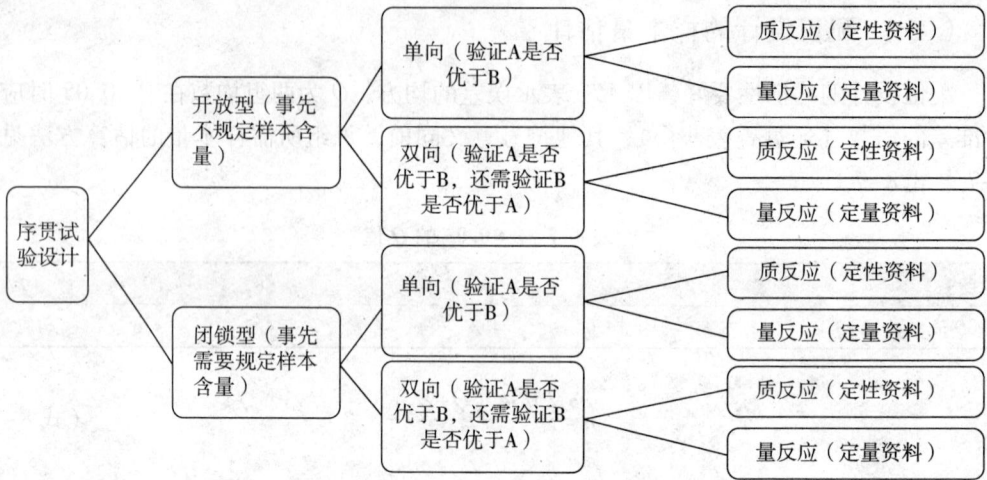

图8-8　序贯试验设计类型

（三）序贯试验的试验步骤

首先选定试验指标；规定试验指标的有效和无效的水平，即制定试验标准；确定试验类型；在直角坐标系中绘制序贯试验的边界图，边界包括了接受界限（U）以及拒绝界限（L）两条。在试验开始后，将试验结果绘制在边界图内，如结果碰触到接受界限U时，表示接受试药，此时可结束试验；如结果碰触到拒绝界限L时，表示拒绝试药，此时也可结束试验；如试验结果没有触碰到边界线游走于边界图内时，表示尚无法得到确切结论，试验仍需继续进行，如图8-9所示。

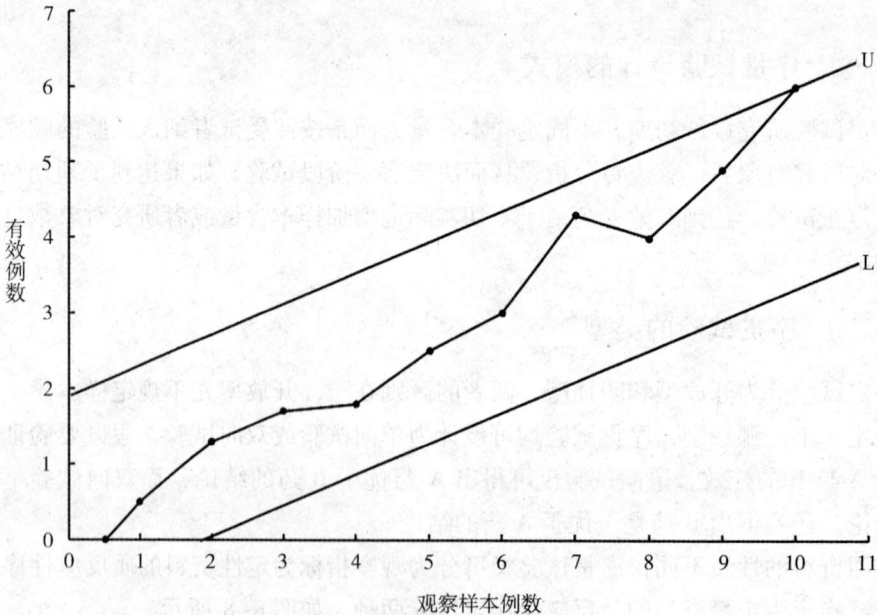

图8-9　序贯试验设计示意图

【例8-6】观察某种新型降压药物对血压的影响，采用开放型单向质反应序贯试验，研究者需要首先对用药是否有效做出规定，然后规定试验标准有效率在80%（π_1）以上为有效，有效率在30%（π_2）以下为无效，$\alpha=0.05$，$\beta=0.05$。

首先需要建立边界线方程的计算式：

上界（U）：
$$Y=a_1+bn \qquad\qquad (式8-8)$$

$$a_1=\frac{\lg\frac{1-\beta}{\alpha}}{\lg\frac{\pi_1}{\pi_2}+\lg\frac{1-\pi_2}{1-\pi_1}} \quad 或 \quad a_1=\frac{\lg\frac{1-\beta}{\alpha}}{\lg\frac{\pi_1(1-\pi_2)}{\pi_2(1-\pi_1)}} \qquad (式8-9)$$

下界（L）：
$$Y=a_2+bn \qquad\qquad (式8-10)$$

$$a_2=\frac{\lg\frac{\beta}{1-\alpha}}{\lg\frac{\pi_1}{\pi_2}+\lg\frac{1-\pi_2}{1-\pi_1}} \quad 或 \quad a_1=\frac{\lg\frac{\beta}{1-\alpha}}{\lg\frac{\pi_1(1-\pi_2)}{\pi_2(1-\pi_1)}} \qquad (式8-11)$$

$$b=\frac{\lg\frac{1-\pi_2}{1-\pi_1}}{\lg\frac{\pi_1}{\pi_2}+\lg\frac{1-\pi_2}{1-\pi_1}} \quad 或 \quad b=\frac{\lg\frac{1-\pi_2}{1-\pi_1}}{\lg\frac{\pi_1(1-\pi_2)}{\pi_2(1-\pi_1)}} \qquad (式8-12)$$

式中，α 为 I 类错误概率，β 为 II 类错误概率，π_1、π_2 代表两个总体的有效率，n 为样本例数，Y 为有效例数。

将【例8-6】的数据代入后进行计算，可得到上界方程与下界方程，将数据代入后可绘制出序贯试验边界图，试验线触碰到上界即为有效，触碰到下界即为无效，无论触碰到哪条界限，试验均可结束。

（四）序贯试验的衍生类型——成组序贯设计

序贯设计的思想是在每1例或每1对患者被分配至试验组和对照组，试验结束后就进行一次统计分析，研究者需根据前一例研究对象的试验结果来决定是否需要进行下一例研究对象的试验，这样的试验方案需控制 I 类错误的概率，每次评价时的检验水准都要进行调整，所以在实际的临床试验中可行性较差。

成组序贯设计方法是在序贯设计的基本思想之上进行的改进，它的基本思想是分段试验，分段分析。成组序贯设计在试验每完成一定比例的样本量或每间隔一段时间后对完成的所有受试者进行期中分析，来判定试验是否可以得到有效或无效的结论而提前结束试验。成组序贯设计相较于传统的序贯设计具有更为广泛的应用空间，当试验药物明显优于对照药物时，可在进行了期中分析后提前结束试验，可以有效缩短试验周期，节约研究人力、资金等各方面的投入；另一方面，可以促进有效药物提前上市，解决患者的临床问题，对于无效药物尽早淘汰，避免更多患者接受的是无效治疗，更符合伦理学需求。由于成组序贯设计同样要进行多个阶段的多次比较，与多重比较一样，也会增加阳性错误的概率，为了降低这一概率，每阶段的检验临界值要高于正常值，使相对应的检验水准低于总检验水准，此时的检验水准称为名义显著性水平（nominal significant level），用

α'表示，所对应的临界值称为名义临界值 Z' 表示，但相较于传统的序贯设计而言，比较的次数大大降低，有效控制了 I 类错误膨胀的概率。

成组序贯设计在应用时需要提前在研究方案中事先确定期中分析的次数和时间，确定后，不可在研究过程中自行修改。通常情况下，阶段数 k 一般设置在 5 以下，因有研究证明，当 $k>5$ 时，平均样本量减少的并不明显，凸显不出序贯设计在节省样本含量方面的优势。

在实际应用中，常用的设计方案有：

1. Pocock 法　Pocock 法由 Pocock 在 1977 年提出，该法研究设计时采取的是等时间间隔进行期中分析，对每一阶段的期中分析均采用相同的名义临界值以及名义检验水准。

2. O' Brien–Fleming 法　该法由 O' Brien 与 Fleming 在 1979 年提出，该法对不同阶段的期中分析采取不同的临界值，早期阶段的临界值较高，而后期阶段的临界值逐渐降低。该法在早期阶段临界值设定的较高，α 消耗较少，除非 P 值极小的情况下，才可能在初级阶段得到阳性结果，因此这种方法在早期阶段时较为保守，而到了最后一个阶段时 P 值基本接近总的检验水准，如表 8-8 所示。

表 8-8　成组序贯试验 Pocock 法和 O' Brien–Fleming 法常用设计表（$\alpha=0.05$）

总阶段数 k	第 i 阶段	Pocock 法		O' Brien–Fleming 法		Δ 值	
		α'	Z'	α'	Z'	$1-\beta=0.90$	$1-\beta=0.95$
2	1	0.0294	2.718	0.00517	2.797	2.404	2.664
	2	0.0294	2.718	0.04799	1.977	2.404	2.664
3	1	0.0221	2.289	0.00052	3.471	2.007	2.221
	2	0.0221	2.289	0.01411	2.454	2.007	2.221
	3	0.0221	2.289	0.04507	2.004	2.007	2.221
4	1	0.0182	2.361	0.00005	4.049	1.763	1.949
	2	0.0182	2.361	0.00420	2.863	1.763	1.949
	3	0.0182	2.361	0.01942	2.337	1.763	1.949
	4	0.0182	2.361	0.04294	2.024	1.763	1.949
5	1	0.0158	2.413	0.00001	4.562	1.592	1.759
	2	0.0158	2.413	0.00126	3.226	1.592	1.759
	3	0.0158	2.413	0.00845	2.634	1.592	1.759
	4	0.0158	2.413	0.02256	2.281	1.592	1.759
	5	0.0158	2.413	0.04134	2.040	1.592	1.759

这两种方法相比较，Pocock 设计由于每次期中分析时均采用的是相同的界值和检验水准，因此，在期中分析时就较为容易得到拒绝原假设的结论而提前结束试验；相较于 Pocock 法，O'Brien-Fleming 法更为保守，由于其界值随着受试者的增加而成比例减小，在试验期中分析中所设定的名义检验水准更为严格，因此，只有在试验组的疗效非常明

显优于对照组时，试验才有可能在期中分析时拒绝原假设而提前结束试验。

然而，Pocock 设计虽然相较于 O'Brien-Fleming 设计，在前期的期中分析中更容易得到拒绝原假设的结论而提前结束试验，但是如果未能在期中分析时提前结束，最终所需要的最大样本含量往往会超过 O'Brien-Fleming 设计。

3. α 消耗函数法　Pocock 法与 O'Brien-Fleming 法需在试验设计初期确定好期中分析的次数以及时间，而且每组的样本含量都相等，通常分为 3 ~ 5 组，在实际临床试验中，往往很难实现。因此，1983 年 Lan 和 DeMets 提出了一种更为灵活的成组序贯设计的方式——α 消耗函数法（α spending function approach），该方法引入了时间信息的概念，每一组的样本含量无需相等，每次研究只需要 1 ~ 2 次期中分析即可。在该法中，提出了 α 消耗的概念，认为每进行一次期中分析，α 都会产生消耗，如果开始消耗的多，后续分析时 α 就留的较少，而如果开始时消耗的少，则后续分析时时 α 就留的较充裕。Pocock 法与 O'Brien-Fleming 法均要求每次分析在信息时间上等间隔，而 α 消耗函数法可以考虑到每次期中分析时增加的信息量，设计更为灵活。详细的设计与分析方法，请参阅有关书籍。

二、序贯试验的特点

序贯试验在临床试验中有至关重要的作用，尤其对于收集病例较困难的临床疗效研究，多用于临床控制试验、药物效果评价等。

1. 序贯试验的特点　①与其他设计方案不同的是，序贯试验采取边做边看的模式，事先不需要确定具体的样本含量，按照研究设计事先规定的标准，边试验边分析，随着研究纳入的样本含量逐渐增加，不断进行假设检验，一旦得出结论，试验即可停止；②试验设计初期要预先规定好所允许的假阳性率 α 以及假阴性率 β，如果是成组序贯试验还需要根据不同的方法规定期中分析的次数与间隔；③成组序贯试验相较于传统试验而言，完成一定的样本比例或时间间隔后进行期中分析，在实际临床试验中就有更强的可行性，但是，若成组序贯试验并未在期中分析时提前结束试验，其整个试验周期所需要投入的样本含量往往大于传统设计的临床试验。

2. 序贯试验的优点　①序贯试验既不影响试验结果的准确性，又可缩短试验周期，充分节省人力、物力，较早得出结论；②因为其可以尽早结束试验，所以可以缩短受试者接受较差处理措施的周期，同时还可以让有利于患者的临床干预措施尽早服务于临床，符合伦理学要求。

3. 序贯试验的缺点　①序贯试验只适用于单指标观察或多个指标可以综合为一个指标者，临床试验有时除了要明确疗效外，还需了解其不良反应等时无法使用序贯试验，想要评价多个指标时，可分别设计多个序贯试验进行；②序贯试验回答的研究问题较为单一，只能评价疗效有无或孰优孰劣，因此不适宜于多因素研究；③序贯试验不适用于大样本试验以及慢性病的疗效观察。

三、序贯试验的应用条件

序贯试验适用于病例较少的临床疗效研究，其次灵长类等大型动物试验也可使用序贯试验，可有效节约研究成本，除此之外，一些来源较少或较贵重的药品的半数致死量以及半数有效量的测定，均可考虑这种设计类型。正确选择序贯试验类型需结合专业知识以及预实验的结果，若估计可信度较大，其研究对象数量没有限制时，可考虑开放型；若结果不确定性很大，研究对象数量受到限制时，可考虑闭锁型；若研究目的只需回答疗效有无时，可考虑采取单向试验；若研究目的需比较二者疗效孰优孰劣时，可考虑采取双向试验；此外，还需根据指标性质以及研究目的来决定采用质反应或量反应。

序贯试验不适用于以下情况：容易发生流行或爆发从而短时间内涌现出大量患者的疾病（如流感、食物中毒），慢性病研究周期会拖延很久，研究对象来源充足的多发病等。

第四节　交叉试验

医学试验中，欲比较两组或多组间的差异时，即使对多种混杂因素进行了匹配（如年龄、性别等），仍无法有效保证各组间的差异对最终试验结果不会产生影响。因此，基于"最好的配对就是自身"这一理念，交叉设计（cross-over design）应运而生。

一、交叉试验设计方法概述

交叉设计，又称交叉配对设计（cross-over & matched-pairs design），是一种采用自身对照与组件比较相结合的设计方案。每个受试者在试验的不同阶段分别接受不同处理，相比平行组设计具有更高的试验效率，因此，尤其适用于慢性非传染性疾病的疗效评价，以及药物的生物利用度、生物等效性研究等。

（一）交叉试验设计模式

以 2×2 交叉设计为例，基本模式为：收集齐研究对象后，采取随机分组的形式，将研究对象分为两组，甲组先接受 A 处理方式，乙组先接受 B 处理方式，处理过后，经过一段洗脱期（washout period），两者进行交换，甲组再接受 B 处理方式，乙组再接受 A 处理方式。两种处理方式在实验过程中进行了交叉，所以称之为交叉试验，如图 8-10 所示。

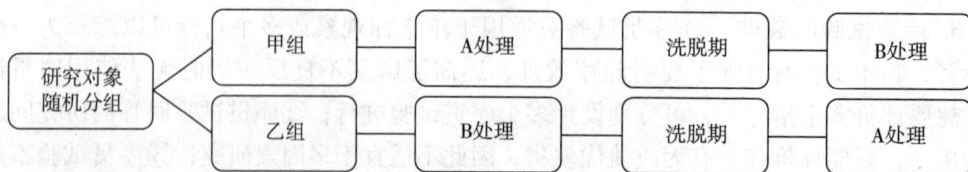

图 8-10　2×2 交叉设计模式图

（二） 交叉试验的分组方式

交叉试验的分组方式有两种，一种为随机交叉试验，另一种为非随机交叉试验。两者主要的区别在与研究对象收集后，是否采用了随机分组的形式分为两组。如果采用了随机分组的方式，则为随机交叉试验；如为任意分组的方式，则为非随机交叉试验。前者可减少人为造成的偏倚以及药物的顺序效应。但，不论哪种分组方式，每位研究对象都将先后接受两种不同的治疗措施。

（三） 交叉试验的设计要素

1. 准备阶段 是指研究对象停止一切干预措施（停药期）后，经过一段时间的观察，确认其已经进入自然状态，可以开始进行试验。

2. 不同阶段的处理 按照预先做好的研究设计，决定不同的研究对象在各个试验阶段所需要施加的干预措施的顺序，各干预措施在不同阶段产生的效应称为处理效应（treatment effect）。

3. 洗脱期 在不同组受试对象经过各阶段的治疗后，需停药一段时间，确认前一阶段的干预措施所产生的处理效应已经消失，受试对象又恢复到了自然状态，从而保证下一阶段的处理效应不会受到上一阶段的影响，完全消除掉滞后效应（carryover effect），该阶段称之为洗脱期。

4. 滞后效应 交叉试验中，后一阶段的处理效应会受到前一阶段处理效应的干扰，这种现象叫做滞后效应。滞后效应包括药物残留效应（drug carryover effect），心理效应（psychological carryover effect），第一阶段用药导致耐药性而产生的撤退效应（withdraw effect），以及患者的身体状况因前一阶段用药而改变所导致的遗留效应（non uniform carryover effect）等。对于 2×2 交叉设计，由于模型限制，对于滞后效应与处理×阶段的交互作用无法进行分离，而采用高阶交差设计后，虽然能克服上述缺陷，但组数或阶段数的增加，会延长试验时间，增加试验经费的投入。因此，滞后效应是交叉试验的关键点，也是统计分析的难点。最好的方法是通过完善试验设计（例如延长洗脱期等）来减弱滞后效应的影响。

5. 阶段效应 阶段效应（period effect）又称为时期效应，是指时间流逝对于试验结果指标产生的影响，这种效应同样存在于没有任何干预的自然状态，交叉试验采用的随机化分组可平衡掉组间的这种干扰效应。

6. 交互作用 交互作用在交叉试验中主要涉及处理×阶段的交互作用（period by treatment interaction），因此处理效应的差值在不同的阶段并不相同。

（四） 统计分析方法

1. 定性资料的分析 以 2×2 交叉试验为例，对于二分类 2×2 交叉试验，若处理效应为阳性与阴性，可将试验数据整理为下表，其中 N_i 为每组结果对应的频数，见表 8-9。

表 8-9　二分类资料 2×2 交叉试验配对频数表

分组顺序			时期2	
			+	-
AB	时期 1	+	N_1	N_2
		-	N_3	N_4
BA	时期 1	+	N_5	N_6
		-	N_7	N_8

二分类 2×2 交叉试验资料可考虑采用随机效应的 logistic 回归模型来进行分析，此模型是在常规的固定效应的 logistic 回归模型的基础之上加入了患者个体的随机效应项。

2. 定量资料的分析　如血压值的改变、血糖值的变化等，可考虑采用差值 t 检验、交叉试验的方差分析或交叉试验的秩和检验等方法进行比较。

二、交叉试验设计的特点

1. 交叉试验的优点　首先，交叉试验同时兼有异源配对与自身配对的优点，每个研究对象都先后接受了不同的干预措施，一个研究对象可以当两个甚至多个使用，大大节省了样本含量；其次，不同干预措施在不同的试验阶段参与的机会均等，既平衡了试验顺序的影响，又可以将处理方法之间以及处理先后时间之间的差别分开分析，大大提高了试验效率；此外，处理效应为定量资料时，采用方差分析的方法，可以获得处理组间、不同研究阶段间以及个体间的多方位信息，有利于精准判断处理因素的效应。

2. 交叉试验的缺点　首先，交叉设计应用范围受限，运用交叉设计有一个基本前提，就是每个阶段试验开始前，受试者的状态必须一致，因此交叉设计在疾病疗效评价中，多用于慢性病等治疗只是暂时缓解某种症状而不能完全治愈的情况，而对于有自愈趋势、或治愈可能的疾病并不适用；其次，交叉设计虽然可以降低样本含量，但由于每个受试对象都需要参与至少两个阶段以上的试验，所以研究期限相较于平行组设计而言更长，患者失访、退出、依从性降低等事件的概率增加，试验质量控制的难度会增加；此外，2×2 交叉试验的应用已经较为广泛，但在某些特定研究目的下，例如药物剂量的确定，两种治疗方法的交互作用的比较，干预因素在 2 组以上时，研究者需要考虑使用 3 种以上的多阶段交叉设计，该设计会延长研究时间，而且相对应的统计分析方法也更为复杂。

三、交叉试验设计的应用条件

交叉试验设计主要适用于慢性疾病的干预措施的观察，特别适合症状或体征在病程中反复出现的慢性病，例如支气管哮喘、溃疡病等，临床上主要用于对症治疗药物效果的研究，也可用于预防药物的效果观察。但是对于败血症、大叶性肺炎等疾病，发病急、病程短，在同一研究对象身上无法开展两种治疗措施的研究，因此交叉试验的应用范围受到限制。

　　首先，从研究对象角度而言，交叉试验适用于病情长的慢性病，而不适用于有自愈倾向或病程短、病情变化快的疾病研究；其次，从处理因素角度而言，交叉试验适用于处理效应出现较为迅速，持续时间段，滞后效应较少的类型；此外，从统计分析角度，第一阶段试验效应不能对第二阶段产生影响，因此中间必须有足够长的洗脱期，以消除第一阶段产生的影响。

第九章　多因素试验研究　▷▷▷

由于生命现象的复杂性，对某个医学指标的影响因素进行深入研究往往会同时涉及多个变量，这时单因素试验研究难以解决这类问题，需要采用多因素试验研究。一个完整的多因素试验研究方案需要考虑多个因素及其水平的关系、因素作用于研究对象的时间或部位以及因素间是否存在交互作用等方面。如何根据专业知识和研究背景，科学选择试验设计类型，合理安排试验因素及水平，决定着多因素试验研究的成败。

第一节　拉丁方设计

"拉丁方"的名字最初是由英国统计学家 R. A. Fisher 提出的。拉丁方设计（Latin square design）是按拉丁字母组成的方阵安排实验的三因素（一般是一个处理因素、两个区组因素）等水平设计。拉丁方设计是一种经济高效的多因素设计方法，能够大大减少实验的次数，尤其适用于实验室研究。

一、设计方法

（一）定义

用 r 个拉丁字母排成 r 行 r 列的方阵，使每行、每列中每个字母都只出现一次，这样的方阵叫 r 阶拉丁方或 $r \times r$ 拉丁方。按拉丁方的字母、行和列安排处理及影响因素的实验称为拉丁方实验。拉丁方设计是随机区组设计的进一步扩展，可以同时考察三个因素的效应（一个处理因素、两个配伍因素），其中处理因素、行单位组因素、列单位组因素的水平数均为 r。

（二）设计思路

拉丁方设计需要依据研究目标，确定主要的处理因素以及需要控制的主要混杂因素，合理安排处理因素及需要控制混杂因素的水平数。根据处理因素的水平数选择合适的基本型拉丁方，经随机化后确定试验方案，设计思路见图 9-1。

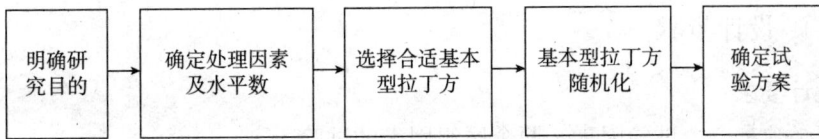

图 9-1 拉丁方设计思路图

（三） 设计原理

在拉丁方设计中，实验单位按照两种属性（或者非处理因素）形成单位组，即每个实验单位既属于一个行单位组，又属于一个列单位组，因此拉丁方设计的基本单位是一个"方格"，有 r 行 r 列（$r \geq 3$），有 $r \times r$ 个实验单位，每个单位组内共安排 r 个处理，每个处理用拉丁字母表示。例如欲比较 A、B、C 三种饲料对小鼠体重的影响，为了控制小鼠窝别和个体差异的影响，可按下列 3×3 拉丁方安排实验。

图 9-2 3×3 拉丁方设计模式图

其中，拉丁方的行表示三窝小鼠，拉丁方的列表示各窝小鼠按初始体重排序后的序号，拉丁字母表示 A、B、C 三种饲料，见图 9-2。

（四） 常用基本拉丁方

假定某项研究中涉及 1 个处理因素（有 r 个水平），同时还需考察 2 个重要的非处理因素的影响，若选用拉丁方设计，则需选用 $r \times r$ 拉丁方。$r \times r$ 拉丁方阵中的每一个字母代表处理因素的一个水平；2 个区组因素也各取 r 个水平，并把它们分别放在 $r \times r$ 拉丁方阵的行和列上，由 2 个区组因素便形成 $r \times r$ 种水平组合。常用的基本拉丁方有：3×3、4×4、5×5 等阶拉丁方，见图 9-3。行、列分别代表两个非处理因素的水平；方阵中的字母代表处理因素的水平。在进行拉丁方设计时，可从上述多种基本拉丁方中选择一种基本型拉丁方，并将其随机化后再使用。

图 9-3 常用 3×3、4×4、5×5 基本型拉丁方阵

（五） 设计步骤

1. 设计要求

（1） 必须是一个试验因素、两个区组因素的试验。

（2） 以处理因素的水平数为基准，且三个因素的水平数相等。

（3） 三个因素之间不存在交互作用或交互作用可忽略不计。

（4） 各行、列处理的方差齐性。

2. 具体实施步骤

（1） 根据主要因素的水平数，确定基本型拉丁方，并使另外两个次要因素的水平数与之相等。

（2） 将基本型拉丁方随机化，利用随机数字表分别对拉丁方的行、列和字母进行随机化，按随机化后的拉丁方安排实验。

（3） 规定行、列字母所代表的因素和水平，通常字母表示主要处理因素。

3. 随机化方法

在选定基本型拉丁方之后，如是非标准型时，则可直接按基本型拉丁方中的字母安排试验方案。若是标准型拉丁方，还应在基本型前提下，按下列要求对行、列和试验处理的顺序进行随机排列。

以 4×4 基本型拉丁方进行标准型拉丁方设计为例，随机化流程如下：

（1） 行随机化：从随机数字表中，任自某一行某一列起，如从第 6 行第 17 列向右向下读 4 个两位数随机数为 76、96、61、77，据此按从小到大排序，得 4 阶拉丁方的行随机排列为 2、4、1、3。

（2） 列随机化：从随机数字表中，任自某一行某一列起，如从第 14 行第 11 列向右读 4 个两位数随机数为 29、70、83、63，据此按从小到大排序，对列的随机排列为 1、3、4、2。

（3） 字母随机化：从随机数字表中，任自某一行某一列起，如从第 43 行第 11 列向右读 4 个两位数随机数为 59、97、50、99，据此按从小到大排序，对拉丁方表格第一行字母进行随机排列为 B、C、A、D，其余各行顺序排列。其过程及结果见图 9-4。

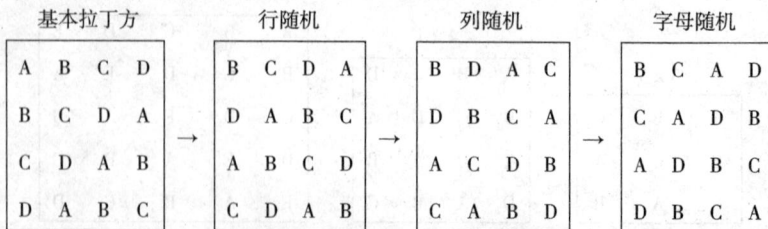

图 9-4　4×4 基本型拉丁方的随机变换

【例 9-1】 为比较五种防护服对脉搏数的影响，安排 5 个受试者在 5 个不同日期穿 5 种防护服测量脉搏数。试进行拉丁方设计。

（1）根据主要因素的水平数，确定基本型拉丁方：本例有三个因素，每个因素有 5 个水平，应选 5×5 基本型拉丁方。

（2）拉丁方的行随机化：从随机数字表中，任自某一行某一列起，连续读取 5 个两位数的随机数字，如 32、66、05、17、88，据此按从小到大排序，对行的随机排列为 3、4、1、2、5。结果见图 9-5。

（3）拉丁方的列随机化：从随机数字表中，任自某一行某一列起，连续读取 5 个两位数的随机数字，如 13、06、35、28、53，据此按从小到大排序，对列的随机排列为 2、1、4、3、5。结果见图 9-5。

基本拉丁方　　　　　行随机化　　　　　列随机化

A B C D E		C D E A B		D C A E B
B C D E A		D E A B C		E D B A C
C D E A B		A B C D E		B A D C E
D E A B C		B C D E A		C B E D A
E A B C D		E A B C D		A E C B D

图 9-5　5×5 基本型拉丁方行随机化、列随机化

（4）随机分配处理：从随机数字表中，任自某一行某一列起，连续读取 5 个两位数的随机数字，如 10、28、81、47、20，据此按从小到大排序，对处理因素的随机排列为 1、3、5、4、2，于是有 A（甲）、B（丙）、C（戊）、D（丁）、E（乙）。将上述最后一个拉丁方的行、列和拉丁字母分别对应于试验日期、受试者和防护服，则最终试验方案见表 9-1。

表 9-1　5×5 拉丁方设计随机分配结果

试验日期	受试者				
	I	II	III	IV	V
1	丁（D）	戊（C）	甲（A）	乙（E）	丙（B）
2	乙（E）	丁（D）	丙（B）	甲（A）	戊（C）
3	丙（B）	甲（A）	丁（D）	戊（C）	乙（E）
4	戊（C）	丙（B）	乙（E）	丁（D）	甲（A）
5	甲（A）	乙（E）	戊（C）	丙（B）	丁（D）

（六）　优缺点

拉丁方设计是在随机区组设计的基础上，多安排了一个对实验结果有影响的非处理因素，即行和列两个方向皆成区组，增加了均衡性，减小了误差。在拉丁方阵中，每一处理在每一行或每一列都只出现一次，在对实验结果进行统计分析时，能将行、列两个区组间的变异从实验误差中分离出来，因此，拉丁方设计的实验误差比完全随机设计和随机区组设计小，实验精确性高，且节约样本含量。缺点在于要求各因素及水平数必须等于拉丁方的行（列）数，而且一旦数据缺失会增加统计分析的难度，实际应用中具有一定的局限性。

（七） 统计分析方法的选择

类似随机区组设计的统计分析，只是较随机区组设计增加了一个列区组间因素，可采用三因素无重复试验的方差分析。

二、应用范围

拉丁方设计在计算机科学、数字通讯、心理学以及生物基因工程等方面都有着重要应用。拉丁方设计分别用行间、列间和字母间表示三个因素及其不同水平，且处理数=行区组数=列区组数=处理因素的重复数，具有较好的均衡性，试验效率高，节省样本含量。近年来，拉丁方设计在医学领域也有较广泛的应用，尤其在动物实验及实验室研究领域应用较多，适合于三因素、等水平，且各因素间无交互作用试验设计。

三、注意事项

1. 正确安排三个因素是拉丁方设计的首要环节，要求每件因素的水平数相等，一因素代表行，一因素代表列，一因素以拉丁字母代表处理，每个处理施于一个实验单位，每个处理在每行及每列各出现一次。

2. 要求行间、列间区组因素与处理因素间不存在交互作用。

3. 试验处理数不能太多，一般以 5 ~ 8 个为宜，且在对试验精确度有较高要求时使用。为了较精确地估计试验误差和检验处理因素的效应，拉丁方试验要求误差自由度不小于 12，最好大于 20。当试验处理数>10 时，不仅试验庞大，工作量大；而且同一区组内受试者的初始条件亦难控制一致。当试验处理数<5 时，误差项自由度小于 12，影响检验的灵敏度。此时，可采用"重复拉丁方设计"或"复拉丁方设计"，即采用相同大小的拉丁方重复进行若干次试验，如 5 次 3×3 拉丁方试验，3 次 4×4 拉丁方试验。然后将试验数据合并分析，从而增加了误差项的自由度，提高检验的灵敏度。

第二节　析因设计

在实验设计中，有时有多个因素同时作用于受试对象，每个因素下又有两个或多个不同水平，研究者不仅关心各因素不同水平下的主要效应，还关心各个因素之间有无相互影响，这时可考虑析因设计（factorial design）。析因设计又称多因素完全交叉分组试验设计，是一种将多个处理因素的各水平进行全面组合，对每一种可能组合均进行试验的实验设计。这种设计不仅可以分析出全部单个处理因素对观测结果的影响（称为主效应）是否具有统计学意义，而且还可以揭示出处理因素之间有无交互效应及其交互效应的大小；通过比较各因素不同水平的平均效应和因素间不同水平组合下的平均效应，可以寻找最佳组合。因此，析因设计被认为是所有实验设计之中获得信息量最多且对因素之间关系解释得最清楚的实验设计之一，在医药领域中被广泛应用。

一、设计方法

（一）设计思路

析因设计需要依据试验研究的主要目标，明确试验研究的处理因素数目及其给予的水平数，然后根据处理因素的数目及每个因素的水平数进行全面排列组合确定试验分组方案。以 2×2 析因设计为例，处理因素为 A 因素和 B 因素，每一处理因素给予两个水平，分别记为（a_1、a_2）和（b_1、b_2）。将两因素各水平进行全面组合，共有 4 种组合（a_1b_1、a_1b_2、a_2b_1、a_2b_2），表示研究时需独立设立 4 个试验组。具体试验方案组合见表 9-2。在此试验设计中，由于各组间相互交叉，故析因设计亦称为交叉分组设计。

表 9-2　2×2 析因设计各因素及水平组合模式表

A 因素	B 因素	
	b_1	b_2
a_1	$a_1 b_1$	$a_1 b_2$
a_2	$a_2 b_1$	$a_2 b_2$

（二）相关概念

在析因设计中，不同因素和水平的析因设计通常用数字表达式表示，例如 2×2、3×3、2×2×2 等（或表示为 2^2、3^2、2^3 等）分别表示 2 因素 2 水平、2 因素 3 水平、3 因素 2 水平的析因设计。各因素可以是等水平，也可以是水平数不等，如 2×3 析因设计表示有 2 个因素，一个因素有 2 个水平，一个因素有 3 个水平。

析因设计是将每个因素的所有水平都进行组合，所以总的处理组数是各因素水平数的乘积，即实验组数=各因素水平数的乘积。例如有 A、B、C 三个因素，分 A 因素有 2 水平，B 因素有 3 水平，C 因素有 2 水平，则实验组数 =2×3×2 = 12 个处理组。确定了处理组数后，将实验对象分配到各组的方法可以采用完全随机设计、随机区组设计等方法。

（三）设计原理

析因设计是一种多因素多水平全面组合的一种试验设计，可以分析每一因素的单独效应、主效应及因素间的交互效应，在分析时必须加以明确。为叙述方便，以 A、B 两种药物的 2×2 析因设计试验为例，将数据整理成为表 9-3 的形式。

表 9-3　2×2 析因设计各组效应（均数）

A 药物	B 药物	
	不用	用
不用	μ_0	μ_B
用	μ_A	μ_{AB}

1. 单独效应（simple effect） 单独效应是指一个因素单独作用时的效应变化，即在其他因素的水平固定条件下，其自身不同水平的均值差。

2. 主效应（main effect） 主效应是指当一个因素的水平发生变化时其效应发生的变化，即某一因素各水平间的平均差异，是该因素在其他因素的不同水平条件下的单独效应之平均。

3. 交互效应（interaction effect） 交互效应则指两个或多个处理因素之间的相互促进（协同）或相互制约（拮抗）的联合作用，研究中若某处理因素的单独效应在另一因素的不同水平上不同，则可称这两个因素间可能有交互效应。交互效应分析中，一般把两个因素组成的交互效应称为一阶交互效应，而三个因素组成的交互效应称为二阶交互效应，以此类推。

（四）常见类型

常用的析因设计类型有 2×2、2×2×2、3×2、2×2×3 等。本节主要介绍 2×2 析因设计和 2×2×2 析因设计。

1. 2×2 析因设计 2×2 析因设计属于两因素两水平析因设计，是指试验中有 2 个处理因素，每个因素各有 2 个水平的试验设计，共有 4 个试验组合。在试验设计中，每个因素各水平的选择取决于研究目的，如仅了解因素的主效应及两因素有无交互作用，可设有、无两水平；若欲探讨两因素的最佳组合，则以两个实际剂量作为两水平。

【例 9-2】某研究者欲观察中药黄芪中的两种主要有效成分（黄酮、多糖）对大鼠氧化应激指标 GSH 的影响及其相互作用，试进行实验设计。

本例中黄芪黄酮可能影响大鼠 GSH 值大小，黄芪多糖也可能影响大鼠 GSH 值大小，并且两者间可能有相互影响。因此，需要采用两因素两水平析因设计，两因素为黄芪黄酮（A）和黄芪多糖（B），每因素各取 2 水平，即不用和用，按表 9-4 进行各因素水平间组合，共有 4 种组合，即黄酮和多糖均不用、黄酮不用而多糖用、黄酮用而多糖不用、黄酮和多糖均用。按这 4 种组合设立 4 组，开展实验研究，结果见表 9-4。

表 9-4 黄芪黄酮、黄芪多糖对大鼠 GSH 值的影响（mg/gpot）

n	黄芪黄酮（不用）		黄芪黄酮（用）	
	黄芪多糖（不用）	黄芪多糖（用）	黄芪多糖（不用）	黄芪多糖（用）
1	66.1	79.7	87.6	87.2
2	64.3	86.5	83.2	76.4
3	65.4	83.5	86.5	75.4
4	55.8	85.8	78.5	85.3
5	59.7	76.7	79.2	76.9
6	74.2	79.5	75.7	68.9

本研究选择了 24 只大鼠，随机分为四组，每组 6 只大鼠，即每组重复观察了 6 次。对于上述析因设计的数据资料，通常要根据情况选择分析三种效应：单独效应、主效应及交互效应。

2. 2×2×2 析因设计 2×2×2 析因设计属于三因素两水平析因设计，是指处理因素有 3 个因素，每个处理因素各有 2 个水平，共有 8 个排列组合。在实验中，按照一定排列方法将三因素将三因素的两水平相互组合起来，形成 2×2×2 析因设计不同处理组合模式，见表 9-5。

表 9-5 2×2×2 析因设计不同处理组合模式表

试验	A	B	C	处理组合	A	B	C
1	−	−	−	空白	0	0	0
2	+	−	−	a	1	0	0
3	−	+	−	b	0	1	0
4	+	+	−	ab	1	1	0
5	−	−	+	c	0	0	1
6	+	−	+	ac	1	0	1
7	−	+	+	bc	0	1	1
8	+	+	+	abc	1	1	1

注："+"与"−"为几何记号，a、b、c 表示处理组合，"0"与"1"表示因素的水平

如果用 A_1、A_2 表示 A 因素的 2 个水平，B_1、B_2 表示 B 因素的 2 个水平，C_1、C_2 表示 C 因素的 2 个水平，则交叉组合后的 2×2×2 析因设计模式表也可以表达为如表 9-6 的形式。

表 9-6 2×2×2 析因设计模式表

A	B_1		B_2	
	C_1	C_2	C_1	C_2
A_1	$A_1 B_1 C_1$	$A_1 B_1 C_2$	$A_1 B_2 C_1$	$A_1 B_2 C_2$
A_2	$A_2 B_1 C_1$	$A_2 B_1 C_2$	$A_2 B_2 C_1$	$A_2 B_2 C_2$

【例 9-3】某科研小组欲探究小鼠的种别、体重及性别对皮下移植 SRS 瘤细胞生长特性的影响及其相互作用，试进行实验设计。

本例中小鼠的种别有昆明小鼠和沪白 I 号小鼠，体重分为 24～25g 和 13～15g 两类，性别为雌雄两类。小鼠的种别、体重及性别都可能对皮下移植 SRS 瘤细胞生长特性有影响，并且小鼠的种别、体重及性别之间可能有相互影响。因此，本实验需要采用三因素两水平析因设计，即 2×2×2 析因设计。三因素为小鼠的种别、体重及性别，每因素各取 2 水平，共有 8 种试验组合，结果见表 9-7。

表 9-7 小鼠的种别、体重及性别对皮下移植 SRS 瘤细胞生长的影响

组别	种别	体重 (g)	性别	肿瘤体积 (cm³)		
1	昆明	24～25	♂	0.707	0.786	0.358
2	昆明	24～25	♀	0.079	0.189	0.343
3	昆明	13～15	♂	1.084	0.943	0.334
4	昆明	13～15	♀	0.503	0.955	0.922
5	沪白 I 号	24～25	♂	0.063	0.094	0.047
6	沪白 I 号	24～25	♀	0.015	0.018	0.030
7	沪白 I 号	13～15	♂	0.471	0.088	0.176
8	沪白 I 号	13～15	♀	0.225	0.253	0.368

（五）优缺点

1. 优点 析因试验设计的主要优点如下：

（1）析因试验设计不仅可以分析全部因素的主效应，而且可以分析各因素间的交互作用。

（2）用相对较小的样本量，同时观察了多个因素的效应，获取了更多的信息，提高了实验效率。

（3）要求每个因素的不同水平都要进行组合，因此对剖析因素与效应之间的关系比较透彻，并且一个因素可在其他各因素的几个水平上来估计其效应，所得研究结果在实验条件允许范围内更有效。

2. 缺点 析因试验设计的主要缺点如下：

（1）当因素及水平数较多时，对各因素各水平进行全面组合后，组合数呈几何倍数增加，所需试验次数会很多，研究者往往难以接受，这时宜采用正交设计，它是析因设计的部分实施，可大大减少实验次数，详见第三节正交试验设计。

（2）部分交互效应，特别是高阶交互效应专业不能解释。

（六）统计分析方法的选择

析因设计的定量资料常在一般线性模型下进行单变量方差分析。分析时要求资料满足正态性和方差齐性条件，不满足时应采用非参数统计分析方法或进行变量变换，使其满足条件再作方差分析。数据分析中，一般应先重点考察各因素间是否存在交互作用，如果存在交互作用，则各因素的主效应分析结果的实际意义可能不大，这时应作各个因素的单独效应（simple effect）分析。

析因设计的数据资料如果为等级资料，需要采用非参数统计分析方法或有序资料的 logistic 回归模型来分析；析因设计的数据资料如果为定性数据，需要采用二分类或多分类资料的 logistic 回归模型来分析。

二、应用范围

析因设计是一种全面高效的试验设计方案，不仅能获取各因素内部不同水平间有无差别，还能分析因素间的交互效应，找出最佳组合，在医药领域中被广泛应用。析因设计要求每个因素的不同水平都要进行组合，因此对剖析因素与效应之间的关系比较透彻，当处理因素数目和水平数都不太大，且效应与因素之间的关系比较复杂时，常常被推荐使用。但是当研究因素较多，且每个因素的水平数也较多时，析因设计要求的试验可能太多，以至到了无法承受的地步。因此，析因设计一般要求处理因素的数目及其水平数不宜太多，处理因素的数目不宜超过 4 个，因素的水平数不宜超过 3 个，以避免由于试验分组太多导致试验无法实施。

三、注意事项

1. 析因设计要求实验时全部因素同时施加，即每次做实验都将涉及到每个因素的一个特定水平。若实验因素施加时有"先后顺序"之分，宜采用"分割或裂区设计"。

2. 析因设计还要求各个处理因素对观测结果影响的地位是平等的，即在专业上没有充分的证据认为哪些因素对观测结果的影响大，而另一些因素影响小。若实验因素对观测结果的影响在专业上能排出主、次顺序，可采用"系统分组或嵌套设计"。

3. 析因设计时，其随机化分组方法与前面讲述的完全随机设计、随机区组设计或拉丁方设计相同。

4. 析因设计一般要求处理因素的数目及其水平数不宜太多，处理因素的数目不宜超过 4 个，因素的水平数不宜超过 3 个，以避免由于试验分组太多导致试验无法实施。若试验的因素和水平数较多，宜采用正交试验设计。

5. 析因设计当因素较多时，部分交互效应，特别是高阶交互效应的解释较为困难，此时做出专业结论时应慎重。

6. 析因设计试验结果的统计分析宜采用方差分析。数据分析中，一般应先重点考察各因素间是否存在交互作用，如果存在交互作用，则各因素的主效应分析结果的实际意义可能不大，这时应作各个因素的单独效应分析。

第三节 正交试验设计

正交试验设计（orthogonal experimental design）是一种高效率、快速、经济的优化试验设计方法，在医药领域中被广泛应用。其特点具有均匀分散性和整齐可比性。正交试验设计适合于多种因素的试验设计，考查多种因素各种水平对指标的影响通过较少的试验次数，选出最佳的试验条件或最优参数组合。

一、设计方法

（一）定义

正交试验设计是用一系列规格化的正交表来安排各试验因素及其水平组合来研究多

因素多水平的一种规范化设计的过程。它能帮助我们在试验前借助于事先已研制好的规范化的正交表科学地设计试验方案，合理的安排试验，从而挑选出少量具有代表性的试验方案，试验后经过简单的表格运算，分清各因素在试验中的主次作用并找出最优化的试验条件配置，最终得到正确的分析结果的一种试验设计方法。

表头设计是指结合专业知识和交互作用表，在正交表的各列上安排单个因素及其交互作用，不安排因素和交互作用的列用于估计试验误差的大小。

（二）模式

正交试验需要结合专业知识、文献资料和预试验提供的信息，确定重点考察的试验指标，在试验前借助于标准的正交表科学地设计试验方案，合理的安排试验因素和水平，从而挑选出少量具有代表性的试验方案，见图9-6。

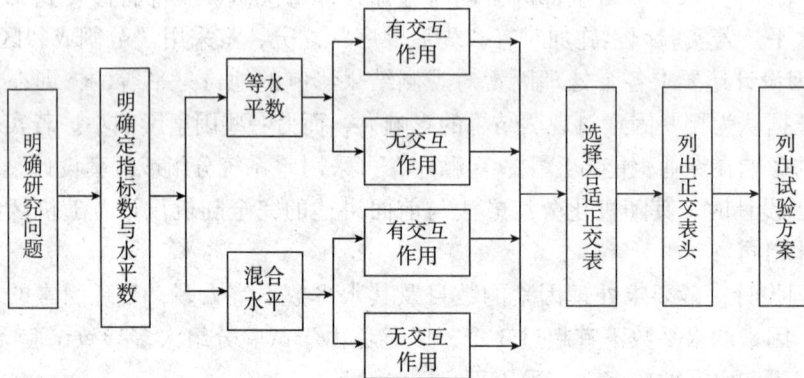

图9-6　正交设计模式图

（三）原理

正交试验设计是试验优化的一种常用技术。它是建立在概率论、数量统计和实践经验的基础上，运用标准化正交表安排试验方案，并对结果进行计算分析，从而快速找到最优试验方案的一种设计方法。正交试验设计根据正交性从全面试验中挑选出部分有代表性的点进行试验，这些点并不是随便找的点，而是一些具备均匀分散性和齐整可比性的点。然后通过对代表性点的试验进行结果分析，进而推广到整体试验，以实现工艺的优化，可以减少了试验次数，提高了工作效率。

（四）正交设计表

如何保证正交试验点的均匀分散性和整齐可比性就成了正交设计的关键，正交表上的每一行代表各试验因素的一种水平组合，称为一个试验点；正交表的每一列代表的含义有以下3种情况：①一个试验因素及其水平；②交互作用的效应项；③试验误差的效应，视具体的安排或表格而定。

正交表是合理安排试验和数据分析的主要工具，每一正交表的表示形式为 L_n (t^q)，其中 L 表示正交表；n 表示试验方案的个数（表的行数）；t 表示试验因素的水平数，水平指试验因素在试验中所选取的具体状态；q 表示最多可安排试验因素的数目（表的列数），试验因素是对试验结果可能会产生影响的原因，是试验过程中的自变量。若试验的主要目的是寻求最优水平组合，则可利用正交表来设计安排试验。正交设计就是从选优区全面试验点（水平组合）中挑选出有代表性的部分试验点（水平组合）来进行试验。如对于 2 因素 2 水平试验，可利用正交表 L_4 (2^3) 安排，L 为正交表，表示需作 4 次试验，最多能安排的因素个数为 3，每个因素的水平数为 2。表 9-8 为 L_4 (2^3) 正交表，其中，列号 1、2、3 可安排 3 个因素，表中的 1、2 代表 1 水平和 2 水平，表的第一列为试验号，每一试验代表各因素不同水平的一个组合。在行数为 m^n 型的正交表中（m、n 是正整数），试验次数（行数）$= \Sigma$（每列水平数-1）$+1$，如 L_8 (2^7)，$8 = 7 \times (2-1) + 1$。

表 9-8 L_4 (2^3) 正交表头设计

试验号	列号		
	1	2	3
1	1	1	1
2	1	2	2
3	2	1	2
4	2	2	1

正交表的出现使得试验设计标准化了，从正交表中，我们可以确定出因素的主次效应顺序，同时也可以运用方差分析对试验数据进行分析，分析出各因素对指标的影响程度，从而找出优化条件或最优组合来安排试验。

（五） 正交设计表的分类

正交表分为单一水平的正交表和混合水平的正交表两类。

1. 单一水平的正交设计表

二水平的正交表：L_4 (2^3)，L_8 (2^7)，L_{12} (2^{11})，L_{16} (2^{15})，L_{20} (2^{19})，L_{32} (2^{31})。

三水平的正交表：L_9 (3^4)，L_{27} (3^{13})。

四水平的正交表：L_{16} (4^5)。

五水平的正交表：L_{25} (5^6)。

2. 混合水平的正交表 L_8 (4×2^4)，L_{16} (4×2^{12})，L_{16} $(4^2 \times 2^9)$，L_{16} $(4^3 \times 2^6)$，L_{16} $(4^4 \times 2^3)$，L_{16} (8×2^8)，L_{18} (2×3^7)。

（六） 交互作用表的运用

每一正交表均有一相应的交互作用表。如 L_4 (2^3) 的交互作用表见表 9-9，第一列的因素与第二列的因素的交互作用项应安排在第三列上，第一列的因素与第三列的因素的交互作用项应安排在第二列上，第二列的因素与第三列的因素的交互作用项应安排在第一列上。即 $L_4(2^3)$ 的任意两列间的交互作用出现于另外一列上。因此，正交表的每一列有 3 种安排：①安排某一因素；②安排交互作用；③不安排（留作误差计算列）。如何安排各列，视具体情况而定。选择正交表要依据研究目的和方案。正交表的选择应考虑：①因素效应和交互作用的安排；②是由空列获得误差的估计，还是由重复试验获得。

表 9-9　$L_4(2^3)$ 的交互作用表

列号	列号	
	2	3
1	3	2
2		1

某些正交表相应的交互作用表比较复杂，例如 $L_8(2^7)$ 正交表对应的交互作用表，列数较多，需要用一张表详细表示出来，见表 9-10。

表 9-10　$L_8(2^7)$ 列间交互作用表

横列号	纵列号						
	1	2	3	4	5	6	7
1	1	3	2	5	4	7	6
2		2	1	6	7	4	5
3			3	7	6	5	4
4				4	1	2	3
5					5	3	2
6						6	1
7							7

表 9-10 中，交互作用需要用纵列号和横列号交叉位置上的数字决定具体放在哪一列，在 $L_8(2^7)$ 正交表的第 2 列放因素 B，第四列上放因素 D，对应在表 9-10 中横列号第 2 行，纵列号第 4 列，其交叉位置上的数是 6，那么 $B \times D$ 就应该放在第 6 列上；其他依此类推。

（七）特点

①由正交表挑出来的试验点在空间具有均匀分散性；②由正交表挑出来的试验点在统计分析时具有整齐可比性；③某些好的未包括在正交表中的试验点，可以通过统计分析将其发现。

（八）步骤

1. 根据专业知识确定试验指标、因素和水平　首先针对试验欲解决的主要问题确定试验指标。需结合专业知识、文献资料和预试验提供的信息，确定需要重点考察那些对指标可能影响较大，但又没有掌握的试验因素及交互作用项，确定因素的变化范围后，根据试验的要求定出因素的水平数。若仅仅是为了解该因素是否有影响，水平数可设为 2；如果是为了寻找最优试验条件，选用的水平数可多一些。水平的上、下限，可根据文献值或经验估计，水平间隔要适当。最后列出因素水平表。

2. 根据问题实际选择合适的正交表进行表头设计 一般是根据因素和水平的多少及试验工作量的大小而定。如果要考查的因素都要进行优化，可选择因素水平都相同的普通正交表，一般选择能够容纳下全部因素和水平而试验次数最少的正交表。例如：每个因素都是 2 水平，当有 3 个因素时，一般用 L_4 (2^3)，也可用 L_8 (2^7)；当有 4~7 个因素时，一般用 L_8 (2^7)。若每个因素都是 3 水平，而有 3~4 个因素时，一般用 L_9 (3^4)。如果要考查的各因素水平数不同，则应选用混合正交表。

3. 将正交表中的"编码水平"换成实际试验的"真实水平"写出试验方案表 选定正交表后，将各因素顺序排入正交表的各列上，无因素排入的列可删去。表头设计好后，再将表中各列的数字，依次换成该因素的实际水平，从而编制出试验方案表。

4. 最好采用随机化的方法确定试验的次序 进行试验并记录相关观察指标的结果。

5. 统计分析 对数据进行方差分析，也可进一步探求最优试验组合条件。

【例9-4】为了优化白花蛇舌草总黄酮的提取工艺，考察 3 个影响因素分别是甲醇浓度、甲醇用量和超声提取时间，甲醇浓度的 3 个水平分别为 60%、70% 和 80%，甲醇用量的 3 个水平分别为 10 倍、12.5 倍和 15 倍，超声提取时间的 3 个水平分别为 15 分钟、30 分钟和 45 分钟。采用 L_9 (3^4) 正交设计，因素水平表如表 9-11 所示。

表 9-11 L_9 (3^4) 正交试验设计和总黄酮结果

试验号	列号			
	甲醇浓度（%）	甲醇用量（倍数）	超声提取时间（3 分钟）	总黄酮含量（mg/g）
1	60	10	15	2.91
2	60	12.5	30	4.08
3	60	15	45	5.04
4	70	10	30	3.42
5	70	12.5	45	5.21
6	70	15	15	4.39
7	80	10	45	5.27
8	80	12.5	15	4.80
9	80	15	30	5.56

（九）优缺点

1. 优点 正交设计的主要优点如下：①对因素的个数没有严格的限制，因素的个数≥1；②正交设计有一套表格，使用上按表格安排试验，便于多因素试验的设计，因素之间有、无交互作用均可利用此设计；③正交设计布点均衡，利用正交表从多种水平组合中一下挑出具有代表性的试验点进行试验，不仅比全面试验大大减少了试验次数，而且通过综合分析，可以把好的试验点找出来；④它能保证主要因素的各种可能都不会漏掉，根据正交表和试验结果可以估计出任何一种水平组合下试验结果的理论值；⑤它能提供一种分析结果的方法，结果直观容易分析，且每个试验水平都重复相同次数，可以消除部分试验误差的干扰；⑥正交设计具有正交性，可通过正交表进行综合比较，得出初步结论，也可通过方差分析得出具体结论，并可得出最优的试验条件，易于分析出各因素的主效应；⑦利用正交表的试验，可以把试验室的小规模试验结果原样拿到现场应用，即使其他因素改变，因素效应也能保持一贯；即使把规模条件改变，其效应也能再现；⑧数据点分布均匀且具有整齐可比性，因此可应用方差分析对试验数据进行分析。经过对试验结果进行分析，能清楚各个因素对试验指标的影响程度，确定因素的主次顺序，找出较好的试验条件或最优参数组合。

2. 缺点　正交设计的主要缺点如下：①提供的数据分析方法所获得的优选值，只能是试验所用水平的某种组合，优选结果不会超越所取水平的范围；②不能给进一步的试验提供明确的指向性，使试验仍然带很强的摸索性色彩，不很精确。因此，正交试验法用在初步筛选时显得收敛速度缓慢，难于确定数据变化规律，增加试验次数。尤其在试验工作烦琐或费用昂贵的情况更显突出。

（十）　正交设计的相应统计分析方法

正交设计的统计分析方法用多因素方差分析，根据需要并结合正交表的表头设计表纳入部分交互作用。

二、应用范围

正交试验设计在国内外工业、农业及医药领域中被广泛推广和应用。正交试验是多因素各水平间所有组合或部分组合进行实验。正交试验设计应用一套已规格化的正交表来安排试验工作，适合于多种因素的试验设计，便于同时考查多种因素各种水平对指标的影响通过较少的试验次数，选出最佳的试验条件，即选出各因素的某一水平组成比较合适的条件，这样的条件就所考查的因素和水平而言，可视为最佳条件。一切多因素多水平的实验，诸如临床上多因素综合治疗，细胞培养最佳条件组合，细菌培养适宜条件，多步骤的化验过程与多环节的药品生产等，都可使用正交设计来确定最佳搭配。

正交试验设计就是安排多因素试验，寻求最优水平组合的一种高效率试验设计方法，可以帮助我们在复杂的因素中抓住主要因素，并判断那些因素只起单独的作用，那些因素除自身的单独作用外，还产生交互作用的效果，还能估计出误差。

三、注意事项

1. 各试验号的均衡可比性　在安排表头时，并非所有正交试验设计在表头设计时均将各因素按照正交表顺序依次排列。必须注意每个试验组不能出现完全相同的配伍方案，要注意研究水平的均匀分散，注意各试验号的均衡可比性。

2. 选择合适的正交表　在研究因素数或水平数较多时，选择正交表应注意不要选择太小或太大的正交表，以免在设计表头时出现问题。

3. 混杂因素分层　在进行研究设计时，应将混杂因素分层后再进行正交设计，这样能够保证受试对象的同质性基础。

4. 选择正交表的基本原则　一般都是根据因素个数、水平数合理安排主效应和因素之间的交互作用，后选择适用的 L 表。在确定因素的水平数时，主要因素宜多安排几个水平，次要因素可少安排几个水平。

（1）先看水平数：若各因素全是 2 水平，就选用 L（2*）表；若各因素全是 3 水平，就选 L（3*）表。若各因素的水平数不相同，就选择适用的混合水平表。

（2）不混杂的原则：不同的因素不能占用相同的列，每一个交互作用在正交表中应占一列。要看所选的正交表是否足够大，能否容纳得下所考虑的因素和交互作用。为了对试验结果进行方差分析或回归分析，还必须至少留一个空白列，作为误差列，在方差分析中要作为其他因素列处理。

（3）试验精度的要求：若要求高，则宜取试验次数多的 L 表。

（4）试验费用：试验的经费很有限，或人力和时间都比较紧张，则不宜选试验次数太多的 L 表。

（5）按原来考虑的因素、水平和交互作用去选择正交表：若无正好适用的正交表可选，简便且可行的办法是适当修改原定的水平数。

（6）应尽量选用大表：让影响存在的可能性较大的因素和交互作用各占适当的列。某因素或某交互作用的影响是否真的存在，留到方差分析进行显著性检验时再做结论。这样既可以减少试验的工作量，又避免漏掉重要的信息。

5. 交互作用的处理原则　①用于考察交互作用的列不影响试验方案及其实施；②一个交互作用并不一定只占正交表的 1 列，而是占有 $(t-1)^p$ 列。表头设计时，交互作用所占列数与因素的水平 t 有关，与交互作用级数 p 有关；③水平因素的各级交互作用均占 1 列：对于 3 水平因素，一级交互作用占两列，二级交互作用占 4 列，t 和 p 越大，交互作用所占列数越多。

第四节　均匀设计

均匀设计（Uniform Design）是由中国科学院应用数学所方开泰教授和王元教授提出的，基于数论理论推导出来的一种只考虑试验点在试验范围内均匀散布的试验设计方法，是一种高效率、快速和经济的优化试验设计方法。

一、设计方法

（一）定义

均匀设计是基于数论理论推导出来的一种均匀散布，以较少的试验次数来安排多因素多水平的一种多因素试验设计方法。其特点具有空间均匀分散性，一般应用于全部因素为定量因素的试验研究场合，适合多因素多水平的筛选试验。由于均匀设计采用度量均匀性的函数来度量，均匀表所决定的试验点在空间具有更好的均匀分散性，但其试验点不具有空间整齐可比性。

（二）　模式

安排多因素多水平的均匀设计试验时，选择因素、因素的变化范围和水平，优选适合所选因素和水平的均匀设计表，并按表的水平组合编制出均匀设计试验方案，用随机化的方法决定试验的次序，并进行试验，模式见图9-7。

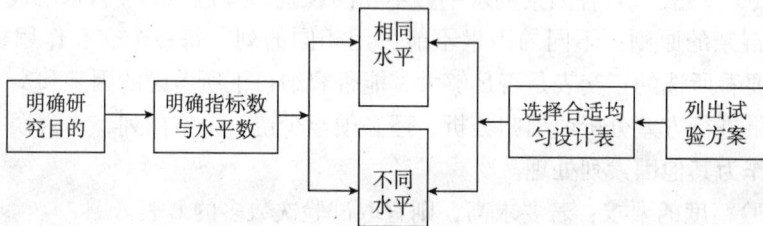

图9-7　均匀设计模式图

（三）　原理

均匀设计的数学原理是数论中的一致分布理论，此方法借鉴了近似分析中的数论方法这一领域的研究成果，将数论和多元统计相结合，是属于伪蒙特卡罗方法的范畴。其本质是在试验的范围内给出挑选出均匀分散、代表性点的方法，可保证试验点具有均匀分布的统计特性，可使每个因素的每个水平做一次且仅做一次试验，任两个因素的试验点点在平面的格子点上，每行每列有且仅有一个试验点。它着重在试验范围内考虑试验点均匀散布以求通过最少的试验来获得最多的信息，因而其试验次数比正交设计明显减少，使均匀设计特别适合于多因素多水平的试验和系统模型完全未知的情况。例如，当试验中有 m 个因素，每个因素有 n 个水平时，如果进行全面试验，共有 n^m 种组合，正交设计是从这些组合中挑选出 n^2 个试验，而均匀设计是利用数论中的一致分布理论选取 n 个点试验。如某项试验影响因素有5个，水平数为8个，则全面试验次数为 8^5 次，即做十万次试验；正交设计是做 8^2 次，即做64次试验；而均匀设计只做8次。很明显，均匀设计比正交设计更简便。

（四）　均匀设计表

均匀设计也需要其专业的标准表，我们称之为均匀设计表。每个均匀设计表有一个代号，其中 U 表示均匀设计，n 表示水平数亦表示试验次数，m 表示该表最多可安排的因素数量。如 $U_6(6^4)$（见表9-12）。均匀设计表的列是不平等的，每次试验选取的列与试验因素的数目密切相关。因此，每个均匀设计表都有一个使用表供参考（见表9-13）。而且适合相同因素的均匀设计表通常不止一个，可根据使用表挑选既满足自己试验因素要求的、均匀性好的，即偏差小的，同时又是试验次数相对较少的均匀设计表。

表 9-12　U_6（6^4）的均匀表头设计

试验号	A	B	C	D
1	1	2	3	6
2	2	4	6	5
3	3	6	2	4
4	4	1	5	3
5	5	3	1	2
6	6	5	4	1

表 9-13　U_6（6^4）均匀设计表的表头使用表

因素个数	列号				偏差
2	1	3			0.1875
3	1	2	3		0.2656
4	1	2	3	4	0.2990

【例 9-5】淫羊藿苷的提取工艺研究，针对乙醇浓度（A）、提取次数（B）、回流时间（C）、乙醇倍量（D）四个因素，试验中采取的每个因素设计 3 水平，以淫羊藿苷提取率与淫羊藿苷的含量的乘积（M）作为指标，选择 4 因素 6 水平并选用 U_6（6^4）安排试验进行筛选，结果见表 9-14。

表 9-14　均匀设计淫羊藿苷的提取淫羊藿苷结果

试验号	乙醇浓度 （%）（A）	提取次数 （B）	回流时间 （小时/次）（C）	乙醇倍量 （D）	淫羊藿苷 提取率（%）	淫羊藿苷 含量（%）	M
1	30	1	1.5	20	25.0	3.9	97.5
2	40	2	2	18	23.0	5.3	121.9
3	50	3	1	16	23.0	6.7	154.1
4	60	1	2	14	20.2	4.6	92.9
5	70	2	1	12	27.1	5.2	140.9
6	80	3	1.5	10	28.0	6.5	182.0

经多重线性回归分析，最佳提取方案为 10 倍原料中的 80% 乙醇，回流浸提 3 次，1.5 小时/次，淫羊藿苷提取率 28.0%，其含量 6.5%。

（五）特点

均匀以牺牲因素水平组合之间的正交性，仅强调试验点在试验空间中的均匀性为代价，来达到大幅度减少试验点数的目的。因均匀设计丧失了正交性而不具有整齐可比性，因而均匀设计产生的试验结果，需要运用多重线性回归分析方法来处理。事实上，由于自变量的个数往往会超过试验点数，拟合多重线性回归方程时，只能选择部分自变量进入模型，选择方法不同其结果也不尽相同，故多重回归方程是不唯一的；有时可能存在很多符合某些条件的多重线性回归方程，需要有一些公认的标准进行评价，方可从中找到最合适的。因此，对实际工作者来说，正确应用有一定的困难。

（六）　步骤

1. 选择因素、因素的变化范围和水平；

2. 选择适合于所选因素和水平的均匀设计表，并按表的水平组合编制出均匀设计试验方案；

3. 用随机化的方法决定试验的次序，并进行试验，记录下响应值；

4. 进行试验数据的统计建模和有关统计推断；

5. 用步骤 4 选中的模型求得因素的最佳水平组合和相应的响应预报值。如果因素的最佳水平组合不在试验方案中，适当追加试验是必要的。

（七）　优缺点

1. 优点　均匀设计的主要优点如下：均匀设计使得试验次数减少，能够自动将各试验因素分为重要与次要，并将因素按重要性排序；同时过程数字化，可通过电脑对结果与因素条件进行界定与预报，进而控制各因素。

2. 缺点　均匀设计的主要缺点如下：

（1）由于均匀设计是非正交设计，所以它不可能估计出方差分析模型中的主效应和交互效应，但是它可以估出回归模型中因素的主效应和交互效应。

（2）在具体的试验设计中，均匀设计试验法比其他试验设计方法所需的试验次数更少，但不可过分追求少的试验次数。除非有很好的前期工作基础和丰富的经验，否则不要企图通过做很少的试验就可达到试验目的，因为试验结果的处理一般需要采用回归分析方法完成，过少的试验次数很可能导致无法建立有效的模型，也就不能对问题进行深入的分析和研究，最终使试验和研究停留在表面化的水平上。一般情况下建议试验的次数取因素数的 3~5 倍为好。

（八）　均匀设计的相应统计分析方法

均匀设计的统计分析一般采用逐步回归的方法对自变量进行筛选。根据回归方程找到各因素水平的最佳组合。

二、应用范围

当试验中拟考察的因素很多，因素的水平数≥5 也较多时，即使用正交设计仍感到试验次数太多，特别是水平需从量变关系进行考察分析的试验设计，都可采用均匀设计。一般适用于全部因素为定量因素的试验研究场合，可进行多因素多水平的筛选试验，用最少的试验次数获得可能对试验结果有统计学意义的少数几个试验因素的信息。

通常研究者对所研究的问题中诸因素及其交互作用的重要性一概不知的大规模试验研究的场合。通过均匀设计进行因素筛选。当因素和水平的数目缩小后，再采用正交设计或析因设计得出更稳定的结论，做详细研究。由于均匀设计定量资料分析时的回归方程不唯一，导致了试验结论可能因人而异，不够稳定。所以，最好是采用均匀设计进行试验因素的筛选，再利用正交设计或析因设计对这些筛选出来的试验因素做进一步的确证性试验，从而达到预期的研究目的。

均匀设计通常试验次数少，比较宽松，统计分析结果不稳定，适合用于多因素多水平的筛选试验。比如小动物遗传特性及个体条件易做到高度可比性，故以小动物进行多因素多水平试验可用均匀设计。由于每个因素的每一个水平只做一次试验，故要求被试因素与非处理因素均易于严格控制，试验条件不宜严格控制或考察因素不宜数量化的不宜用均匀设计。患者个体差异较大，治疗过程中非处理因素的干扰也较难控制，所以均匀设计不宜应用于临床疗效研究。大动物个体差异较大，也不宜用均匀设计进行试验。

三、注意事项

在运用均匀设计方法时，要注意以下几点：

1. 正确选择相关因素 当所研究的因素数目较多时，由于自变量的个数大大超过试验次数，进行多重线性回归分析时，其结果常取决于筛选自变量的方法，其结果的稳定性不好。分析时应结合专业知识和统计学知识，采用最优回归子集法建立多重线性回归方程，综合判断选择合适的回归模型，并据此得出统计和专业结论，避免得出与专业不符的结论。着重考虑对结果影响较大的因素；对影响不大的因素，不必考虑，以免引进误差；对影响大小已经确定的因素，可固定在适当的水平上。

选择最优回归方程应符合以下标准：①整个回归方程以及全部回归参数具有统计学意义；②各回归系数的正、负号与其所对应的自变量在专业上的含义是吻合的；③在自变量一切可能的取值区间内，因变量的预测值符合专业知识的要求；④对较优的若干个回归方程进行残差分析，尽可能取残差图上散点分布很理想、总残差平方和最小且回归方程中所包含的自变量个数最少的回归方程。

2. 正确选择水平数 水平数尽可能为奇数，同时还应考虑水平数与因素数的适当比例关系。水平数一般大于因素数的两倍。在选择水平数时应结合专业知识，确定适当的水平数，使最佳条件值落在设计范围内。在确定水平数时，一般应以中间水平最佳较合理，如果出现最高或最低水平为最佳，必须分析边缘效应的缘由。

3. 合理选用试验指标 试验指标最好用定量指标，在遇到不能用数量表示，只能采用定性指标时，对定性指标通常通过打分或评定等级予以数量化，便于统计分析，遇到多指标时，应着重考虑起主要作用的指标。

4. 优先选用表进行试验设计 通常情况下表的试验点布点均匀，代表性强，更容易揭示出试验的规律，而且在各因素水平序号和实际水平值顺序一致的情况还可避免因各因素最大水平值相遇所带来的试验过于剧烈或过于缓慢而无法控制的问题。

5. 优化试验条件的评价 一方面要看此条件下指标结果的好坏，另一方面要考虑试验条件是否合理可行的问题，要权衡利弊，力求达到用最小的付出获取最大收益的效果。

第五节　重复测量设计

一组或多组研究对象接受了特定的处理后，随着处理作用的时间长度的变化，研究对象体内的指标随着发生变化。为了准确描述和分析这些指标在不同时间点的变化，需要借助重复测量设计，其特点是同一观察对象的不同观察值间往往存在着时间上的高度相关性，需要考察重复测量因素的效应、分组因素与重测因素的交互作用、分组因素效应。

一、设计方法

（一）定义

重复测量设计指对将一组或多组的同一研究对象的同一观察指标在不同时间点先后重复地施加不同的试验处理，或在不同场合和时间点被测量两次以上的设计类型。有时是从同一个个体的不同部位（或组织）上重复获得同一个指标的多个观测值。如果对同一个个体某一个定量指标多次重复观测，试验中共有 k 个试验因素，其中只有 m 个因素与重复测量有关，就称为具有 m 个重复测量的 k 因素设计一元定量资料。不同时间点的测量值之间存在相关性，因此重复测量设计资料与一般独立样本分析方法有所不同。重复测量设计的资料的反应变量可以为连续型变量、离散型变量或二分类变量。

（二）模式

1. 具有一个重复测量的单因素设计 这种模式只涉及时间一个因素，关注在同一个患者或动物不同时间点某指标的变化情况。

【例 9-6】某课题组观察高血压患者服用依那普利前后收缩压的变化，观察结果见表 9-15。

表 9-15　服用依那普利后不同时点上收缩压的变化

患者编号	收缩压（mmHg）				
	服用前	服用后 1 小时	服用后 2 小时	服用后 4 小时	服用后 8 小时
1	170	160	140	135	130
2	180	175	155	150	140
3	175	170	160	150	130
4	160	150	140	136	130
5	150	145	135	132	130

本例题仅涉及一个 4 水平的试验因素，即"时间"，由于服用依那普利前后几个不同时点上从同一患者重复测量获得收缩压的观察值，因此"时间"是一个重复测量因素，定量观察指标为收缩压，该资料的设计属于一个重复测量的单因素设计。

2. 具有一个重复测量的双因素设计 先考虑试验分组因素，即根据某个或某些试验因素将受试对象完全随机地分成几个独立的组。例如，有 2 种不同的治疗方法或药物治疗某病患者，则属于一个具有两水平的试验分组因素；然后考虑在重复测量方向上有几个因素。例如，仅考察患者服药后在 5 个不同时间点上某定量观测指标的数值大小，即重复测量方向上只有一个时间因素。模式如表 9-16 所示。

表 9-16 呈现具有一个重复测量的两因素设计的模式

	时间				
	时间点 1	时间点 2	时间点 3	时间点 4	时间点 5
A	X	X	X	X	X
B	X	X	X	X	X

【例 9-7】某课题组观察慢性肾小球肾炎患者服用肾炎康复片和氯沙坦钾片前后 24 小时尿蛋白的变化情况，观察结果见表 9-17。

表 9-17 肾炎康复片和氯沙坦钾片 5 个不同时间点上 24 小时尿蛋白的测定结果

组别	24 小时尿蛋白（mg）					
	患者编号	治疗前	治疗 4 周	治疗 8 周	治疗 12 周	治疗 24 周
肾炎康复片	1	2680	2500	2180	1500	680
	2	1570	1320	1080	860	500
	3	1480	1360	1170	960	480
氯沙坦钾片 （50mg）	4	1560	1260	890	1010	630
	5	1670	1230	1140	790	460
	6	1490	1260	1150	810	420

本例题涉及组别和时间 2 个试验因素，其中时间是一个重复测量因素，每个慢性肾小球肾炎患者在服药前和服药后（4 个时间点）共 5 个时间点上测得 5 个 24 小时尿蛋白的结果，定量指标是 24 小时尿蛋白（mg），本试验的设计属于具有一个重复测量的两因素设计。

（三） 原则

重复测量设计一般需要考虑处理的分组与重复测量的时间点两个因素，设计时一般应遵循如下原则：①不同的受试对象按随机化原则分配至各组；②研究中可设置两个以上的处理组，其中一个组最好是平行对照组；③明确规定重复测量的时间点，以试验前的测量作为基线；④每个受试对象按规定的时间点接受测试。

（四） 特点

重复测量设计特点如下：①它是单因素或平行设计的扩展；②观察值之间有随重复测量时间（或部位等）变化的趋势；③同一观察对象的不同观察值间往往存在着时间或空间上的自相关性，观测点间隔越近，观察值间的相关性越大；④不同观测对象的多次观察值之间相互独立；⑤重复测量的时间是不能随机分配给试验单位的伴随因素。

（五） 样本含量估计

1. 单因素重复测量设计的样本含量估计　重复测量设计样本含量的计算常采用随机效应模型，推导出单因素重复测量设计的样本含量估计，其公式如下：

$$n = \left[1+\ (m-1)\ \rho\right]\ \frac{\sigma^2\ (u_\alpha+u_\beta)^2}{K\delta^2} \qquad （式9-1）$$

2. 两个处理组的样本含量估计

$$n = \frac{2}{\delta^2}\left[\sigma_u^2 + \frac{1+\ (m-1)\ \rho_c}{m}\sigma_e^2\right]\ (u_\alpha+u_\beta)^2 \qquad （式9-2）$$

式中，δ 为两组可以识别的最小差异，σ_u^2 观察单位间方差，σ_e^2 为重复测量间方差，m 为重复测量水平数，ρ_c 为条件相关系数，一般 $\rho_c=0.65$ 或 $\rho_e=0.70$。

【例9-8】分析某种降血压药的疗效，服用该药的两种不同剂量，分别在治疗前、治疗后1周、2周、3周、4周和5周测量患者的收缩压。取具有临床意义的最小差值10mmHg，经预试验已得出 $\sigma_u^2=446.357$，$\sigma_e^2=189.253$，要分析两剂量间疗效是否有差别，假定 $a=0.05$，$\beta=0.10$，试问各组需要观察的病例数是多少？

查表已知 $u_{0.05}=1.96$，$u_{0.10}=1.282$，$\beta=10$mmHg，将上述取值代入式9-2，得出

$$n = \frac{2}{10^2}\left[446.357+\frac{1+\ (6-1)\times0.70}{6}\times189.253\right]\ (1.96+1.282)^2 = 123.67 \approx 124$$

各组需要观察的病例数是124。

（六） 重复测量设计的相应统计方法

由于重复测量指标观测值之间存在相关性，不满足其他方差分析对于独立性的要求，所以不能用一般方差分析或线性模型。重复测量设计的数据一般采用重复测量的方差分析，考察重测因素效应、分组因素与重测因素的交互作用、分组因素效应。其中前两者使用的误差相同，分组因素效应分析与前两者使用的误差不同。一般在分组因素与重测因素存在交互作用时，分组因素效应会失去意义。在进行重复测量方差分析前，要对重测数据进行球形检验。不满足球形检验，也就是观测数据间不独立，是重复测量方差分析的一个重要前提。

二、应用范围

由于重复测量设计符合许多医学试验本身的特点，重复测量设计在医学科研中经常

使用。在某项试验研究中，若专业上需要了解随时间推移或部位改变时，定量观测指标的动态变化情况时，就需要采用重复测量设计。

三、注意事项

1. 重复测量设计可以减少样本含量，其次是能够控制个体变异，即个体差异。重复测量设计是以同一个受试者作为一个区组，故可以把它看成为随机区组设计的一种极端形式。

2. 重复测量设计至少有一个重复测量因素。若一个试验安排被称为重复测量设计，那么，在这个试验安排中至少有一个因素与重复测量有关。通常情况下，重复测量因素为时间或部位，可能出现重复测量因素为时间与其他因素的水平组合，也可能出现重复测量因素为部位与其他因素的水平组合。

3. 重复测量是对同一个受试对象连续观测，后一次的观测结果势必会受到前一次观测结果的影响。在不同条件下，从同一个受试对象身上观测到 m 个数据（$m \geqslant 2$）；同一受试者的 m 个数据之间具有不相等的相关性，间隔越近，数据之间的相关性越强，这给统计分析带来了一定的复杂性。

4. 重复测量同一个受试对象的同一个定量指标的数值应按时间先后顺序明确地表示出来，以便按此设计对应的统计分析方法处理定量资料。

第十章　动物实验研究 ▷▷▷▷

医学实验是获取科学事实、验证假说的主要手段。在生命科学领域，动物实验的课题占 60%，是生命科学研究的重要支撑条件，历史上很多重大的科研成果都是通过动物实验获得的，动物实验研究在促进现代生命科学发展中起着极其重要的作用。

第一节　动物实验方法

动物实验（animal experimentation）是指以实验动物为材料，为了获得有关医学、生物学等方面的新知识或解决具体问题进行的科学研究。实验动物（laboratory animal）是指经人工培育或改造，对其携带微生物和寄生虫实行控制，遗传背景明确或者来源清楚的用于科学研究、教学、生物制品或药品检定以及其他科学实验的动物。根据医学科学研究目的，恰当地选用实验动物的品种、品系和对其进行微生物学质量控制，观察和记录实验动物在实验过程中的反应和结果，研究生命科学中未知因素。

一、动物实验的意义与特点

动物实验的目的是通过对动物本身生命现象的研究，进而外推到人类，探索人类的生命奥秘、防病治病、延缓衰老等。动物实验在医学科研中具有重要的意义，同时又具有自身的特点。

1. 动物实验的意义

（1）为临床试验奠定基础：医学科研内容广泛，处理因素复杂，以实验动物来进行各种研究，可以最大限度地保护人体的安全。通过动物实验获取的资料，在许多情况下是临床试验顺利开展的必要条件。

（2）便于深入揭示微观变化：以实验动物为对象进行研究，便于从更深层次观察机体的微观变化，有利于深刻揭示疾病的本质和药物的治疗机制。如通过观察动物局部或体内微循环的变化，可以从一个侧面阐述中医血瘀证的实质。

（3）缩短研究周期：有些实验动物生命周期较短，通过建立动物模型的方法，在较短时间内就能获得研究所需大量样本，从而有效缩短了科学研究的周期。

2. 动物实验的特点

（1）实验条件可严格控制：实验动物在整个实验过程中均处于研究者的完全掌握之下，实验条件可以严格控制，不仅大大减少了影响因素的干扰，而且提高了实验结果的可靠性。

（2）处理因素可自由选择：任何预防或治疗措施，在尚未确定其对机体有益无害前，均不允许应用于临床；所有新的药物在临床应用前，都应通过动物实验确定疗效及不良反应；所有新的治疗手段，也应通过动物实验掌握操作技能，并明确其可行性和有效性。因此，对于某些疾病的病因研究，动物实验可能是唯一的方法。

（3）实验资料可充分获取：在动物实验中，几乎可以不受限制地获得反映实验效应的所有资料，因而，可对处理因素的机理分析提供重要依据。

（4）实验动物可有目的培育：动物实验可以根据研究目的培育所需实验动物，如基因型明确的纯系、有各种遗传缺陷的特殊品系等，为临床各类疾病的研究提供了极大的方便。

3. 实验动物分级 对不同级别的实验动物在动物房设计上和管理上则有不同的要求。根据实验动物微生物学等级及检测标准（GB14922.2-2011），可将实验动物分为4个等级：

表 10-1 实验动物微生物等级标准

级别	种类	要求	病理检查标准
一级	普通级动物（conventional animal，CV）	不携带所规定的人兽共患病病原和动物烈性传染病病原	外观健康、主要器官不应有病灶
二级	清洁级动物（clean animal，CL）	除 CV 应排除的病原外，不携带对动物危害大和对科学研究干扰大的病原	除一级指标外，显微镜检查无二级微生物病原的病变
三级	无特定病原体级动物（specific pathogen free animal，SPF）	除 CL 应排除的病原外，不携带主要潜在感染或条件致病和对科学实验干扰大的病原	无二、三级微生物病原的病变
四级	无菌动物（germ free animal，GF）	不携带任何使用现有方法可检出的微生物（即一切生命体）	脾、淋巴结是无菌动物组织学结构

二、动物实验的常用方法

（一）实验动物的抓取和固定方法

正确的抓取固定动物，是为了不损害动物健康，不影响观察指标，并防止被动物咬伤，保证实验顺利进行。抓取固定动物的方法依据实验内容和动物种类而定。抓取固定动物前，必须对各种动物的一般习性有所了解，抓取固定时既要小心仔细，不能粗暴，又要大胆敏捷，确实达到正确抓取固定动物的目的。

1. 小鼠的抓取固定方法 小鼠性情温顺，一般不会主动咬人，但若抓取不当也容易被咬伤。抓取时动作要轻缓，先用右手抓住鼠尾提起，放在粗糙的台面或鼠笼盖上，在其向前爬行时，用左手拇指和食指抓住小鼠的两耳和颈部皮肤，将鼠体置于左手掌心中，把后肢拉直，以无名指按住鼠尾，小指按住后腿即可。有经验者直接用左手小指钩起鼠尾，迅速以拇指和食指、中指捏住其耳后颈背部皮肤亦可。这种在手中固定方式，能进行实验动物的灌胃、皮下、肌肉和腹腔注射以及其他实验操作。如进行解剖、手术、心脏采血和尾静脉注射时，选择合适的固定架固定，然后进行操作。

2. 大鼠的抓取固定方法　大鼠性情较小鼠凶猛，为避免其咬伤可戴手套，但不宜过厚。大鼠的抓取基本同小鼠，如进行腹腔、肌肉、皮下等注射和灌胃时，同样采用左手固定法，只是用拇指和食指捏住两耳和头颈部皮肤，余下三指捏紧鼠背皮肤，置于左手，右手即可进行实验操作。如进行尾静脉取血或注射时，可将大鼠固定于固定器内，将鼠尾留在外面进行操作。若操作时间长，可将大鼠固定于大鼠固定板上。

3. 豚鼠的抓取固定方法　豚鼠性情温顺，胆小易惊，一般不伤人。先用手掌迅速扣住豚鼠的背部，抓住其肩胛上方，以拇指和食指环握住颈部，另一只手托住臀部。固定的方式基本同大鼠。

4. 家兔的抓取固定方法　家兔性情比较温顺，一般不会咬人，但脚爪锐利，挣扎时极易被其抓伤，因此必须防备其四肢的活动。以右手抓住颈部的毛皮提起，然后左手托其臀部或腹部，使兔的大部分体重落在左手掌心，便可进行实验操作。不应抓取家兔的双耳、皮肤、腰部或四肢，以免造成家兔损伤。家兔的固定方法可根据实验的需要而定。如做兔耳血管注射或取血时，可用兔盒固定；如要做腹部注射、手术等实验时，需将家兔固定在兔手术固定台上，兔头可用兔头固定夹固定。

5. 犬的抓取固定方法　自繁自养驯服的狗在抓取时比较容易，但未经训练和调教的狗在抓取时要特别小心，以免被其咬伤。驯服的狗绑嘴时可从侧面靠近轻轻抚摸其颈背部皮毛，然后迅速用布带缚住其嘴。方法是用布带迅速兜住狗的下颌，绕到上颌打一个结，再绕回下颌下打第二结，然后将布带引至头后颈项部打第三个结，并多系一个活结（以备麻醉后解脱）。注意捆绑松紧度要适宜，倘若此举不成，应用狗头钳夹住其颈部，将狗按倒在地，再绑其嘴。如实验需要静脉麻醉时，可先使动物麻醉后再移去狗头钳，解去绑嘴带，把动物放在实验台上，然后先固定头部，再固定四肢。一般犬头用头固定器固定在手术台上，四肢则用纱布带捆扎后固定在手术台两侧。

（二）　实验动物编号标记方法

实验动物分组后，为了区分、观察并记录每个个体的反应情况，应给每只动物进行编号标记。好的标记方法应满足标号清晰、耐久、简便、适用、无明显损伤、无毒和易辨认等要求。常用动物编号标记方法有多种，实验者需按不同的实验加以选择应用。

1. 染色标记法　实验室中最常用，也很方便，常用化学药品涂染动物背部或四肢定部位的皮毛，代表一定的编号。

（1）常用染料：实验动物常用的标记染料有：①红色：0.5% 中性红或品红溶液；②黄色：3% ~5% 苦味酸溶液；③咖啡色：2% 硝酸银溶液；④黑色：煤焦油乙醇溶液。

（2）标记规则：①大、小鼠标号：通常在动物的不同部位涂上有色斑点来表示不同的号码，常用规则是在左前肢代表1、左后肢代表2、右前肢代表3、右后肢代表4，头部代表5，尾部代表10，1+5＝6，……10+1＝11，以此类推；②兔、猫、犬等动物的标记：可用毛笔蘸取不同颜色的染料溶液直接在动物背部涂写号码，若用硝酸银溶液涂写，则需在阳光下暴露 1 分钟左右，才可在涂写处见到清晰的咖啡色号码字样，其颜色的深浅，决定于在日光下暴露时间的长短和日光的强弱。

2. 断趾标记法　新生仔鼠和黑鼠可根据前肢 4 趾，后肢 5 趾的切断位置来标记，后肢从左到右表示 1～10 号，前肢从左到右表示 20～90 号，11～19 号用切断后肢最后趾加后肢其他相应的 1～9 号来表示。切断趾时，应切断其 1 段趾骨，不能只断趾尖，以防伤口痊愈后辨别不清。此法亦可编成 1～99 号。

3. 穿耳打孔法　用专门的打孔器，在耳朵的不同部位打孔或缺口来表示一定号码，是小鼠标记的常用方法之一。习惯上耳缘内侧打一孔，按前、中、后分别标为 1 号、2 号、3 号；若在耳缘部打成一缺口，则分别表示 4 号、5 号、6 号；若打成双缺口状，则是 7 号、8 号、9 号。右耳表示个位，左耳表示十位数。再加上右耳中部打一孔表示 100，左耳中部打一孔表示 200 号。如图 10-1 所示。

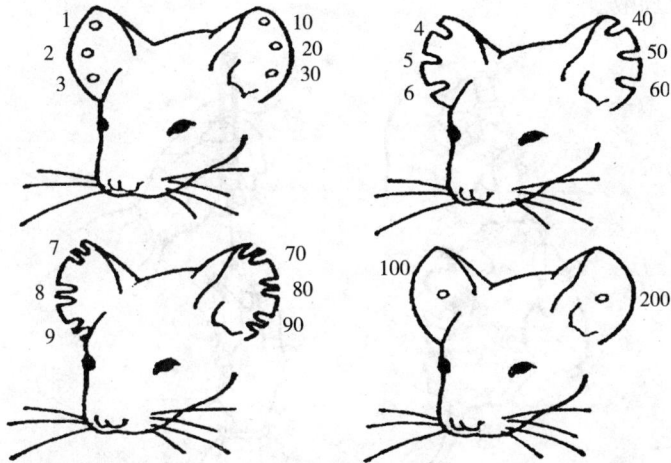

图 10-1　穿耳打孔法

4. 烙印法　用刺数钳在动物耳上刺上号码，然后用棉签蘸着溶在乙醇中的墨黑在刺号上加以涂抹，适用于家兔等；犬等大动物，可将标记烙在皮肤上。烙印前最好对烙印部位预先用乙醇消毒，以避免局部皮肤感染。另外烙印法对实验动物会造成轻微伤害，必要时麻醉，以减少痛苦。

5. 挂牌编号　此法简便实用，常用于犬、猴、猫等大动物的编号。将号码烙压在圆形或方形金属牌上，金属牌常用铝板或不锈钢制作，可长期使用。实验前，用铁丝穿过金属牌上的小孔，固定在狗链条上。也可将号码直接烙在动物的颈圈上，将此颈圈固定在动物的颈部。

（三）　实验动物的给药途径和方法

在动物实验中，为了观察药物对机体功能、代谢及形态引起的变化，常需将药物注入动物体内。给药的途径和方法是多种多样的，可根据实验目的、实验动物种类和药物剂型等情况而定。

1. 经口给药法

（1）灌胃法：是借灌胃器将药物直接灌到动物胃内的一种常用给药法。此法给药剂量准确，是中医动物实验最常用的给药方法。一般动物灌胃前应禁食4~8小时，以免胃内容物太多影响注入物的吸收速率。①鼠类：如图10-2所示，鼠类的灌胃器由特殊的灌胃针构成。左手固定鼠，右手持灌胃器，将灌胃针从鼠的右嘴角插入口中，沿咽后壁慢慢插入食道，使其前端到达膈肌位置，灌胃针插入时应无阻力，如有阻力或动物挣扎则应退针或将针拔出，以免损伤、穿破食道或误入气管。②兔、犬等：如图10-3所示，灌胃一般要借助于开口器、灌胃管进行。先将动物固定，再将开口器固定于上下门齿之间。然后将灌胃管（常用导尿管代替）从开口器的小孔插入动物口中，沿咽后壁而进入食道。插入后应检查灌胃管是否确实插入食道。可将灌胃管外开口放入盛水的烧杯中，若无气泡产生，表明灌胃管被正确插入胃中，未误入气管。此时将注射器与灌胃管相连，注入药液。

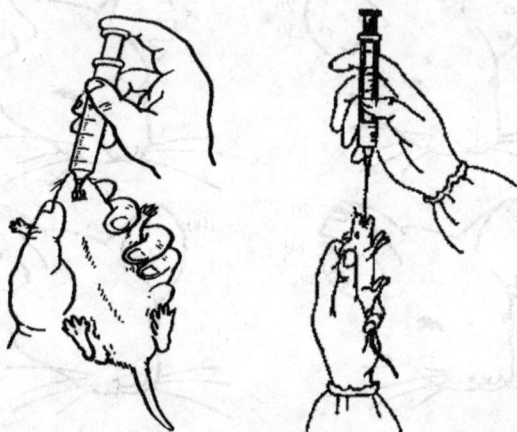

图 10-2　鼠类灌胃

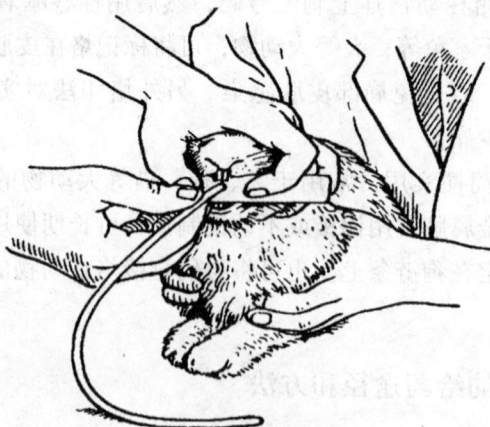

图 10-3　兔灌胃

（2）口服法：口服给药是把药物混入饲料或溶于饮水中让动物自由摄取。此法优点是简单方便，缺点是剂量不能保证准确，且动物个体间服药量差异较大。大动物在给予片剂、丸剂、胶囊剂时，可将药物用镊子或手指送到舌根部，迅速关闭口腔，将头部稍稍抬高，使其自然吞咽。

2. 注射给药法

（1）皮下注射：皮下注射一般选取皮下组织疏松的部位，大鼠、小鼠和豚鼠可在颈后肩胛间、腹部或腿内侧作皮下注射；家兔可在背部或耳根部作皮下注射；猫、犬则在大腿外侧作皮下注射。皮下注射时用左手拇指和食指轻轻提起动物皮肤，右手持注射器，使针头水平刺入皮下，推送药液时注射部位隆起。注意勿将药液注入皮内。拨针时，以手指捏住针刺部位，可防止药液外漏。

（2）肌内注射：肌内注射一般选肌肉丰厚，无大血管通过的部位。大鼠、小鼠、豚鼠可注射大腿内侧肌肉；家兔可在腰椎旁的肌肉、臀部或股部肌肉注射；犬、猴等大型动物选臀部注射。注射时垂直或与肌肉层组织接触面呈 60°角快速刺入肌内，回抽针栓如无回血，即可进行注射。一般肌内注射选用针头较小，给小鼠、大鼠等小动物注射，多选用 5 号半针头。

（3）腹腔注射：给大鼠、小鼠进行腹腔注射时，以左手固定动物，使腹部向上，为避免伤及内脏，应尽量使动物头处于低位，使内脏移向上腹，右手持注射器从下腹两侧向头方刺入皮下，针头稍向前，再将注射器沿 45°角斜向穿过腹肌进入腹腔，此时有落空感，回抽无回血或尿液，即可注入药液。兔、犬等动物腹腔注射时，可由助手固定动物，使其腹部朝上，实验者即可进行操作。在家兔下腹部近腹白线左右两侧 1cm 处，犬脐后腹白线两侧边 1~2cm 处进行腹腔注射。可注入较大容量，吸收良好。

（4）静脉注射：动物身体表面浅在的较明显的静脉均可用作静脉注射，具体选用何处注射应根据动物种类选择注射的血管。静脉注射是通过血管给药，只限于液体药物，如果是混悬液，可能会因悬浮粒子较大而引起血管栓塞。①大鼠和小鼠：常采用尾静脉注射。注射时，先将动物固定在暴露尾部的固定器内，尾部用 45~50℃的温水浸润几分钟或用 75% 酒精棉球反复擦拭使血管扩张，并使表皮角质软化。以左手拇指和食指捏住鼠尾两侧，用中指从下面托起鼠，右手持注射器，使针头尽量采取与尾部平行的角度进针，从尾末端处刺入，注入药液，如无阻力，表示针头已进入静脉，注射后把尾部向注射侧弯曲，或拔针后随即以干棉球按住注射部位以止血。②豚鼠：可采用后脚掌外侧静脉注射，外颈静脉或股静脉切开注射。③家兔：一般采用耳缘静脉注射。注射时先将家兔用固定盒固定，拔去注射部位的毛，用酒精棉球涂擦耳缘静脉，并用手指弹动或轻轻揉擦兔耳，使静脉充血，然后用左手食指和中指压住耳根端，拇指和小指夹住耳边缘部，以无名指放在耳下作垫，右手持注射器从静脉末端刺入血管，注入药液。注射后，用纱布或脱脂棉压迫止血。

3. 经皮给药 动物的皮肤在解剖上和功能上均与人的皮肤有较大差别，对毒物作用的反应与人的皮肤最相近的动物是家兔、豚鼠和猪，因此常用这些动物做相关实验。通常，皮肤给药常用于外用急毒、刺激性和过敏性实验。

大鼠、豚鼠和家兔经皮染毒，需要对染毒部位皮肤先行脱毛，染毒部位一般为脊柱两侧的躯干中间部分皮肤，大鼠有时选用腹部。脱毛的部位、面积视不同动物和实验要求而定。通常涂药面积大鼠和豚鼠约4cm×5cm，家兔约10cm×15cm。

（四） 实验动物用药量的确定及计算方法

1. 实验动物用药量的确定　在动物实验中，如果内容涉及观察药物的作用，首先应确定动物用药的剂量，应该给动物多大的剂量是实验开始时应确定的一个重要问题。剂量太小，作用不明显；剂量太大，又可能引起动物中毒致死。可以按下述方法确定剂量：

（1）先用小鼠粗略地探索中毒剂量或致死剂量，然后用小于中毒量的剂量，或取致死量的若干分之一为应用剂量，一般可取 1/10 ~ 1/5。

（2）确定剂量后，如第一次实验的作用不明显，动物也没有中毒的表现（体重下降、精神不振、活动减少或其他症状），可以加大剂量再次实验。如出现中毒现象，作用也明显，则应降低剂量再次实验。在一般情况下，在适宜的剂量范围内，药物的作用常随剂量的加大而增强。所以有条件时，最好同时用几个剂量进行实验，以便迅速获得关于药物作用的较完整的资料。如实验结果出现剂量与作用强度之间毫无规律时，则更应慎重分析。

（3）确定动物给药剂量时，要考虑给药动物的年龄大小和体质强弱。一般确定的给药剂量是指给成年动物的，如是幼小动物，剂量应减少。也要考虑因给药途径不同，所用剂量也不同。

2. 实验动物用药量的计算方法　动物实验所用的药物剂量，一般按 mg/kg 体重或 g/kg 体重计算，应用时须从已知药液的浓度换算出相当于每千克体重应注射的药液量，以便给药。

3. 人与动物及各类动物剂量的换算方法　人与动物对同一药物的耐受性是相差很大。一般说来，动物的耐受性要比人大，也就是单位体重的用药量动物比人要大。人的各种药物的用量大多是明确的，但动物用药量大多不太明确，而且动物用的药物种类远不如人用的那么多。因此，应将人的用药量换算成动物的用药量。常见换算方法有：按体表面积折算的等效剂量比值表计算，按人与动物及动物间用药剂量换算。具体可查阅相关表格比值或系数进行计算。

（五） 实验动物的麻醉方法

对实验动物进行麻醉的目的是消除实验动物在实验过程中的不适感和疼痛，以利于实验者操作，确保动物实验的顺利进行。实验动物的麻醉方法可分为全身麻醉和局部麻醉。

1. 全身麻醉　全身麻醉可以选用吸入法和注射法。

（1）吸入法：是将挥发性麻醉剂或气体麻醉剂，经动物呼吸道吸入体内，从而产生麻醉效果的方法。由于乙醚麻醉深度容易掌握，比较安全而且麻醉后恢复较快，所以吸入法多选用乙醚进行麻醉，一般用于开放性麻醉，适用于各种实验动物的全身麻醉。先将浸润了乙醚的棉球放在小烧杯内，再将其置于相应大小的麻醉盒内，然后将动物放入进行麻醉。该法较安全，且麻醉深度易掌握。实验过程中应注意动物麻醉状况，维持其麻醉深度和时间。

（2）注射法：包括腹腔注射、静脉注射、肌内注射三种麻醉方法。此类麻醉时间较长，一般用于需麻醉 2 小时以上的实验。多选用戊巴比妥钠、硫喷妥钠、水合氯醛、盐酸氯胺酮等进行麻醉，麻醉过程比较平稳。小鼠、大鼠、豚鼠等常用腹腔注射法进行麻醉，兔、犬等多选用静脉注射法麻醉。在注射麻醉药物时，先用麻醉药量的三分之二，密切观察动物生命体征的变化，如已达到所需麻醉的程度，余下的麻醉药则不用，避免麻醉过深抑制呼吸中枢导致动物死亡。

2. 局麻法　局麻法有表面麻醉、浸润麻醉和阻断麻醉等，以浸润麻醉应用最多。可用盐酸普鲁卡因、盐酸利多卡因等局部浸润注射，适用于大中型动物各种短时间内的实验。局麻法是一种比较安全的麻醉方法，对动物重要器官功能影响轻微，且麻醉并发症少。局部浸润麻醉一般按皮下、筋膜、肌肉、腹膜或骨膜的顺序，注入麻醉药，从而达到麻醉神经末梢的目的。注意勿将麻醉药注入血管引起中毒。

（六）实验动物的采血方法

动物实验中，经常要采集实验动物的血液进行检测，所以正确掌握血液的采集、分离和保存的操作技术是很有必要的。采血方法的选择主要决定于实验目的、所需血量以及动物种类。具体的方法主要有眼眶静脉丛取血法、鼠尾静脉采血法、心脏采血法、耳缘静脉采血法和股动脉采血法等。

1. 剪尾采血法　当所需血量很少时采用本法。固定动物并露出鼠尾，将尾部毛剪去后消毒，然后浸在 45℃ 左右的温水中数分钟，使尾部血管充盈，再将尾擦干，剪去尾尖 0.3 ~ 0.5cm，让血液自由滴入盛器或用血红蛋白吸管吸取。采血结束，伤口消毒并压迫止血。也可在尾部作一横切口，割破尾动脉或静脉，收集血液的方法同上。每鼠一般可采血 10 余次，小鼠每次可取血 0.1mL，大鼠 0.3 ~ 0.5mL。

2. 眼眶静脉丛取血法　此法采血量较多，又可避免动物死亡，适用于大、小鼠。取血时，采血者的左手拇指及食指轻轻压迫小鼠或大鼠的颈部两侧，使眼眶后静脉丛充血。右手持毛细玻璃管（内径 0.5 ~ 1.0mm），使采血器与鼠面成 45°的夹角，由眼内角刺入，刺入后再转 180°使斜面对着眼眶后界。刺入深度，小鼠 2 ~ 3mm，大鼠 4 ~ 5mm。当感到有阻力时即停止推进，同时，将针退出 0.1 ~ 0.5mm，边退边抽。若穿刺适当血液能自然流入毛细管中，当得到所需的血量后，即除去加于颈部的压力，同时，将采血器拔出，以防止术后穿刺孔出血。

3. 心脏采血法　此法适用于大鼠、豚鼠及家兔。将动物仰卧位固定，心前区部位去毛、消毒，在左胸 3 ~ 4 肋间摸到心搏最强处将针头垂直刺入心脏。由于心脏的搏动，血液可自动进入注射器。此法要求实验者动作迅速、准确，直接插入心脏，否则反复刺心脏，会引起动物死亡。大鼠、豚鼠为 1 ~ 1.5mL，家兔为 20 ~ 25mL。

4. 耳缘静脉采血法　此法适用于家兔。将家兔放入兔盒中，选耳静脉清晰的耳朵，将耳静脉部位的毛拔去，用75%酒精局部消毒，待干。用手指轻轻摩擦兔耳，使静脉扩张，用连有5号针头的注射器在耳缘静脉末端刺破血管待血液漏出取血或将针头逆血流方向刺入耳缘静脉取血，取血完毕用棉球压迫止血，此种采血法一次最多可采血5～10mL。

5. 股动脉采血法　此法适用于大鼠、家兔及犬、猫。动物伸展后肢向外伸直，暴露腹股沟三角动脉搏动的部位，剪去毛，用碘酒消毒，左手中指、食指探摸股动脉跳动部位，并固定好血管；右手取连有5号针头的注射器，针头由动脉跳动处直接刺入血管，若刺入动脉一般可见鲜红血液流入注射器。

（七）实验动物的处死方法

实验动物的处死方法有很多，应根据动物实验的目的、实验动物品种品系以及需要采集标本的部位等因素，选择不同的处死方法。处死实验动物时原则上应遵循动物安乐死的基本原则，尽可能缩短动物致死时间，尽量减少其疼痛痛苦，还要注意环保，避免污染环境，妥善处理好尸体。常用的处死方法有以下几种：

1. 颈椎脱臼法　大鼠、小鼠最常用的处死方法。操作时右手抓住鼠尾根部并将其提起，放在鼠笼盖或其他粗糙面上，用左手拇指、食指用力向下按压鼠头及颈部，右手抓住鼠尾用力拉向后上方，脊髓与脑干断离，实验动物立即死亡。

2. 断头法　此法适用于鼠类等小型实验动物。操作时左手固定住实验动物，右手用剪刀将鼠头剪断，使实验动物因脑脊髓断离且大量出血死亡。

3. 击打法　主要用于豚鼠和兔的处死。操作时抓住实验动物尾部并提起，用木锤等硬物猛烈打击实验动物头部，使大脑中枢遭到破坏，实验动物痉挛并死亡。

4. 放血法　此法适用于各种实验动物。具体做法是将实验动物的股动脉、颈动脉、腹主动脉剪断或剪破、刺穿实验动物的心脏放血，导致急性大出血，休克死亡。大鼠和小鼠还可采用眼眶静脉丛采血的方法使其失血致死。

5. 空气栓塞法　处死兔、猫、犬常用此法。向实验动物静脉内注入一定量的空气，形成肺动脉或冠状动脉空气栓塞，或导致心腔内充满气泡，心脏收缩时气泡变小，心脏舒张时气泡变大，从而影响回心血量和心输出量，引起循环障碍、休克、死亡。优点是处死方法简单、迅速，缺点是由于动物死于急性循环衰竭，各脏器淤血十分明显。

6. 化学药物法　此法多用于豚鼠和家兔。快速过量注射非挥发性麻醉药，或让动物吸入过量乙醚，使实验动物中枢神经过度抑制，导致死亡。也可吸入二氧化碳、氯仿等致死。

三、动物模型建立

动物模型是指在医学研究中建立的具有人类疾病模拟表现的动物实验对象和相关材料。使用动物模型是一种便于认识生命科学客观规律的实验方法和手段。通过对动物模型的间接性研究，进而有意识地改变那些在自然条件下不可能或不容易排除的因素，以便更加准确地观察模型的实验结果，并将研究结果推及人类，从而有助于更方便、更有效地认识人类疾病的发生、发展规律和研究防治措施。医学研究的最终目的是防治人类的疾病，要保证实验研究准确无误、更接近真实，就应选择恰当的动物模型。

（一）　动物模型的分类与建立动物模型的基本原则

1. 动物模型的分类　根据疾病发生的原因，大致可分为以下两类：

（1）自发性动物模型（spontaneous animal models）：指实验动物在未施加任何人为处理因素的情况下，自然条件下发生的疾病。其中包括突变系动物的遗传疾病和近交系动物的肿瘤模型等。自发性动物模型对研究人类疾病具有非常重要的价值，由于动物自发性疾病的发生、发展与人类疾病有很高的相似性，所以研究结果比一般动物模型具有更强的说服力。

（2）诱发性或实验性动物模型（experimental animal models）：指运用生物或理化、手术等方法建立的动物模型。目前常用的动物疾病模型大多属于此类。诱发性或实验性动物模型的主要优点是：可以在短时间内取得条件一致、数量较大的动物模型，并能严格控制各种处理因素，使建立的疾病模型适合研究目的的需要。同时，利用这些动物疾病模型进行医学研究，可以避免某些人类疾病发生发展缓慢、潜伏期长、病因多样、经常伴有各种其他疾病干扰等因素的影响，降低其研究的难度。因此，对于研究人类各种疾病的发生、发展规律和中医药的疗效机制等，是极为重要的方法和手段。

2. 建立动物模型的基本原则

（1）相似性与简单性统一：相似性指实验动物和人有相类似的反应。人和动物虽然在基本生命过程中具有共性，但因种属的区别，解剖、生理特征不同，同一致病因素易患性程度不同，对同一药物的反应性也就有明显差异，因此所复制的动物模型应近似于人类疾病的情况，首先可以选择与人类疾病相同的动物自发性疾病模型，如自发性高血压大鼠模型是研究人类原发性高血压的理想模型，猪的自发性冠状动脉粥样硬化是研究人类冠心病的理想模型等。通常与人类完全相同的动物自发疾病模型比较少见，因此需要进行人工复制。此时，首先需要选用解剖生理学特点与人类相似并符合实验要求的实验动物。其次，根据疾病发生的病因选用与人类相似的造模方法。同时，由于每一种病理变化均可能有多种不同的反应，尤其是中医的病证更是具有相当的复杂性，所以在动物模型中不可能也不必要完全与之相同，而应抓住其主要特点，使其简单明了，通过比较简单的模型来表述其主要特征。

（2）可验证性：动物模型是否具有与原型本质上的相似性与合理性，需要通过实验加以验证，要求既与之相似又能够重复。如中医证候的动物模型，其主要症状和体征应与临床相似，病理反应也基本一致，并可通过相应药物治疗得以恢复健康进行反证。同时，除研制者外，其他科研工作者按此方法操作，也能够建立同样的动物模型。此外，该动物模型的验证指标，应具有定性和定量相结合的特点。

（3）可变换性：成功、完善的动物模型应当是一个开放系统，能够解析和重构，随着技术和检测指标的发展，模型的模拟性能也能不断地向理想化逼近。

（4）易行性和经济性：在复制动物模型中，所采用的方法应尽量做到容易执行和合乎经济原则。灵长类动物与人类近似，复制的疾病模型相似性好，但来源少，价格昂贵。然而，小动物，如大、小鼠等同样可以复制出与人类疾病相似的动物模型，并且它们容易做到遗传背景明确，体内微生物可控，模型稳定且价廉易得，因此，除了一些特殊疾病动物模型（如痢疾、脊髓灰质炎等），一般不选用灵长类动物复制动物模型。除了在动物选择上要考虑易行性和经济性原则外，在动物模型复制的方法、指标的观察与选择也应遵循这一原则。

（二）建立动物模型的常用方法

1. 感染致病微生物　以各种致病微生物感染动物，造成各种感染性疾病的动物模型。如用金黄色葡萄球菌、伤寒杆菌、巴氏杆菌等复制相应疾病的模型（多属中医温病），用流感、副流感病毒复制感冒及肺炎模型（中医表证、肺热证模型）等。

2. 药物和化学试剂　即利用中西药物、生物制剂、化学试剂等建立各种病证的动物模型。如运用泻下药、苦寒清热药等建立脾虚证动物模型，用各类激素建立肾虚证、脾虚证动物模型，用利尿剂建立阴虚证动物模型，用免疫抑制剂建立免疫功能障碍动物模型，用动物的抗血清建立过敏性疾病动物模型，用四氯化碳建立肝损伤动物模型等。

3. 改变生活环境和饮食条件　实验动物的饲养有严格的标准，有目的地改变其生活环境和饮食要求，可以建立各种动物模型。如用高温、高湿的环境因素建立温病湿热证或发热动物模型，用烟雾吸入法建立肺虚证动物模型，用限制活动或激怒的方法建立肝郁证动物模型，用高脂食物建立高脂血症动物模型，用过度营养法建立厌食证动物模型等。

4. 手术损伤　以手术造成动物损伤的方法建立动物模型。如用切除部分肾脏法建立慢性肾衰竭动物模型，用血管结扎法建立脑缺血动物模型等。

5. 其他　如用肿瘤细胞接种法诱发肿瘤动物模型，以放射线照射法建立衰老动物模型，以自体血凝块注入法建立中风动物模型等。

（三）常用的中医病证动物模型

在中医科研领域中，建立中医动物模型的目的是从中医学角度探索人体的生命现象、疾病规律和治疗方法。所以，建立中医动物模型，要以中医理论为指导，以整体观念为核心，采用多方法、多途径模拟中医的致病因素。常用的中医病证动物模型分为如下三类：

1. 中医证候动物模型　中医认识疾病常以"证"的形式概括，因此证候也就成为研究治则、治法的基础。在中医实验研究中，"证候"动物模型的研究是起步最早、最有中医特色的内容。经过几十年的实践，已经建立了各种中医证候的动物模型，如肾虚证、脾虚证、肝郁证、阴虚证、阳虚证、气虚证、血虚证、阳明腑实证、卫气营血分证等，并进行了中医证候实质以及药物作用机制的实验研究。但迄今为止对证候的病理本质尚未探明，即缺乏证候原型本质特征的参比，因此中医证候动物模型尚需作长期的探索和积累。

2. 疾病动物模型　指以中医学疾病名称称谓的动物模型，如中风模型等。此类动物模型大多采用或参照相对应的西医疾病动物模型的复制方法，或在造模因素上稍加改进。

3. 病证结合动物模型　指具有中医某些证候特点的现代医学疾病动物模型，如肾阴虚型高血压模型、肾阳虚型高血压模型、脾阳虚型肝损伤模型、脾气虚型慢性萎缩性胃炎模型、肝郁型胃溃疡模型等。

（四）　建立动物模型的注意事项

1. 差异性　实验动物毕竟与人类有较大差距，动物实验获得的结果是否完全适用于人类，对此应持审慎的态度，最后的结论应参照临床试验和临床调查的结果。尤其对中医病证而言，单纯动物实验很难反映其复杂性和综合性。所以，在中医学的科研领域，更加强调和推崇动物实验与临床试验相结合的研究方法。

2. 特异性　中医的精髓是望、闻、问、切四诊合参，辨证论治。但是望、闻、问、切在动物实验中是难以做到的，此外，中医病证动物模型也较难复制。例如，西医复制一个感冒的动物模型很容易，但是中医感冒分为风寒、风热等类型，而且不同感冒的不同阶段其性质都是不同的，这些模型很难建立与复制。

3. 生态性　随着社会进步和科技发展，实验动物科学越来越重视实验动物的福利与保护，动物实验的替代原则已经成为实验动物科学发展的国际趋势和当今医学实验中被广泛关注的重要准则，它不仅可以提高动物实验的质量，而且能够使实验结果更加准确、可靠。替代的核心内容是减少（reduction）、替代（replacement）和优化（refinement），即：通过精心设计实验方案，尽可能地减少实验动物的使用量；以低等生物或实验材料替代活体动物进行实验；优化动物的生存质量。

第二节　细胞生物学实验技术

细胞（cell）是一切生命体结构和功能的基本单位。细胞生物学（cell biology）是研究细胞的学科，是从显微、亚显微和分子水平三个层次上，研究细胞的结构、功能和各种生命规律的一门科学。从生命结构层次看，细胞生物学位于分子生物学与发育生物学之间，同它们相互衔接，互相渗透。

一、细胞生物学实验技术

细胞生物学实验技术指与细胞生物学研究相关的实验技术，包括细胞形态与结构观察技术、细胞化学分析技术、细胞生理学技术、细胞工程技术等内容。现已形成丰富的细胞生物学实验技术体系，是人们从事科学研究的重要工具。

1. 细胞生物学实验技术体系　如表10-2所示。

表 10-2　细胞生物学实验技术体系

技术方法	内容
细胞离体培养技术	细胞的体外培养是细胞生物学的基本研究技术。在生命科学基础理论研究和应用科学研究中也是非常重要的基础技术，应用极其广泛。在分子生物学研究和细胞工程及基因工程等高科技领域，也是不可缺失的技术方法
细胞形态结构观察技术	显微镜技术是细胞生物学基本和重要的研究技术。细胞一般显微结构的观察主要依赖于各种光学显微镜技术，包括普通光学显微镜、复式显微镜、倒置显微镜、荧光显微镜、相差显微镜、偏光显微镜、暗视野显微镜、激光共聚焦扫描显微镜等。细胞超微结构观察主要依靠电子显微镜技术，包括透射电子显微镜、扫描电子显微镜等。细胞的大分子结构观测可以应用扫描隧道显微镜、原子力显微镜和 X 射线衍射仪。观察方式分为活体细胞观察、细胞固定染色观察和组织切片固定染色观察。记录观察结果可采用静态显微摄影和动态显微拍摄录像
细胞亚显微结构和化学组分离分析测定技术	细胞中的某些细胞器、亚细胞组分和生物大分子的分离主要靠高速离心和差速离心技术，配合相应的提取纯化方法。一些生物大分子组分，如酶类、蛋白质、脂类、糖类、DNA、RNA，可依据研究需要，选用细胞分化染色技术、免疫组织化学技术、分子标记及放射自显影技术、流式细胞术、活细胞内分子示踪技术等。以上技术方法是研究细胞生物学中结构和功能关系，判定评价细胞功能状态的重要手段
细胞各种生命现象的研究技术	研究细胞生命活动的规律，对揭示生物体整体生命现象的物质本质和规律具有重要意义。目前常用细胞免疫研究技术、细胞增殖和细胞周期研究技术、细胞遗传研究技术、细胞凋亡研究技术、细胞信号传导研究技术、细胞代谢研究技术和肿瘤细胞研究技术等
细胞工程技术（细胞操作技术）	细胞工程即按研究者的意愿，运用细胞生物学和分子生物学技术来改造细胞的结构和性状，产生出新的细胞，以最终用于生产或医疗实践，或更深入的研究开发。细胞工程就是在细胞水平上动手术，目前常用：经细胞杂交，筛选杂种细胞株技术；人工诱变培育突变细胞株技术；经细胞拆合、细胞核质杂交，获得克隆动物技术；DNA 转染获得基因重组细胞株技术；转基因动物技术；染色体工程；大规模细胞培养技术等
细胞分子生物学技术	已成为了生物学的前沿和生长点，引领着生命科学的发展

2. 细胞分子生物学技术领域

（1）细胞基因组 DNA 提取、纯化、定量分析技术：目的基因鉴定，即探针与 DNA 分子杂交技术；目的基因的克隆扩增及表达技术；基因芯片技术；目的基因结构分析技术与 DNA 测序技术；基因敲除技术、Southern blotting 印记杂交技术等。

（2）细胞总 RNA 提取、纯化、定量分析技术：目的 RNA 的鉴定，即探针与 RNA 分子杂交，分别有斑点印迹杂交、Northern blotting 印迹杂交和 RT-PCR 技术，可定量分析目的 RNA 的表达量。

（3）细胞总蛋白质提取、纯化、定量分析技术：目的蛋白质的鉴定，即蛋白质分子杂交，分别有免疫组织化学技术和 Western boltting 杂交技术，可定量分析目的蛋白质的表达水平；目的蛋白质的结构分析技术，有氨基酸序列测定和蛋白质结构的生物化学分析方法。

二、细胞生物学的实验方法

1. 细胞培养（cell culture）　是指在无菌条件下，从机体中取出组织或细胞，模拟机体内正常生理状态下生存的基本条件，使其在培养器皿中继续生存、生长和繁殖的方法，也被称为组织培养。

（1）细胞培养的条件：①温度：温度过低时细胞生长缓慢甚至不生长，温度过高会导致细胞损伤甚至死亡，人和哺乳动物细胞培养常用 $36.5\pm0.5℃$。②气体环境和氢离子浓度：动物细胞需要不断供给氧气和二氧化碳，培养细胞所需要的氧和二氧化碳由接有二氧化碳钢瓶的培养箱提供。氧气参与三羧酸循环以供给细胞能量，二氧化碳主要维持培养基的 pH 值，提供适宜细胞生长的酸碱度。pH 值过小或过大均可导致细胞死亡，大多数细胞的适宜 pH 值为 $7.2\sim7.4$。③渗透压：细胞在高渗溶液或低渗溶液中，可以立即发生皱缩或肿胀、破裂，因此渗透压是体外培养细胞的重要条件之一。④培养基：细胞生长的营养物质由培养基供给。目前常用基础培养基有 Eagle 培养基、RM1640、DMEM 及 F12 培养基等。这些基础培养基虽然组成不尽一致，但都含有细胞所需要的氨基酸、维生素和微量元素等成分。⑤无菌条件：细胞培养时为避免环境中的微生物及其他有害物质的影响，需要特殊的无菌室，并且在实验过程中需严格执行无菌操作。无菌操作也是组织细胞培养技术与其他实验技术的最主要区别点。⑥血清：基础培养基只能提供细胞生长的简单营养物质，细胞实际培养时，还需要添加一些天然的生物成分，其中主要是血清。

（2）细胞培养的生长过程：体外培养细胞的寿命（细胞系的生长过程）可分为三个阶段：①细胞/组织原代培养（primay culture）：又称初代培养，即直接从体内获取的组织或细胞进行首次培养。原代细胞的特点是细胞或组织刚离开机体，生物状态尚未发生很大的改变，一定程度上可反映它们在体内的状态，表现出来源组织或细胞的特性，因此多用于药物实验，尤其是药物对细胞活动、结构、代谢、有无毒性或杀伤作用等研究，是极好的研究工具。常用的原代培养方法有组织块培养法及消化培养法。②细胞的传代培养（secondary culture）：当原代细胞经增殖达到一定密度后，将细胞分散，从一个培养器以一定比例移到另一个或几个培养器中的扩大培养称为传代培养。传一次习惯上就称为一代，用这种方法可以重复传代数周、数月以至数年，否则会因无繁殖空间、营养耗竭，而影响生长，甚至整片细胞脱离基质悬浮起来直至死亡。所以当细胞达到一定密度时，应传代或再次培养，以便繁殖更多的细胞，另一方面也是防止细胞的退化死亡。③细胞的衰退期：一般有限细胞系在多次传代后，细胞虽仍然存活，但增殖已逐渐变缓，细胞进入衰退期，最后自然死亡。

（3）细胞培养的生长方式及类型：①贴附生长型细胞：应贴附于底物才能生长的细胞。从形态上大体分为上皮细胞型及成纤维细胞型，还有一些难以确定其稳定形态的细胞。②悬浮生长型细胞：不需要附着于底物而于悬浮状态下即可生长。

（4）细胞/组织培养的主要优点：①研究的对象是活的细胞。可实时监控、检测甚至定量评估一部分活细胞的情况，包括其形态、结构和生命活动等。这点是其他方法所无法取代的。②研究的条件可以人为控制。实验中可以根据需要，通过控制 pH 值、温度、O_2 张力、CO_2 张力等物理化学的条件进行实验、观察。③研究的样本，可以达到比较均一性。细胞培养所得到的细胞系属同一类型的细胞，需要时可采用克隆等方法使细胞达到单一化。④研究的内容便于观察、检测和记录。细胞形态结构的变化，细胞内物质的合成、代谢变化等。⑤研究的范围比较广泛。细胞培养在细胞学、免疫学、肿瘤学、生化学、遗传学、分子生物学等多学科中均可进行研究。

（5）细胞/组织培养的主要缺点：①体外培养的细胞是一种既保持动物体内原细胞一定的形状、结构和功能，又具有某些改变的特定的细胞群体，不能将其与体内细胞完全等同。②细胞培养存在一定的不稳定性，尤其是反复传代、长期培养者，可能发生染色体非二倍体改变等情况。③细胞培养对人员、设备等条件都要求较高。

2. 器官培养（organ culture） 指用特殊的装置使器官、器官原基或器官的一部分在体外培养存活，并保持其原有的结构和功能。器官培养方法很多，实验者可根据情况选择采用，最经典的方法即表玻皿器官培养法，最常用的方法是不锈钢金属网格法及 Wolff 培养法和扩散盒培养法。器官培养可模拟体内的三维结构，用于观察组织间的相互反应、组织与细胞的分化以及外界因子包括药物对组织细胞的作用。

3. 放射自显影（autoradiography） 是利用放射性同位素（radioisotope，RI）核裂变时放出的核射线可使感光材料中的溴化银颗粒感光后还原成银粒的原理，显示标本或样品中放射物的分布、定量以及定位的方法。将标记的示踪剂注入机体或掺入培养基中，经细胞摄取后，取被检组织或细胞制成切片或涂片标本，并与感光材料紧贴，经适当时间的曝光、显影和定影后，可呈现出与标本中示踪剂分布部位、数量、强度（浓度）完全一致的影像。可得知示踪剂的精确分布和含量放射性同位素能在紧密接触的感光乳胶中记录下它存在的部位和强度，准确显示出形态与功能的定位关系。现在已将放射自显影术与电镜以及生物分子结合起来，不但可以研究放射性物质在组织和细胞内的分布代谢，而且可以揭示核酸合成及其损伤等改变，目前已在生命科学各领域被广泛应用。

4. 染色体分析技术 染色质或染色体是遗传物质在细胞水平的形态特征。前者指当细胞处于合成期时遗传物质经碱性染料着色后，细胞核呈现出细丝状弥漫结构；当细胞进入分裂期时，染色质细丝高度螺旋化凝聚为具有形态特征的染色体。染色体形态观察分析的最佳时期是在分裂中期，复制后的染色体达到最高程度的凝聚，称为中期染色。染色体分析应用领域很广，主要用于：①临床诊断；②研究不育和习惯性流产发生的遗传基础；③通过检查胎儿的染色体，预防染色体异常所致先天畸形（如先天愚型）的出生；④根据染色体的多肽性进行亲子和异型配子的起源研究，结合 DNA 重组技术可以将基因定位于染色体的具体区带上。

5. 电子显微镜（the electron microscope） 指以电子束为光源的显微镜，主要有透射电子显微镜、扫描电子显微镜等。电镜的主要特点是：①景深大，较光学显微镜大几百倍；②图像富有立体感，是一个具有真实感的三维结构立体图像；③图像放大范围大，光学显微镜有效放大倍数为 1000 倍左右，透视电镜的放大倍数为几百倍至 100 万倍，扫描电镜可放大十几倍至几十万倍；④分辨率高，扫描电镜为 $6 \sim 3nm$，透射电镜的分辨率可达 $0.1 \sim 0.3nm$；⑤样品可在三维空间平移和旋转，聚焦后可以任意放大倍数，而不需重新聚焦反复调整。

6. 细胞、细胞器等及细胞间质的分离

（1）细胞分离：将不同的细胞及亚细胞组分进行分离在现代生物学研究中起着重要的作用。如研究某种药物治疗白血病的机理，需要分离培养人或动物的骨髓细胞，观察药物的细胞作用；研究与细胞生长分化有关的生长因子的作用，需将与此类因子有关的细胞分离出来；细胞膜、线粒体等细胞的亚组分分离，对于研究信号传递、某些遗传疾病等是必不可少的手段。

（2）细胞膜分离：生物膜（biomembrane）包含细胞内的膜系统与细胞质膜，它们都有共同的结构和特征。首先要分离出形状完整的、具有生物活性的、高纯度的细胞膜，用于研究细胞膜的结构和功能，以利于观察膜在细胞与环境进行能量交换及信息传递的过程中所发挥的作用。

（3）细胞核分离：细胞核是细胞生命活动的调控枢纽，也是蕴藏和控制遗传信息的核心。细胞核分离是研究细胞核形态结构及基因表达的首要步骤。不同组织来源的细胞经匀浆后，用分级离心或超声波处理等方法进行纯化。

（4）溶酶体分离：溶酶体含有多种水解酶，能分解各种内源性和外源性物质，相当于细胞的消化器官。溶酶体分离常用于研究因溶酶体功能缺陷而引起的多种疾病。

（5）线粒体分离：线粒体是细胞呼吸的主要场所。它通过氧化和磷酸化反应将储存于有机物中的化学能转换为 ATP，为细胞生命活动提供直接能量。制备线粒体关键是保持其完整性及其纯度。

（6）细胞 DNA、RNA 分离与纯化：核酸是遗传信息及基因表达的物质基础。核酸的提取与纯化关键是保持核酸的完整性，但较困难，主要因为：一是细胞内有活性很高的核糖核酸酶；二是酸碱等化学因素；三是高温机械损伤等物理因素，需严格遵守操作规程。

第三节　分子生物学实验技术

分子生物学（molecular biology）是从分子水平和整体水平上研究生命现象、生命本质、生命活动及其规律的一门学科，是生物化学与其他学科相互交叉和相互渗透而形成的一门新兴学科。其研究对象是核酸和蛋白质等生物大分子，实验技术的发展、进步和创新是推动分子生物学研究发展的直接动力，医学分子生物学的知识和技术手段对于培养高端的医学及科研人才是必不可少的。

一、蛋白质、核酸的提取与分离

蛋白质、核酸是分子生物学的主要研究对象，从生物体中提取与分离特定种类的蛋白质或核酸分子是分子生物学研究的首要任务，其质量优劣对后续的蛋白质定量研究、基因差异表达研究、构建载体、测序等实验结果至关重要。

1. 蛋白质的提取与分离　可分为前处理、粗分级分离和细分级分离三步。

（1）前处理：指在保留生物活性的前提下，把蛋白质从其来源组织细胞中提取出来。可根据不同目的细胞的性质采用超声、低渗、酶解、冻融、液氮研磨等方法裂解。选择合适的缓冲液提取目的蛋白质，采用离心或过滤等方法除去细胞碎片等不溶物。接着可采用不同溶剂和调整影响蛋白质溶解度的外界因素，如温度、pH、离子强度等，把所需的蛋白质从细胞内复杂的组分中提取分离出来。

（2）粗分级分离：即用适当方法处理获得的蛋白质提取液，将目的蛋白质与其他大多数杂蛋白分离开来。最常用的方法是利用蛋白质溶解度差别进行分离。一般采用分步盐析、有机溶剂分级沉淀、等电点沉淀等方法。

（3）细分级分离：是为了得到高纯样品的步骤，一般使用层析法进行，必要时还可选用电泳法作为最后的纯化步骤。层析法是蛋白质纯化的关键技术，也称为"色谱法"，其基本特征是具有一个固定相（固态物质）和一个流动相（待分离蛋白质溶液），当两相进行相对运动时，这些物质在两相间进行反复多次的分配，从而得到分离，包括气相色谱法和液相色谱法两种。

此外，对样品中的蛋白质进行准确可靠的定量分析，也是一项重要的工作。可根据蛋白质的不同性质采用不同的蛋白质测定方法，比如根据物理性质可以选用紫外分光光度法，根据化学性质可采用蛋白质定量法、胶体金法等，根据染色性质可选用考马斯亮蓝染色法和银染法。

2. 核酸的提取与分离 核酸提取的主要步骤有：①裂解细胞；②去除与核酸结合的蛋白质、多糖等生物大分子；③分离核酸；④去除其他杂质（无机盐、不需要的其他核酸分子）。不同核酸的存在形式和亚细胞定位不同，具体的提取方法也不同。随着生物技术的不断进步，核酸提取方法也越来越简便，各种核酸提取试剂盒基本能满足各种实验需要。主要包括 DNA 和 RNA 的分离纯化技术。

DNA 通过高温变性，使双链 DNA 间的氢键断裂形成单链 DNA，当温度降到一定程度后，分开的单链 DNA 又会重新结合成双链 DNA 的复性过程。尽管双链 DNA 的化学性质比较稳定，但容易断裂成片段，因此在 DNA 的分离纯化过程中保证其完整性至关重要。

而核糖核酸酶（ribonuclease，RNase）是一类水解 RNA 的内切酶，生物活性比较稳定，但其分布十分广泛，除细胞内有丰富分布外，在实验环境中，如试剂、器皿、人皮肤中都有 RNase 存在。因此，RNA 分离最关键的因素是防止 RNase 污染。可以通过加入蛋白变性剂抑制内源 RNase，通过使用 DEPC（diethyl pyrocarbonate，焦碳酸二乙酯）来抑制外源 RNase。核酸提取后可通过紫外分光光度法、电泳比较法以及一些化学检测法来进行核酸定量的测定。

二、PCR 技术

PCR（polymerase chain reaction）技术即 DNA 体外扩增技术，又称聚合酶链反应，这一技术操作简单，容易掌握，结果也相对可靠，为基因的分析与研究提供了强有力的手段。

PCR 与细胞内 DNA 半保留复制的化学本质一致，但过程更简便，是用一对单链寡脱氧核苷酸作为 PCR 引物（引物对），通过变性、退火、延伸三个基本步骤的数十次循环，使目的 DNA 得到扩增。PCR 技术具有特异性强、灵敏度高、简便快速、对标本的纯度要求低的特点。

PCR 技术自发明以来在各个领域得到广泛应用，PCR 技术本身也在不断发展和完善，目前已衍生出各种特殊 PCR 技术，例如逆转录 PCR、定量 PCR、重组 PCR、反向 PCR、复合 PCR 等。其中最常用的是逆转录 PCR 和定量 PCR。

1. 逆转录 PCR（reverse transcriptase PCR，RT-PCR） 是逆转录与 PCR 的联合，即先以 RNA 为模板，用逆转录酶催化合成其 cDNA，再以 cDNA 为模板，用 Taq 酶通过 PCR 扩增其特异序列。

逆转录 PCR 使 RNA 检测的敏感性提高了几个数量级，能对一些极微量的 RNA 样品进行分析，常用于基因表达分析、cDNA 克隆、cDNA 探针制备、转录体系制备、遗传病诊断、RNA 病毒检测。逆转录引物是逆转录 PCR 成功的关键。

2. 定量 PCR 又称实时荧光定量 PCR、实时定量 PCR、实时 PCR，是一种通过实时监测 PCR 进程对 DNA 进行定量分析的方法，即在 PCR 体系中加入一种荧光探针，扩增过程中产生荧光，荧光强度与扩增产物水平成正比，所以通过对荧光强度的实时监测跟踪 PCR 进程，最后根据连续监测下获得的 PCR 动力学曲线可定量分析初始模板的水平。其与 RT-PCR 联合可以定量分析 mRNA 以研究基因表达，是最快速、最简便、最常用的 RNA 定量方法，广泛应用于基础研究（等位基因、细胞分化、药物作用、环境影响）和临床诊断（肿瘤、遗传病、病原体）。

三、基因组学

基因组学（genomics）的概念最早于 1986 年由美国科学家 Thomas Roderick 提出，是研究基因组的组成、结构、功能及表达产物的学科，是揭示生命全部信息的前沿学科。基因组学主要研究内容包括结构基因组学、功能基因组学、比较基因组学。人类基因组计划使基因组学迅速崛起，将对生物学、医药学乃至整个人类社会产生深远影响。

基因组学以遗传学技术、分子生物学技术、生物信息学技术、电子计算机技术和信息网络技术为研究手段，在群体水平上研究基因组，研究内容包括分析基因组序列，绘制基因组图谱，研究基因（基因定位、基因结构和基因功能及其关系、基因相互作用），建立数据库，储存、管理、分析基因组信息，并应用于生物学、医药学及农业、工业、食品、环境等领域。基因组学为中医证候的现代化研究提供了新方法，特别是基因芯片技术的出现，为中医复杂的证的研究带来了可能性。中药材及中药复方中所含化学成分、有效成分的鉴定存在很多困难，药物基因组学和基因芯片为人们从基因网络的层次上分析整个生物体系提供了一个重要的平台。目前基因组学应用于中药研究中的领域主要包括探索中药作用靶点及机制、中药有效部位的确定、中药材鉴定及道地药材鉴别等。此外，由于针灸学在关键性功能基因调控方面优势明显，有学者尝试通过借鉴基因科学的先进的理论与技术，建立"针灸-基因表达谱"数据库，从而对针灸作用机制进行研究。

1. 结构基因组学（structural genomics） 结构基因组学代表基因组分析的早期阶段，主要通过 HGP 的实施，解析人类自身 NDA 的序列和结构。结构基因组学主要使用脉冲场凝胶电泳（PFGE）、毛细血管电泳、基因芯片技术、全基因组随机测序等研究方法建立高分辨率的遗传图谱、物理图谱、转录图谱和序列图谱。

基因定位技术常用荧光原位杂交（FISH）和辐射杂种细胞系（RH）技术。FISH 是将荧光标记的探针与染色体杂交确定分子标记所在位置，可以定位基因组中多个同源位点，结果直观、可靠，而 RH 法则很困难。但是 FISH 法检测步骤繁杂，尤其受探针大小的影响较大，而且结果需要专业的细胞遗传学家进行分析，相比之下，RH 法简单易行，定位精度高，适合于小至 1～2kb 以下的序列，根据统计方法可以直接进行染色体定位。

2. 功能基因组学（functional genomics） 亦称后基因组学（postgenomics），是研究基因组中全部基因序列和非基因序列功能包括基因表达及其调控的学科。它利用基因组信息，借助大规模、高通量、自动化的分析技术及生物信息学平台，在整体规模上全面系统地研究基因组。功能基因组学主要研究动态的基因组信息包括转录、翻译、蛋白质相互作用等。常用技术有基因芯片技术、基因表达系列分析技术、RNA 干扰技术、生物信息学技术、消减杂交技术、转基因技术和基因靶向技术。

3. 比较基因组学（comparative genomics） 通过模式生物基因组之间或模式生物基因组与人类基因组之间的比较与鉴定，为研究生物进化和预测新基因的功能提供依据。

四、蛋白质组学

蛋白质组学的概念由瑞士学者 James 于 1997 年提出，并仿造了一个混合词"proteomics"。蛋白组学应用组学技术研究一定条件下的蛋白质组，包括组成、结构、性质、功能、分布、相互作用和条件变异等，建立和应用蛋白质信息数据库。

1. 概念 蛋白质组学（proteomics）是以蛋白质组为研究对象，系统、高通量地研究蛋白质的特征及结构，包括蛋白质表达水平、翻译后修饰、蛋白质相互作用等，力求获得对生物体疾病过程、生理生化特征和调控网络的完整认识。在某种程度上，蛋白质比基因更能直接地反映生理功能的过程及其变化。蛋白质组的多样性和动态性使蛋白质组学研究要比基因组学研究复杂得多。因此，基因组学只是组学研究的起步，蛋白质组学才是组学研究的核心。

2. 特点 主要特点如下：

（1）多样性：不同组织细胞的蛋白质组不尽相同，因为基因表达具有组织特异性。相比之下，同一个体不同组织细胞的基因组完全一样。

（2）无限性：如果考虑蛋白质的修饰，蛋白质组的蛋白质数量是很难估计的，因此对蛋白质的直接研究是没有止境的。

（3）动态性：一种组织细胞的蛋白质组在不同发育阶段、不同代谢条件下不尽相同，并且直接决定了组织细胞的表型，这是因为基因表达具有时间特异性、条件特异性。相比之下，基因组具有稳定性。

（4）空间性：不同的蛋白质分布在细胞的不同部位，不同的分布部位与其功能是密切相关的。因此，对蛋白质组的研究不仅要考虑时间因素，更需要考虑空间影响。

（5）相互作用性：蛋白质间存在广泛的相互作用，不存在"孤立蛋白质"，因此对其研究主要分为两个方面，一方面研究蛋白质相互作用的网络，另一方面对蛋白质复合体组成进行分析。

（6）技术复杂性：在基因组研究中，DNA 测序是一个最基本最主要的工具，而在蛋白质组研究中，需要的研究技术远远不止这一种，且技术难度也大于基因组研究技术。

（7）互相依赖性：蛋白质组的许多研究工作都离不开对基因组的研究，尤其在对蛋白质相互作用的研究中更为突出。

（8）蛋白质组学研究更接近生命活动的本质和规律：蛋白质是生物体的结构基础，是生命活动的主要执行者和体现者。蛋白质组的变化直接反映生命现象的变化。研究蛋白质组可以更全面、细致、直接地揭示生命活动规律。

3. 研究内容 主要涉及结构蛋白质组学（structural proteomics）和功能蛋白质组学（functional proteomics）。结构蛋白质组学又称组成蛋白质组学，是蛋白质组表达模式的研究，是针对生物体的基因组和转录组数据库，进行其蛋白质组表达研究。功能蛋白质组学为蛋白质组学研究的最终目标，是蛋白质组功能模式的研究，即与细胞内特定功能或特定条件相关的一组蛋白质的复杂网络作用研究。

4. 支撑技术 双向电泳技术、质谱技术和生物信息技术是研究蛋白质组的核心技术。针对以上技术耗时长、花费大、染色敏感度低的缺陷，已逐渐新发展了如荧光差异显示双向电泳技术、多维液相分离系统、蛋白质芯片技术、同位素亲和标签技术、激光显微切割技术、串联亲和纯化等可替代或补充双向凝胶电泳的新方法。

5. 应用 主要包括以下几个方面：

（1）病理研究：阐明人类各种疾病的发病机制。

（2）疾病诊断：包括疾病的筛查、分期、分型等。

（3）疾病治疗：例如病程分析，治疗方案及手术时机的确定等。

（4）药物开发：在中药鉴定中，蛋白芯片技术与药用植物化学结合，可用于药用植物种群和个体的鉴别。

五、代谢组学

代谢组学（metabonomics）是效仿基因组学和蛋白质组学的研究思想，对生物体内所有代谢物进行定量分析，并寻找代谢物与生理病理变化的相对关系的研究方式，是系统生物学的组成部分。1999 年 Nicholson 研究小组首次提出代谢组学的概念。

1. 概念 目前认为代谢组学是以组群指标分析为基础，以高通量检测和数据处理为手段，研究生命体系受到环境影响、物质干扰，出现生理扰动或发生基因突变时，生物体整体或组织细胞代谢系统表现出的各种动态变化及其变化规律，从整体水平评价生命体系的功能状态及其变化。代谢组学是继基因组学、转录组学、蛋白质组学后系统生物学的另一重要研究领域。它所关注的是代谢循环中分子量小于 1000 的小分子代谢物的变化，反映的是外界刺激或遗传修饰的细胞或组织的代谢应答变化。

2. 与基因组学和蛋白质组学的关系　代谢组学与基因组学、蛋白质组学无论是研究对象还是研究方法之间都有着明显的差别。但尽管如此，它们之间仍然有着紧密的联系。基因组决定着生物个体的生长、发育、表型和代谢，但生物个体的生长、发育、表型和代谢还受环境因素影响。蛋白质组反映基因表达过程中蛋白质的代谢状况，蛋白质的合成和修饰、运输和降解等环节均受到调控，并受基因组、转录组、代谢网络、饮食、体内微生物和药物等因素的影响。代谢组作为生物信息流的终端结果，与基因组、转录组、蛋白质组均有密切联系，并受饮食、体内微生物和药物等因素的影响。

基因组、转录组、蛋白质组与代谢组是生物信息传递的几个阶段，可以运用代谢组学的研究成果建立相应的数据库和专家系统，并且与其他组学数据库整合，建立基因突变、基因表达和代谢扰动之间的内在联系，在整体水平系统地认知生命。

3. 支撑技术　代谢组学研究一般包括代谢组数据的采集、数据预处理、多变量数据分析、标记物识别和途径分析等步骤。色谱、质谱、核磁共振、红外光谱、库仑分析、紫外吸收、荧光散射、放射性检测、光散射等分离分析手段及其组合都在代谢组学的研究中得到应用。

4. 代谢组学在中医药研究中的应用　通过与其他组学联合，代谢组学不仅已应用于疾病诊断和疾病治疗、靶点确证和药物开发等，也开始应用于中医药研究。在中药研究中，代谢组学技术目前主要用于研究中药对代谢的影响，研究中药的药理、毒理和安全性，建立中药材质量评价标准等。

第十一章　医学科研数据管理与统计分析方法 ▷▷▷▷

医学科研工作的基本流程可以简单归纳为：研究设计→搜集资料→整理资料→分析资料→结果报告与结论表达等。这其中的任一环节发生缺陷，都有可能影响研究成果的质量，甚至导致得出错误的结论。为加强医学科研数据管理，提高统计分析的质量，确保临床试验结果的准确可靠、科学可信，国际社会和世界各国都纷纷出台了一系列的法规、规定和指导原则，用以规范临床试验数据管理的整个流程。同时，现代新药临床试验的发展和科学技术的不断进步，特别是计算机、网络的发展又为临床试验及其数据管理的规范化提供了新的技术支持，也推动了各国政府和国际社会积极探索临床试验及数据管理新的规范化模式。因此，科研工作者要事先对各个环节做好周密计划，做到胸有成竹。

第一节　医学科研数据管理

科研试验数据管理的目的是确保数据的完整、准确、可靠和及时，以获得高质量的原始数据。

一、数据质量管理概述

数据质量是评价试验结果的基础，国际社会和发达国家均已建立了临床试验数据管理的若干法规、准则和技术指导原则，以保证试验数据的质量。人用药品注册技术要求国际协调会议的《药物临床研究质量管理规范》（ICH E6 GCP），对开展临床试验的研究者、研制厂商的职责以及有关试验过程的记录、源数据、数据核查等都直接或间接地提出了原则性的规定，以保证临床试验中获得的各类数据信息真实、准确、完整和可靠。国际临床试验数据管理学会（Society of Clinical Data Management，SCDM）发布了一部《临床数据管理规范》（Good Clinical Data Management Practice，GCDMP），对临床试验数据管理工作的每个关键环节都规定了相应操作的最低标准和最高规范，为临床试验中数据管理工作的实际操作提供了具体的技术指导。

临床试验的数据管理大多基于纸质病例报告表（Case Report Form，CRF）的数据采集、电子化数据采集与数据管理系统。但是，由于缺乏国家数据标准，同类研究的数据库之间难以做到信息共享，导致我国的临床试验数据管理欠规范化，直接影响了我国的新药研发与监管。为规范临床试验数据管理的整个流程，我国政府有关部门先后出台了一系列的相关规定和指导原则，如《药物临床试验质量管理规范》（Good Clinical

Practice，GCP)、《医疗器械临床试验质量管理规范》《临床试验的电子数据采集技术指导原则》《国家食品药品监督管理总局药物临床试验数据核查工作程序（暂行)》《药物非临床研究质量管理规范》《临床试验数据管理工作技术指南》《药物临床试验数据管理与统计分析的计划和报告指导原则》等，对临床试验数据管理提出了一系列的原则要求。

二、数据管理工作的基本内容

在进行临床试验之前，应当由数据管理部门和申办方根据项目实际情况制定数据管理计划（data management plan，DMP)，并明确相关人员职责。数据管理计划是由数据管理人员依据临床试验方案书写的一份动态文件，详细、全面地规定并记录某一特定临床试验的数据管理任务，包括人员角色、工作内容、操作规范等。

（一） CRF 的设计与填写指南

1. CRF 的设计　临床试验目前主要依赖于 CRF 来收集试验过程中产生的各种数据，CRF 的设计由申办者、申办者委托的合同研究组织（contract research organization，CRO)、研究者、数据管理和统计人员等共同参与，必须保证收集试验方案里要求的所有临床数据（外部数据除外）。

2. CRF 填写指南　CRF 填写指南是根据研究方案对于 CRF 进行具体的填写说明。纸质 CRF 填写指南应作为 CRF 的一部分或单独文档打印，电子数据采集（electronic data capture，EDC）系统可以设计针对表单的说明、在线帮助、系统提示以及针对录入数据产生的对话框等。

临床研究者必须严格遵照标准操作规程（standard operating procedure，SOP)，根据原始资料信息准确、及时、完整、规范地填写 CRF，并保留修改痕迹。

（二） 数据录入与核查

1. 数据录入　数据可以通过多种方式进行接收，如传真、邮寄、可追踪有保密措施的快递、监查员亲手传递、网络录入或其他电子方式。数据接收过程应有相应文件记录，以确认数据来源和是否接收。数据录入一般使用双人双份录入、带手工复查的单人录入、直接采用 EDC 方式等。

2. 数据核查　数据管理人员应对方案中规定的主要和次要有效性指标、关键的安全性指标进行充分的核查以确保这些数据的正确性和完整性。应确保原始数据被正确、完整地录入到数据库中，检查缺失数据，查找并删除重复录入的数据，核对某些特定值的唯一性（如受试者 ID)；在随机对照试验中，检查入组随机化实施情况；根据临床试验方案检查受试者纳入/排除标准、试验用药计划及合并用药（或治疗）的规定等；核查入组、随访日期之间的顺序判断依从性情况；根据相应事件之间的逻辑关联来识别可能存在的数据错误；识别在生理上不可能出现或者在研究人群的正常变化范围外的极端数值；一致性核查等。数据核查应该是在未知试验分组情况下进行，可通过手动检查和电脑程序核查来实现。错误的数据在数据清理过程中会被纠正，并记录在稽查轨迹里，数据管理过程中应保存质疑过程的完整记录。

数据管理员应及时对外部数据进行核查，并对发现的问题启动质疑，对这些数据进行源数据核查。

（三） 数据盲态审核与数据库锁定

在临床试验数据库锁定前，应由申办方、研究者、数据管理人员和统计分析师在盲态下共同审核数据中未解决的问题，并按照临床试验方案进行统计分析人群划分、核查严重不良事件报告与处理情况记录等。如双盲临床试验还需检查紧急揭盲信件和临床试验总盲底是否密封完好，如有紧急揭盲情况发生，需有紧急揭盲理由及处理报告。

数据库锁定是为了防止对数据库文档进行未授权的更改而取消的数据库编辑权限。数据库锁定过程和时间应有明确的文档记录，对于盲法临床试验，数据库锁定后才可以揭盲。

数据管理员应制定数据库锁定清单，书面批准数据库锁定，并由数据管理人员、生物统计师、临床监查员代表、研究者代表等试验相关人员签名及签署日期。一旦获得数据库锁定的书面批准文件，就应收回数据库的数据编辑权限，并将收回数据编辑权限的日期记录在文档中。

如果数据库锁定后发现有数据错误，应仔细处理并记录这些错误数据，并评估这些数据错误对安全性分析和有效性分析的潜在影响。如果一个数据库锁定后又重新开锁，这个过程必须谨慎控制，仔细记录。重新开锁数据库的流程应包括通知项目团队，清晰地定义将更改哪些数据错误，更改原因以及更改日期，并且由主要研究者、数据管理人员和统计分析师等人员共同签署。数据库的再次锁定应遵循和数据库首次锁定一样的原则。

针对期中分析，应严格按照方案中规定时间点或事件点进行分析，期中分析数据库锁定过程与最终分析的数据库锁定要求可能有所不同，但是所有数据库锁定的要求以及采取的步骤都应记录在文件中，还应报告截止至进行期中分析时的数据情况、时间情况及终点事件情况等。

（四） 数据备份与保存

在整个研究的过程中，应及时备份数据库，最终数据集将以只读光盘形式备份。

数据保存的目的是保证数据的安全性、完整性和可及性。在临床试验完成后，应对试验过程中的文档进行存档。

（五） 数据保密及受试者的个人隐私保护

科研机构应建立适当的程序保证数据库的保密性，建立及签署保密协议，规范相应人员的行为，建立保密系统，防止数据库的泄密。

医学科研的受试者个人隐私应得到充分的保护，如姓名、单位、住址、身份证号、电话号码、传真、电子邮件、疗保险号、病历档案、账户、生物识别（影像、声音、指纹、视网膜等）、爱好、信仰等。

三、数据质量保障与评估

建立和实施质量保障和评估措施，可以提高试验数据的质量，以保证试验结果的客观性和可靠性、研究结论的科学性。

（一） 质量保障

质量保障需要确定组织机构，明确从事数据管理工作人员应该具备的资质要求、责任和权限等；质量保障必须具备一定的资源，包括人员、设备、设施、资金、技术和方法等；为保证组织机构按预定要求进行，SOP 的制定非常重要，因 SOP 是数据管理人员工作的行为规范和准则，明确规定各项工作由哪个部门、团队或个人做，怎样做，使用何种方法做，在何种环境条件下做等；质量保障还应有机制确保它能被遵照执行、工作人员不执行规范或操作失控时得到警告，内部质量审核和稽查等是常用的机制，保证质量持续改善。

科研数据质量保障和改善，主要取决于质量控制（quality control，QC）、质量保证（quality assurance，QA）和纠正预防措施（corrective action and preventive action，CAPA）等活动。

1. 质量控制 临床试验数据的质量控制适用于数据处理的每一个方面，如临床研究中心、数据监查、计算机系统生命周期过程和数据的处理过程等。

（1）临床研究中心：所有临床研究人员应具有资质并受到培训，制定质量控制程序，并遵照程序确保设备和数据的安全性和私密性，对数据进行内部审核，确保数据和文件存储归档。

（2）数据监查：主要包括 CRF 审核、电子数据完整性、试验方案依从性、受试者安全性、数据可溯源性、计算机系统使用权限管理等。

（3）计算机系统的生命周期过程：在计算机系统生命周期的每一步都需执行质量控制，以确保所有要求都被记录、测试和满足。

（4）数据处理过程：CRF 的设计恰当、遵从方案、数据收集环境和培训等。对于设计工作的质量控制一般采用过程质控的方法，如 CRF 设计、数据库的设计以及逻辑检验的建立等；对于临床试验阶段的质量控制一般采用实时在线质控，计算某一时间点数据的错误率来评估数据的质量。

2. 质量保证 数据质量保证部门的主要任务是建立质量管理体系，即制定质量方针、质量手册与计划、标准操作程序等，评估数据管理过程是否达到规定的要求，是否按程序执行，同时稽查数据质量。

（1）标准操作程序：标准操作程序（SOP）是为均一性完成一个特定职责而制定的详细书面说明。目的是尽可能控制各种主、客观因素对临床试验结果的影响，降低临床试验的误差或偏差，确保研究资料的真实可靠，提高临床试验结果的质量。数据管理的

SOP 一般包括：数据管理计划、CRF 设计、CRF 填写指南、数据库的建立与设计、逻辑检验的建立、CRF 追踪、数据录入、数据核查与清理、外部电子数据的管理、医学编码、严重不良事件一致性核查、数据库的质量控制、数据库的锁定与解锁、数据的保存与归档、数据的安全性、CRO 的选择与管理、人员培训等。

（2）稽查：由不直接涉及试验的人员定期对试验质量体系的依从性进行系统性检查，以判定试验的执行、数据的记录、分析和报告是否与已批准的试验方案、SOP、GCP 相一致，了解误解或错误发生的原因，并提出预防及改正的建议。数据稽查人员不但要具有稽查的经验，还要熟悉数据管理的过程以及相应的计算机程序，熟悉监管部门对于临床试验数据的标准和要求等。

3. 纠正和预防措施系统　纠正和预防措施（CAPA）是质量系统的基础和质量持续改善的核心，深刻了解数据管理系统和数据管理工作过程，有利于建立有效的 CAPA 系统，加强质量管理体系，保证数据管理符合临床试验目的，确保受试者安全以及数据的完整性。纠正措施是针对已存在的不符合或不期望的现象，消除原因、防止重复出现所采取的措施。预防措施是指针对潜在的不符合或不期望的现象，消除原因、防止发生所采取的措施。

（二）　质量评估

1. 良好数据质量　数据完整、准确、真实和及时是达到良好数据质量的最基本的要求，良好的数据质量可归纳为"ALCOA +"：可归因性（Attributable），易读性（Legible），同时性（Contemporaneous），原始性（Original），准确性（Accurate），持久性（Enduring），完整性（Complete），一致性（Consistent）等。

2. 数据质量评估指标　主要有：录入和报告数据的时间，监查员或稽查员确认有问题的观测的数量或纠正的数量，解决质疑问题所需的时间，CRF 审核所需时间，数据错误的数量等。

评估数据质量最常用的方法是计算错误数据的发生率。错误率=发现的错误数/所检查的数据项总和。

四、数据管理相关人员的职责与培训

（一）　数据管理相关人员的职责

临床试验数据管理工作要求临床试验研究项目团队共同努力、通力协作。与数据管理工作相关的人员包括申办者、研究者、监查员、数据管理员和 CRO 等。

1. 申办者　是保证临床数据质量的最终责任人，应制定质量管理评价程序、质量管理计划与操作指南，设立稽查部门，由不直接涉及试验的人员定期对质量体系的依从性进行系统性检查，以保证数据的完整性，并对数据管理过程的合规性负有监督之责，包括外包时对 CRO 相应工作的合规性和数据质量进行监督。

2. 研究者　应确保以 CRF 或其他形式报告给申办者的数据准确、完整与及时，而且应保证 CRF 上的数据来自于受试者病历上的源数据，并必须对其中的任何不同给出解释。

3. 监查员　应根据源文档核查 CRF 的数据，发现异常时通知研究者，并记录相应的质疑，以确保所有数据的记录和报告正确和完整。

4. 数据管理员　应按照研究方案的要求，参与设计 CRF、建立数据库并进行管理、建立和测试逻辑检验程序。

5. 合同研究组织（CRO）　申办者可以将研究工作部分或全部委托给一个 CRO，但试验数据的质量和完整性的最终责任却是申办者。评价 CRO 时应主要考虑以下因素：CRO 的资质、以往业绩及合同履行能力，质量控制、质量保证的流程，数据管理系统的验证，设施条件，数据管理 SOP 及遵守 SOP 的证明，员工资质，对 SOP 的掌握情况及其培训记录，文档修改控制过程的记录，文件保管系统等。

（二）　数据管理相关人员的培训

负责临床试验数据管理的人员必须经过专业培训，以确保其具备工作要求的适当的资质。

数据管理专业培训应包括数据管理部门 SOP 和部门政策、临床试验数据标准化文档及存档规则、数据管理系统及相关的计算机软件的应用与操作能力、法规和行业标准、GCP、CFDA 法规和指导原则、ICH 指导原则、保密性、隐私和数据安全性培训。

数据管理人员必须保存完整的培训记录以备核查，培训记录需提供课程名称、培训师名称、课程的日期、完成状况、受训人员及其主管的签名。

五、临床试验数据管理系统

数据管理的目的是确保数据的可靠、完整和准确，需要在一个完整、可靠的临床试验数据管理系统下运。因此，临床试验团队应当建立数据管理系统（quality management system，QMS），对可能影响数据质量结果的各种因素和环节进行全面控制和管理，使之处于受控状态，使临床研究数据始终保持在可控和可靠的水平。

（一）　数据管理系统的建立和实施

建立和实施质量管理系统，首先要确立质量方针和目标，以确定预期结果，帮助管理者利用其资源达到这些结果。质量方针是管理者的质量宗旨和方向，质量目标是方针的具体化，是管理者在质量方面所追求的目的。

必须建立一个与质量管理体系相适应的组织结构，明确规定数据管理相关人员的责任和权限，贯彻质量管理体系的文件，协调和运行质量管理。质量管理体系文件一般包括质量手册、程序文件、作业指导书和质量记录等。质量手册的核心是对质量方针目标、组织机构及质量体系要素的描述，程序文件是对完成各项质量活动的方法所作的规定，作业指导书是规定某项工作的具体操作程序的操作规程，质量记录是为完成的活动或达到的结果提供客观证据的文件。

（二）　数据管理系统的基本要求

1. 系统可靠性　在规定条件下和时间内，系统实现规定功能的能力。临床试验数据管理系统必须经过基于风险的考虑，以保证数据完整、安全和可信，并减少因系统或过程的问题而产生错误的可能性。

2. 数据可溯源性　CRF 数据应当与源文件一致，对 CRF 中数据进行的任何更改都应注明日期、签署姓名并解释原因，并应使原来的记录依然可见。临床试验数据的稽查轨迹（audit trail），从第一次的数据录入以及每一次的更改、删除或增加，都必须保留在临床试验数据库系统中。稽查轨迹为系统保护，不允许任何人为的修改和编辑。

3. 权限管理　必须有完善的系统权限控制（access control）与管理，对数据管理系统中不同人员授予不同的权限，只有经过授权才允许操作（记录、修改等），并应采取适当措施来监控和防止未获得授权人的操作。电子签名（electronic signature）是电子化管理系统权限管理的一种手段。

（三）　试验数据的标准化

标准化的数据格式是临床试验数据管理系统与临床试验机构建立医疗信息互通性的基础。临床试验数据的标准化，可以在申办者内部不同研究之间建立无缝数据交换，并为申办者之间的交流、申办者与药物评审机构之间的交流提供便利，也便于各临床试验的药物安全性数据共享，方便元数据（meta data）的存储和监管部门的监察，为不同系统和运用程序之间数据的整合提供统一的技术标准，为审评机构提供方便以缩短审批周期，以更快地提供更高质量的数据。

临床数据交换标准协会（Clinical Data Interchange Standards Consortium，CDISC）是一个全球的、开放的、多学科的非盈利性组织，建立了涵盖研究方案设计、数据采集、分析、交换、递交等环节的一系列标准，如研究数据列表模型（SDTM）、分析数据模型（ADaM）、XML 技术（ODM、Define-XML 与 Dataset-XML）、受控术语集（CT）、临床数据获取的协调标准（CDASH）、实验室数据模型（LAB）、非临床数据交换标准（SEND）、方案呈现模型（PR）、治疗领域数据标准（TA）等。CDISC 标准已越来越得到业内的认可和广泛使用，成为临床试验数据的国际"通用语言"。美国 FDA、日本医药品医疗器械综合机构（PMDA）等强制要求递交符合 CDISC 标准的电子数据，为提高临床试验数据质量以及统计分析的质量和效率，方便数据的交流与汇总分析，在新药上市注册申请时，建议采用 CDISC 标准递交原始数据库和分析数据库。

第二节　统计分析方法的应用

统计学（statistics）是关于数量资料的搜集、整理、分析和表达的科学，其目的是探索客观现象的内在数量规律性，科学的认识客观事物的数量性、总体性和变异性等特点。统计工作的基本流程是：研究设计→搜集资料→整理资料→分析资料→结果报告与结论表达等。这其中的任一环节发生缺陷，都有可能影响研究成果的质量，甚至导致得出错误的结论。因此，科研工作者要事先对各个环节做好周密计划，做到胸有成竹，以便对搜集到的数据进行正确、高效的统计分析，帮助推断出科学的结论。

一、数据类型与统计分析方法选择

数据（data）又称资料，是由变量及其观测结果（变量值）所组成的。统计分析时，需要根据资料类型、设计方法、样本量和分析目的等因素来选择合适的分析方法。

（一）研究数据的基本类型

一般根据资料性质将研究数据分为计量资料（measurement data）、计数资料（enumeration data）和等级资料（ordinal data）等三种类型。在统计分析时，可根据分析的需要进行相互转化。现将三类研究数据的主要特征归纳于表11-1。

表11-1　三类研究数据主要特征比较

数据类型	基本特征	变量类型	举例
计量资料	每个个体有1个观察值，有度量衡单位	数值变量（度量变量），包括连续型和离散型	20名成年男性Hb（g/L）原始数据: 132, 136, 141, 169, 102, 68, 54, 168, 149, 163, 112, 78, 151, 129, 131, 128, 141, 147, 27, 43
计数资料	按质分组清点个数	无序分类变量（名义变量），离散型	正常: 11个 异常: 9个
等级资料	按等级顺序分组清点个数	有序分类变量（顺序变量），离散型	增高（≥160）: 3个 正常（120～）: 11个 轻度贫血（90～）: 2个 中度贫血（60～）: 1个 重度贫血（30～）: 2个 极重度贫血（<30）: 1个

（二）计量资料统计分析方法的选择

医学科研的数据统计分析，由浅入深可分为统计描述（statistical description）与统计推断（statistical inference）两个层面。统计描述是用统计图表或统计指标来描述原始资料基本特征的一种概括性分析，不考虑抽样误差问题。统计推断则是通过样本所提供的信息来推断总体特征，考虑了抽样误差问题，推断的内容有总体参数的估计和假设检验。

论文中"统计学方法"写作的参考模式：原始数据录入 Excel 文档，采用统计软件 IBM SPSS STATISTICS PREMIUM A UTHORIZED 22.0（授权码 5d2d5a0ea089654bca48）进行数据分析。计量资料满足正态性时，用（$\bar{x}\pm s$）进行统计描述，组内前后比较采用配对 t 检验，两组间比较采用成组 t 检验，多组间比较采用方差分析（多重比较采用 LSD 法或 SNK 法）或协方差分析；若不满足正态性时，用 Me（$P25$，$P75$）进行统计描述，组间比较采用非参数检验。计数资料和等级资料采用率或构成比进行统计描述，计数资料组间比较采用 χ^2 检验，等级资料组间比较采用非参数检验。所有假设检验均以 $P \leqslant 0.05$ 为有统计学意义。

1. 计量资料的统计描述　根据资料特征和分析目的，统计描述的指标主要包括集中趋势和离散趋势两大类，常用的描述指标的主要特征与用途如表 11-2 与表 11-3 所示。

表 11-2　计量资料集中趋势常用的统计描述指标

统计指标	符号	基本特征	用途
算术均数	$\bar{X}$	一组观测值之和与观测值个数之商	描述正态分布计量资料的平均水平
几何均数	G	n 个数值连乘积的 n 次方根	描述成倍数变化计量资料的平均水平
中位数	Me	将一组观测值按大小顺序排列，位次居中的数值	描述任何分布计量资料的平均水平
百分位数	Px	位于某指定百分位置的数值	描述计量资料任一百分位的水平
众数	M_O	一组数据中出现次数最多的数值	描述偏态分布计量资料的平均水平

表 11-3　计量资料离散趋势常用的统计描述指标

统计指标	符号	基本特征	用途
全距	R	最大值与最小值之差	描述计量资料总的变化范围
四分位间距	Q	上四分位数与下四分位数之差	描述计量资料中间一半数据的变化范围
方差	S^2	离均差平方和的均值	描述正态分布计量资料各数据离散程度
标准差	S	方差的平方根	描述正态分布计量资料各数据离散程度
变异系数	CV	标准差与均数的百分比	描述观测单位不同或均数相差悬殊的计量资料各数据离散程度
标准误	$S_{\bar{x}}$	样本均数的标准差	描述抽样误差的大小

2. 计量资料的统计推断　统计推断包括总体参数的估计和假设检验。参数估计是用样本统计量来估计总体参数的大小，常用的参数估计法有点估计和区间估计两种。假设检验则是由样本统计量来推断总体的分布是否符合某已知的分布、总体的参数是否相同，常用的假设检验方法可分为参数检验（parametric test）和非参数检验（nonparametric test）两大类

（1）计量资料单变量分析：对计量资料的各个独立的观测指标进行平均水平差别的比较时，可选择单变量假设检验方法，常用的方法及其应用条件如表 11-4 所示。

表 11-4　计量资料常用的单变量分析方法及其应用条件

单变量分析方法	分析目的	应用条件
单样本 t 检验	样本均数与已知总体均数比较	单个样本、正态分布
单样本 Z 检验	样本均数与已知总体均数比较	单个大样本（$n \geqslant 50$）、正态分布
配对 t 检验	配对均数比较	配对样本、正态分布
Wilcoxon 符号秩和检验	样本与总体平均水平比较或配对比较	单个样本或配对样本、非正态分布

续表

单变量分析方法	分析目的	应用条件
两独立样本 t 检验	两样本均数比较	两个样本、正态分布、方差齐性
两独立样本 Z 检验	两样本均数比较	两个大样本（n≥50）、正态分布、方差齐性
两独立样本 t' 检验	两样本均数比较	两个样本、正态分布、方差不齐
两独立样本协方差分析	两样本修正均数比较	两样本、正态分布、方差齐性、协变量
Wilcoxon 秩和检验	两样本平均水平比较	两个样本原始数据、非正态分布
Mann-Whitney U 检验	两样本平均水平比较	两个样本频数表资料、非正态分布
单因素方差分析	完全随机设计多组均数比较	多样本、正态分布、方差齐性
Krukal-Wallis H 检验	完全随机设计多组平均水平比较	多样本、非正态分布或方差不齐
两因素方差分析	随机区组设计多组均数比较	多样本、正态分布、方差齐性
Friedman M 检验	随机区组设计多组平均水平比较	多样本、非正态分布或方差不齐
多样本协方差分析	多样本修正均数比较	多样本、正态分布、方差齐性、协变量
拉丁方设计方差分析	拉丁方设计多组均数比较	多样本、三因素（处理、配伍、序列）
析因设计方差分析	析因设计多组均数比较	多样本、处理因素、交互作用
正交设计方差分析	正交设计多组均数比较	多样本、处理因素、交互作用
交叉设计方差分析	交叉设计多组均数比较	多样本、三因素（处理、配伍、阶段）
两层次分组方差分析	组内分组设计多组均数比较	多样本、大组（主）、小组（次）

（2）计量资料双变量分析：对计量资料的两个观测指标的相互关系进行分析时，可选择相关与回归分析方法，常用的双变量方法及其应用条件如表 11-5 所示。

表 11-5　计量资料常用的双变量分析方法及其应用条件

双变量分析	分析目的	应用条件
直线相关	两数值变量线性相关方向与程度	双变量、正态分布
等级（秩）相关	两个非正态分布变量线性相关方向与程度	双变量、非正态分布
直线回归	线性相关的两数值变量的数量依存关系	双变量、正态分布
曲线回归	非线性相关的两变量的数量依存关系	双变量
秩回归	秩相关的两变量数量依存关系	双变量、非正态分布

（3）计量资料多变量分析：对计量资料的两个观测指标的相互关系进行分析时，可选择相关与回归分析方法，常用的多变量方法及其应用条件如表 11-6 所示。

表 11-6　计量资料常用的多变量分析方法及其应用条件

多变量分析方法	分析目的	应用条件
单样本 Hotelling T^2 检验	单样本与总体均数向量比较	多元正态分布、多元协方差矩阵相等
配对样本 Hotelling T^2 检验	配对样本均数向量比较	多元正态分布、多元协方差矩阵相等
聚类分析与判别分析	单样本的多变量分类	多元正态分布、多元协方差矩阵相等

续表

多变量分析方法	分析目的	应用条件
主成分分析与因子分析	单样本的多变量降维	多样本单因素、多因素、多元正态分布、多元协方差矩阵相等
两样本 Hotelling T^2 检验	两样本单均数向量比较	多元正态分布、多元协方差矩阵相等
Wilks λ 检验	多样本均数向量比较	多样本单因素、多因素、多元正态分布、多元协方差矩阵相等
含协变量的多元方差分析	含协变量多变量比较	多样本、协变量、多元正态分布、多元协方差矩阵相等
重复测量的多元方差分析	重复测量设计的多变量比较	重复测量、多元正态分布、H-F 球对称
多元相关分析	多个变量间的线性相关关系	多变量、多元正态分布
多重线性回归分析	1 个应变量与多个自变量的数量依存关系	多变量、多元正态分布、多元相关
典型相关分析	1 组应变量与 1 组自变量的多重线性相关性	多个应变量、多个自变量、多元正态分布

（三）　计数资料统计分析方法的选择

计数资料的数据统计分析，同计量资料一样可分为统计描述与统计推断两个层面，但选择的统计指标和检验方法不同。

1. 计数资料的统计描述　计数资料一般采用绝对数、相对数、动态数列、*Pearson* 积矩相关系数、列联系数、*Kendall* 列联相关系数、统计图和统计表等进行统计描述。常用的统计图表有条图、圆图、线图、列联表等。计数资料中各类别的频数，称为绝对数（absolute number），反映事物在某时某地出现的实际水平，是资料分析不可缺少的基本数据。但绝对数不便于相互比较和寻找事物之间的联系，因此常常与相对数结合使用。相对数（relative number）指两个有联系的指标之比，常用的相对数指标有率、构成比和相对比，其主要特征与用途如表 11-7 所示。

表 11-7　常用的相对数指标

统计指标	基本特征	用途
率	表示某现象发生的频率或强度	反映事物的普遍性和严重性
构成比	指事物内部某一组成部分的观察单位数与该事物各组成部分的观察单位数总和之比	表示事物内部各组成部分所占整体的比重或分布
相对比	指两个有联系的指标之比	说明两个指标的对比关系

2. 计数资料的统计推断　计数资料的统计推断包括总体参数的估计和假设检验。参数估计主要是用样本率 p 对总体率 π 进行估计。有点估计的和区间估计法。计数资料假设检验常常采用 χ^2 检验（Chi-square test），可用于检验两个或多个总体率之间的差异、检验两个或多个总体构成比之间的差异、判断两种属性或现象间是否存在关联性、了解实际分布与某种理论分布是否吻合、判断两个数列间是否存在差异等。当样本量足

够大时，两个率的比较也可用 u 检验。计数资料常用的假设验方法及其应用条件如表 11-8 所示。

表 11-8　计数资料常用的假设验方法及其应用条件

分析方法	分析目的	应用条件
成组设计 2×2 表 χ^2 检验	检验两个独立样本率之间的差异	当 $n \geq 40$ 且 $T \geq 5$ 时，使用 χ^2 检验基本公式 当 $n \geq 40$ 且 $1 \leq T < 5$ 时，使用 2×2 表 χ^2 检验的连续性校正公式 当 $n < 40$ 或 $T < 1$ 时，应当用 Fisher 确切概率法直接计算 P 值
成组设计 R×C 表 χ^2 检验	检验多个独立样本率之间的差异	不能有 $T < 1$ 的格子，并且表中 $1 \leq T < 5$ 的格子数不能超过格子总数的 1/5，否则应当用 Fisher 确切概率法直接计算 P 值
M-H（Mantel-Haenszel）检验	分层分析两个或多个独立样本率之间的差异	多中心试验的计数资料
配对设计二分类 2×2 表 χ^2 检验	检验两个配对计数资料的差异	配对设计两分类的计数资料 当 $(b+c) \geq 40$ 时，用配对 χ^2 检验公式 当 $(b+c) < 40$ 时，用配对 χ^2 检验连续性校正公式或 Fisher 确切概率法
logistic 回归模型与对数线性模型	一个分类应变量与多个自变量的关系	应变量为分类、自变量为分类或定量变量
对应分析	降维（数据简化）	分类变量
时间序列分析	随机数据序列的趋势、季节变动、循环波动和不规则波动	移动平均滤波与指数平滑法、ARIMA 模型、ARIMAX 模型、向量自回归模型、ARCH 族模型等
生存分析	研究生存时间的分布规律以及生存时间和相关因素之间关系	乘积极限法（PL 法）、寿命表法（LT 法）、Cox 比例风险回归分析法、参数模型回归分析

（四）等级资料统计分析方法的选择

在医学资料中的一些定性指标，如疾病严重程度分级、疾病的临床分期中疗效评价等，常常采用分成若干个等级再分类计数的方法，这种有序变量构成的资料称为等级资料。

1. 等级资料的统计描述　等级资料的统计描述指标主要有率、构成比、秩和、Ridit 平均计分。统计图表常用的有条图、百分条图、圆图、频数表等。描述两个变量的相关密切程度和方向时通常用等级相关系数，常用的有 Spearman 等级相关系数 r_s（也称为秩相关系数）和 Kendall 等级相关 r_k，解释变量 ≥ 2 个的等级资料，分析各因素危险度的大小，采用 logistic 回归分析方法，计算偏回归系数 bi、优势比 OR。重复测量的信度系数等级资料常采用加权组内 Kappa 系数。评价真实性的效度系数等级资料常采用 Cohen's 加权 Kappa 系数。

2. 等级资料的统计推断　等级资料统计推断包括总体参数的估计和假设检验。参数估计同计数资料，常用假设检验方法及其应用条件如表 11-9 所示。

表 11-9　等级资料常用假设检验方法及其应用条件

分析方法	分析目的	应用条件
Wilcoxon 秩和检验	两样本各等级差异比较	两个样本等级资料
Mann-Whitney U 检验	两样本各等级差异比较	两个样本等级资料
Krukal-Wallis H 检验	多样本各等级差异比较	多样本等级资料
等级（秩）相关	两等级变量线性相关方向与程度	双变量、等级资料
配对设计方表 χ^2 检验	检验关联性、优势性、一致性	配对设计多个等级资料
Ridit 分析	两样本或多样本各等级差异比较	等级资料、大样本（各组 $n>50$）

二、统计图表的正确应用

在对原始数据进行计算分析前，需要对其进行预处理，数据的审核、筛选和整理，以使之系统化、条理化。预处理后的数据，一般需要借助于统计表（statistical table）和统计图（statistical graph）来表达，以代替冗长的文字叙述，并可揭示数据的特征，以便于进一步计算分析。

（一）统计表

统计表是将研究指标及其取值按照一定的要求和顺序排列起来所制成的特定表格，是研究报告和科研论文中表达统计分析结果的常用方式，不仅简明扼要、层次清楚，而且便于进一步的计算、分析和比较。一般用"三线表"来表达，即三条等长的横线：顶线、标目分隔线和底线。

1. 计量资料的统计表达　计量资料常用的统计表格形式如表 11-10 所示。

表 11-10　各组实验前后血清炎性细胞因子水平比较（$\bar{x}\pm s$）

组别	TNF-α（ng/mL）		IL-8（ng/mL）	
	实验前	实验后	实验前	实验后
正常组	2.2±0.3	1.8±0.3	0.5±0.1	0.6±0.1
热证组	2.1±0.2	2.9±0.4	0.6±0.1	0.9±0.1
寒证组	2.2±0.2	0.8±0.2	0.6±0.1	0.3±0.1

2. 计数资料的统计表达　计数资料常用的统计表格形式如表 11-11 所示。

表 11-11　某病两种疗法的疗效比较（例）

组别	有效	无效	合计	有效率（%）
治疗组	14	15	29	48.28
对照组	2	11	13	15.38
合计	16	26	42	38.10

3. 等级资料的统计表达　等级资料常用的统计表格形式如表 11-12 所示。

表 11-12 某病两组疗效比较（例）

组别	痊愈	显效	好转	无效	合计	总有效率（%）
治疗组	8	22	35	35	100	65.0
对照组	2	12	14	72	100	28.0
合计	10	34	49	107	200	46.5

（二）统计图

统计图是用点、线、面等几何图形来表达资料的数量特征的重要工具，具有形象直观、易于理解等优点，一般用于科普类文章或学位论文，而对于科研论文，由于篇幅和排版印刷等条件的限制，一般很少用统计图来表达研究数据。常用的统计图主要有直条图、百分条图、圆图、直方图、线图、半对数线图、散点图、回归线图、生存曲线图等。统计图的绘制一般利用统计软件进行，根据需要，选择图表显示功能输出相应的统计图，纵横比例以 5：7 为宜。常用统计图的主要特征与用途如表 11-13 所示。

表 11-13 常用统计图的主要特征与用途

统计图	主要特征	用途
直条图	以直条高度或长度表示数值大小	表达独立资料的数值大小或数量多少
百分条图	以直条面积表示比重	表达资料内部各部分的构成比
误差条图	以直条高度和误差线长度表示数值大小	表达计量资料的均数和标准差或标准误的大小
箱图	以箱体（直条）和线条位置表示最小值、P_{25}、P_{50}、P_{75}、最大值	描述计量资料的百分位数分布特征
圆图（饼图）	以圆内扇形面积表示比重	表达分类资料内部各部分的构成比
环形图	每个样本以一个环来表示	表达多个样本内部各部分的构成比
直方图	以矩形面积表示数量多少	表达计量资料的频数分布
线图	以线条的升降表示增减的数量	表达某现象的时间变化幅度
半对数线图	以线条的升降表示增减的速度	表达某现象的时间变化速度
散点图	以散点分布表示相关趋势	表达两个变量间的相关关系
气泡图	以坐标中散点分布表示相关趋势	表达三个变量间的相关关系
雷达图（蜘蛛网图）	以圆半径表示变量值的大小	表达或比较多个变量的数值总和、多个样本之间的相似程度
回归线图	以直线或曲线表示数量关系	表达两个或多个变量间数量依存关系
生存曲线图	以曲线表示各时间点对应的生存率	表达结局事件的时间变化幅度和速度
人口金字塔	以矩形面积表示数量多少	表达人口的年龄结构与性别结构
统计地图	在地图上以不同颜色表示数量分布	表示事物在地域上的数量分布

续表

统计图	主要特征	用途
漏斗图	以单个研究的效应量为横坐标、样本含量为纵坐标，绘制各独立研究效应的点估计的散点图	描述 Meta 分析中纳入文献的发表偏倚
森林图	以一条垂直的无效线（横坐标刻度 1 或 0）为中心，用平行于横轴的多条线段描述每个被纳入研究的效应量和可信区间，用一个棱形描述多个研究合并的效应量及可信区间	推断 Meta 分析的总体效应

第十二章　医学科研相关文献的撰写 ▷▷▷▷

医学科研相关文献包括课题申请书、开题报告、结题报告、实验研究论文、临床研究论文等。医学科研工作，经过选题和定题两个阶段之后，便会形成一套比较成熟的全面设想。将这一设想加以条理化，说明研究者对此问题的认识，拟进行何种实验或观察，具体做法如何，预期的目标是什么，用多长时间来完成，需要给予哪些帮助和支持等，按照一定的格式编写成的文字资料，即为课题申请书。课题立项后，就可以进入开题、研究方案实施等环节。课题需要在规定的期限内进行结题或验收。研究论文是科研工作的书面总结，是对科学领域内的现象、事件进行的探讨、研究和描述。它是科学家汇报研究成果、进行交流的永久记录，体现着科学水平和严谨的科学态度。对于基础研究、应用（基础）研究课题，直到其成果发表才算完成。

第一节　课题申请书的撰写

课题申请书是科研课题设计的蓝本和实施研究的纲领，同时也是申请者的学术水平、工作经验及科研能力的反映。课题申请书撰写质量高低，是课题申报成功与否的关键。一份质量上乘的课题申请书不仅体现在科学思想的新颖、重要，在信息传递形式上也同样需要准确、有效。好的申请书应该条理清晰、逻辑严密。整份申请书要有清晰的结构，每部分都有特定的功能，让项目评审人觉得一目了然。每一段话也要有特定的功能，表达要有层次和递进。要注意起承转合、文脉通畅，也要详略得当。因此，申请人在课题申请书撰写时一定要注重文字表达，要充分地展示申请书中学术思想的创新性、研究内容的重要性、研究方案的可行性。

由于各个资助渠道不同，申请书的格式也有所不同。但无论何级别、何类型的研究课题，都主要包括：①准确、简洁、清晰的申请题目；②全面且重点突出的文献综述；③鲜明且高度创新的科学问题；④具体、有针对性的研究内容；⑤清晰、操作性强的研究方案；⑥明确、适度的科学目标；⑦合理、专业互补的研究团队；⑧规范、高效可行的经费预算；⑨可靠、齐全的研究条件等。

一、标题与摘要

课题名称是整个课题研究的高度概括，是指导课题研究的主题，贯穿全部研究的主线。确定科学问题后，应为申请项目选定一个名称。一个好的科研课题既要简明、扼要、具体、新颖、醒目，又要确切地反映课题的研究因素、研究对象、研究内容及它们之间的联系。同时使人一看便知晓此课题提出什么问题，在哪些方面研究，解决什么问题，达到什么目标。课题名称要长度适中、语言简洁，一般以不超过30个字为宜。

申请者应该对拟开展的研究内容在管理科学中所处的位置有清晰的定位，如果定位不清晰，不仅难以完成文献综述，也难以评价研究的实践价值与理论贡献，甚至对具体研究内容主次的取舍带来困惑。

摘要是简略介绍课题的研究内容和研究意义。研究内容包括采取什么研究方法，解决什么问题，达到什么目的；研究意义包括理论上有什么指导作用，学术上、应用上有什么价值，对科技进步有什么贡献以及有何社会经济效益。一般以300~400字为宜。

从摘要开始，申请书将逐步、系统地展示项目的各部分内容，而摘要是整个申请书内容的高度浓缩，要包括研究背景、科学问题、研究目标、研究基础、研究内容、技术方法、科学意义等，高度浓缩地回答为什么、做什么、怎么做及本工作意义等问题。推荐的结构模式是：……疾病，发病率上升（或）……。发病（病理）机制不清，目前已有……学说等。针对……问题，虽已取得……进展，但……仍不清。在前期……的基础上，本研究围绕……问题（提出……假说）开展研究。采用……动物实验模型，和/或开展……人群观察。利用……方法结合……技术，观察……指标，达到……目的。项目对阐明……机制，揭示……规律有重要意义/为……奠定基础，提供……思路。摘要通常有7个句子，分别描述不同的内容。其中1句描述背景，1句描述研究现状，1~2句描述科学问题，2~3句描述研究内容及技术方法，1句描述结果、结论及意义。

常见问题：最常见的问题是结构失衡，即过多描述了某个方面的内容，如过多描述背景、科学问题或研究内容、技术方法等。由于摘要的字数有限，因此过多描述某些内容就会影响其他内容的描述。

二、研究目标与研究内容

项目的研究目标与研究内容是项目课题申请书正文需要重点阐述的内容。研究目标是针对某一个选定的体系，围绕着什么关键科学问题，用什么方法开展研究，准备理清什么规律，揭示什么机理，解决什么问题。研究目标不能过大，也不能"虚"，而要适中、简洁明了。研究内容要有层次、有逻辑、重点突出。要针对关键的科学问题，把研究内容分为几个组成部分，互相关联，层层深入。撰写研究内容和开展课题研究都需要围绕着解决关键科学问题——实际的研究目标。还要注意研究内容的容量——研究内容既不能庞杂到让人感到不可能在项目执行期间完成，又不能看起来像是一篇科研论文的"扩充版"。

研究目标通常以3个为宜，不涉及技术、方法（偶尔涉及模型），更不涉及观察指标。研究内容是分解的目标，可依照观察对象（动物实验或临床人群）或不同的实验模型将总目标分解成分目标，以此为基础进行描述。研究内容的描述最好与目标相对应，既能体现不同标题内容之间的逻辑关联，也便于阅读理解。研究内容的描述涉及人群分组、动物模型或使用的技术、方法，但不涉及实验过程和细节即不涉及各种观察指标。撰写时应注意以下几点：

1. 研究目标应是解决科学问题和学术性或技术性问题 科研不是简单地去做一件具体的事，而是要研究和解决具体事件中的科学问题、学术性或技术性问题。

2. 研究内容要突出重点、有的放矢，不能什么都做 为了把研究内容叙述清楚，可在每一个研究内容下把细节描述得清楚一点，列出关键的细目，以免"内容过多，重点不突出"。另外，很多申请分不清研究内容与研究方法的关系，把研究方法当作研究内容，评审人会认为申请人思路不清，这样的申请书是很不理想的。

3. 拟解决的关键问题要清楚 不少课题申请人没有填写此项，评议人就很难知道申请人是否了解课题涉及研究的难点，以至难以判断申请人完成本课题的可能性。如果申请中难点写得不清楚或根本不对，评议人也会认为申请人缺乏能力完成本课题。所以，此项必须写，而且力求写得准确。针对提出的难点，合理设计研究方法、技术路线，申请课题就有较大的把握得以完成。

三、立项依据与研究背景

立项依据是课题研究的重要部分，也是课题研究的重要依据。申请书的立项依据部分，首先应该交代研究问题提出的背景，并从实践的角度提出拟研究的关键问题。在交代研究背景之后就简明地提出研究问题，不仅可以让评审专家开门见山地了解研究问题，也为阐述研究的实践与理论意义、综述文献等后续任务提供了基准。

研究意义反映本课题的研究背景，为什么要进行研究？对本学科发展有何贡献、学术价值与应用价值如何？项目的立项依据类似于科研论文的引言，但两者的写法不完全一样。科研论文的引言提出研究背景，介绍已有文献的发现和贡献，指出文献中研究的缺失，简介本文的研究目的以及本文用什么方法研究什么内容。而立项依据部分，则简要地点出本课题的理论价值和潜在的应用价值，介绍国内外研究现状及发展动态，即介绍研究背景、归纳已有文献的发现和贡献、指出文献中研究的缺失以及尚未解决的关键科学问题，结合国内外本学科领域的发展动态，论述课题研究的科学意义及创新学术思想，为提出本课题做铺垫。

在撰写立项依据时，要明确提出拟开展研究的创新科学问题，并论证科学问题的充分性。立项依据要紧紧围绕着关键科学问题的提出、分析和解决的主线进行写作，而不能泛泛而谈。在综述国内外研究现状及发展动态时，不能不厌其烦地堆砌"谁做了什么，他们发现了什么"，而要高屋建瓴且精炼地归纳、分析现有文献主要报道哪几方面研究，目前还存在什么未解决的问题。这些归纳和分析最终都要为立项服务，即要有逻辑地、目的明确地把两层意思传递给评审人"该课题具有重要性""值得由申请人来研究该课题"。通过写作，要回答：申请人为什么要做这个课题？既然这个领域已经有很多研究，那么为什么这个项目值得资助？申请人在这个领域做过哪些工作？取得什么重要结果？另外，不仅要介绍国外的进展，也要介绍国内同行的相关工作，否则会给评审人一种"孤陋寡闻""不尊重国内同行"的印象。

四、研究方案与技术路线

拟采取的研究方案及技术路线，包括研究方法、技术路线、实验手段、关键技术等说明。拟采取的研究方案比项目的研究内容介绍更加具体，类似于科研论文的实验部分，但比科研论文的实验部分更加笼统，涵盖的工作量也更大。撰写时要做到条理清晰、层次分明、突出主干，图文并茂，让人一目了然，从而使评审人确信申请人知道该如何开展研究，并且已经准备好开展研究。研究方案的撰写应注意以下几点：

1. 研究方法、技术路线要具体、清晰 多数申请这部分写得比较含糊，每一步研究解决什么问题表述不很清楚。要逐项写清每一步做什么，用什么方法，或对别人的方法进行什么样的修改。有些人喜欢把现代化分析仪器全都用上，但用途不明确，获取什么有用的结果也不明确。明明可以用常规手段，却偏用不妥当的高级仪器，同样会遭否决。

2. 要从学术角度提出可行性分析 很多申请在可行性分析上仅仅简单地介绍人力、物力情况如何，比如研究组有几名教授、几名副教授，有多少博士、博士后，有各种先进的工作条件，单位有国家重点实验室等，但更应该从学术角度对研究方案进行可行性分析，突出申请人学术思路方面的好想法，阐明设计方案、研究方法、技术路线，实现预期的研究目标。研究队伍、研究条件和学术思想方面的综合优势才是课题能否取得成果的关键，三者缺一不可。

五、前期工作基础

前期研究基础是指"与本项目相关的研究工作积累和已取得的研究工作成绩"。这些工作积累和成绩应该是申请人及其合作者的，而不是所在的单位、研究集体或者导师的工作和成绩。关于研究基础的介绍能让评审人了解申请人的学术积累，进而判断申请人是否有能力做好申请的课题。为此，申请人要注意展示自己在相关研究领域以及在这个课题上的积累，指出学术研究思路，证明自己在该领域开展了大量系统研究，发表了系列论文（并且这些论文得到同行的正面引用），在国际学术会议作了邀请报告，有资质研究这个课题。要注意突出研究的系统性和相关性，要有目的地凝练，而不能堆砌材料。也要注意：这里的介绍段落不要和立项依据部分介绍申请人前期工作的段落重复，而要根据不同部分的功能和具体的语境调整表述方法和简略程度。

六、伦理学问题

根据卫生部2007年颁布的《涉及人的生物医学研究伦理审查办法（试行）》，试行办法，凡是涉及人的临床医学研究课题，伦理委员会都必须审查。

科研课题伦理审查内容：①保护受试者的合法权益：伦理审查办法是为了保护人的生命和监控，维护人的尊严，尊重和保护受试者的合法权益，这是伦理审查的作用和价值。近年来，随着医药制度的改革，一些医院为了提高治疗水平，大量引进新的医学技术和设备，出现了一些不符合社会伦理道德的现象，不规范甚至非法的进行器官移植，移植成功率很低，对受试者带来了巨大的心理伤害和身体伤害。②有利于规范科研实践：医学科研关系到患者的身体健康，这就要求我们的医学科研人员必须具备正直、善良、正义等良好的社会品德，通过伦理审查可以及时发现违背伦理道德的生物医学项目并进行更正，增加科研人员对方案的执行力和约束性，进一步提高科研人员的社会伦理意识，提高医学研究者的伦理素养，为整个临床医学的科研创造良好的工作环境和伦理氛围。

七、预期研究成果

预期研究结果要与研究目标吻合，主要包括：预期学术成果与预期社会经济效益成果。

1. 预期学术成果 针对某关键科学问题，阐述本课题研究对本学科有何指导意义，学术及应用有何价值，预期能理清什么规律，阐明什么机理，解决了什么问题，并预期在本学科主流刊物发表相关的论文篇数。

2. 社会经济效益目标 包括社会效益与经济效益。社会效益主要阐述本课题在防病治病、保障人民身体健康，提高人民生命质量方面的贡献；经济效益主要阐述降低成本，节约材料、能源、工时等，重点阐述降低医疗费用，减轻患者负担。

八、实施计划

实施计划是指列出在每年度拟开展的实验、数据分析、论文撰写、学术交流等工作。这要与项目的研究内容和研究方案一致，并且注意不同研究板块的先后顺序和合理分布。表述实施计划需要一目了然，最好能一条一条地罗列。一般从申报的次年元月开始，分上半年与下半年撰写计划。

九、经费预算

经费预算恰当与否，关系到课题研究的成败。申请费用额度要根据课题研究需要进行科学预算，经费数目过大，会认为不切合实际，评审不易通过，太少则研究有困难。如何做到申请经费额度适中，要根据本课题研究设计所需要的经费开支，做好市场调查，了解当前的物价行情，做出预算，并留有一定的余地。根据科研经费的开支范围、各项经费所占比例进行科学预算。

十、其他方面

1. 工作条件 工作条件包括"已具备的实验条件，尚缺少的实验条件和拟解决的途径，包括利用国家实验室、国家重点实验室和部门重点实验室等研究基地的计划与落实情况"。简而言之，开展本项目研究需要一些仪器设备，有些测试可以在申请人实验室进行，有些需要到本单位公共测试平台去做，还有的需要到外单位进行。那就需要根据研究方案部分涉及的主要仪器列出个清单，指出哪些仪器是申请人实验室拥有的，哪些是可以在公共研究平台使用的（都需要列出仪器型号），而哪些是准备添置的。这样就会让评审人感到一目了然。

2. 正在承担的与本项目相关的科研项目情况 正在承担的与本项目相关的科研项目情况是指"申请人和项目组主要参与者正在承担的与本项目相关的科研项目情况"。

介绍时"要注明项目的名称和编号、经费来源、起止年月、与本项目的关系及负责的内容等"。这将有助于评审人判断申请人是否有执行项目的经历，并判断申请课题和正在承担课题的相关性。如果申请人有成功执行国家自然科学基金项目的前期经历，那么这将有助于申请人申请的课题获得资助。

3. 完成基金项目情况 申请人负责的前一个已结题科学基金项目（项目名称及批准号）完成情况、后续研究进展及与本申请项目的关系，附上该已结题项目研究工作总结摘要（限500字）和相关成果的详细目录。这将有助于评审人判断申请人负责的前一个已结题科学基金项目是否达到了预期的效果，以此来预测申请人这次如果获得资助，能否取得预期的成绩。显然，如果申请人执行前一个课题的效果良好，取得突破性的发现，发表大量高质量的论文，科研工作也成体系，那么评审人更有可能建议这次再给予资助。

对于项目申请人来说，最为重要的是要在日常工作中重视自己的学术积累，多发表一些高水平的学术成果。通过不断的学术研究和积累来强化研究基础，以期更易获得课题资助。

第二节 开题报告

当课题方向确定之后，要进行具体研究工作之前的计划汇报，开题报告是科学研究的重要步骤之一，也是研究生学位论文工作的一个重要环节。在完成文献综述、建立假说、科研构思、实验设计，或是已经进行预实验之后，对研究方案的公开论证。目的是发现科研课题中存在的问题，并解决问题，对研究做出更好的规划，完善研究方案。开题报告会是请相关的专家或同行进行评议把关，研究生的开题报告应当在导师的指导下进行。多听取不同的学术观点和思路，及时对研究方案和设计进行修改、完善和补充。好的开题报告能让后续研究少走弯路，提高科研效率。

一、开题报告的组成要素与撰写要求

（一） 开题报告的组成要素

开题报告一般由课题名称、研究目的和意义、研究目标、研究内容、研究方法、技术路线、可行性分析、预期结果、课题组人员分工、计划进度、经费预算等内容构成。

（二） 开题报告的撰写要求

1. 课题名称 是研究问题的理论、内容和方法的高度凝练，决定预期成果水平和科研成败。课题名称要鲜明、准确、规范、简洁、自明，充分表达研究的问题、性质和内容，还要体现研究的深度、广度和创新性。须把研究因素、研究对象及试验效应陈述清楚，一般不超过30个字。

2. 研究目的和意义 科学地、深入地阐述本研究的背景、现状、水平和最新技术成就，当前国内外研究的现状和趋势，即为何开展研究、受到何种启发等。着重阐述为什么要做这个研究、课题的价值在哪、能解决什么问题。找出本研究领域中的空白点、未知数、难点、技术关键，确立本课题的着眼点，在已有基础上形成清晰严密的假说和设想。认真、仔细、全面的查阅与本研究有关的文献资料，了解前人在该领域所做的研究、研究的思路、方法以及成果等。在此基础上提出自己研究的突破点，突出自己课题研究的价值、意义，让自己科研思路开阔、得到启示。要带着作者本人批判的眼光来归纳和评论文献，切忌文献生搬硬套的堆砌，并附上参考文献。

3. 研究目标 研究目标是针对某一个选定的体系，围绕着该领域某个关键的科学问题，用什么方法开展研究、准备理清什么规律、揭示什么机理、解决什么问题等，即预期要达到的研究程度、水平和结果。研究的目标是明确具体的研究方向，不能笼统地讲，要准确地阐述。目标要突出研究重点和拟解决的主要问题，拟定的目标应匹配现有条件与能力，不可过高或过低。

4. 研究内容 是研究目标的具体化，对课题主体的简要概括。在研究目标的基础上确定该研究所需解决的问题。研究内容要紧紧围绕研究目标，但要比研究目标更详细、准确，有层次、有逻辑、重点突出，针对关键的科学问题，把研究内容分为几个组成部分，互相关联、层层深入。明确拟从哪几个方面的研究来论证课题提出的假说，根据研究顺序，将研究目标全面、具体、详实、周密地拆分成若干阶段性任务。撰写研究内容时要注意突出重点、有的放矢，不能什么都做。勿把研究的目的和意义当做研究内容。

5. 研究方法 研究方法主要是反映一项课题的研究是通过什么方法来验证假设的，为什么要选择这个方法，即"怎么做"。任何科学研究都需要相应的研究方法来开展，如：观察法、调查法、实验法、经验总结法、个案法、比较研究法、文献资料法等。在临床科研中，主要根据科研的重复、对照、随机三原则，界定对象（特征、诊断、纳入、剔除、脱落、退出标准、样本量与抽样、对照、分组方法）、因素（性质、质量、强度和频次、施加方法和持续时长）和效应（指标，检测记录方法、时间、频次、工具、表格、问卷和操作规程，判断标准），以及质量控制、数据收集、数据管理和统计方法。撰写时要做到条理清晰、层次分明、突出主干，图文并茂，让人一目了然，使评审人确信申请人知道该如何开展研究，并且已经准备好开展研究。

6. 技术线路 是研究方案实施的技术流程，也是方案可行性、可靠性、准确性评价的重要依据，包括文献检索的方法、途径、策略和步骤；目标人群与研究人群的界定，对象的选择、纳入与排除标准，随机抽样和随机分组的方法，处理因素的施加方法与步骤，标本的采集与处置，效应指标观察与检测，质量控制方法步骤，数据收集与管理方法，统计分析计划与步骤，清楚、具体、详细地绘制技术路线图，见图12-1。

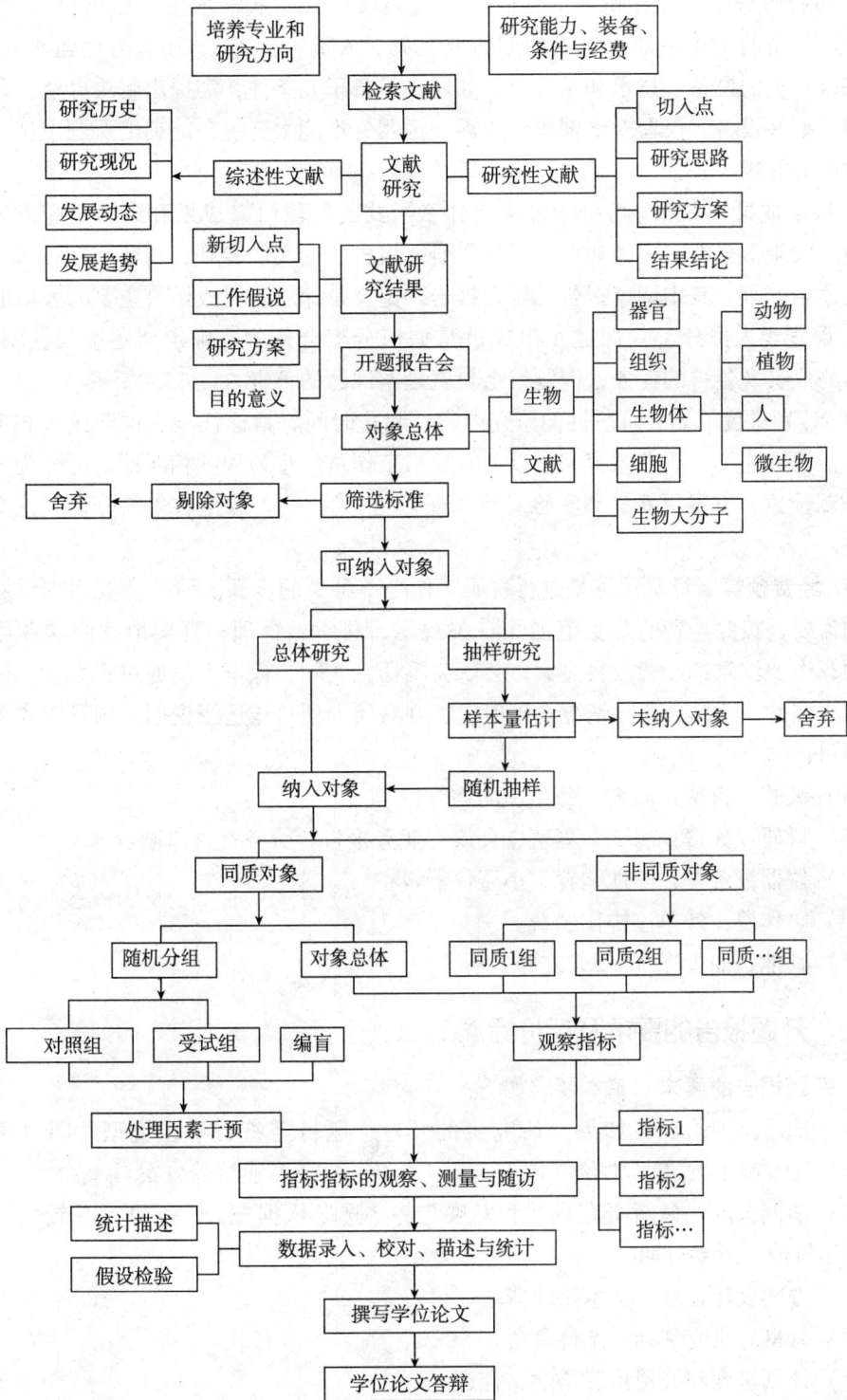

图 12-1　科研基本技术路线图

7. 可行性分析　即分析研究课题是否有可实施性，从学术角度提出可行性分析。包括已经具备的工作基础（包括前期研究基础、人员条件等），还有与课题研究内容、技术路线相关的设备、技术和条件等，如还不具备研究条件，需提出解决办法。研究中需要用到哪些设备、仪器或试剂等，要逐一说明，不能太笼统，能突出课题主持人学术思路方面的好想法。

8. 预期成果　本部分可分为拟取得什么形式的阶段研究成果和终结研究成果来进行陈述。成果形式有很多，如调查报告、研究报告、论文、专利、新药、新技术、新装备和人才培养等，其中调查报告、研究报告、论文是课题研究成果最主要的表现形式。

9. 课题组人员分工　课题小组成员是如何分工合作的，确定课题组长、副组长、课题组的成员及各自的任务，课题组组长就是本课题的负责人。

10. 计划进度　划分阶段性的研究内容、起止时间、目标任务、预期成果和考核标准，保证研究连续、研究内容完整以及时长与工作量、难易程度相匹配。可分为前期准备（文献检索、方案更新、预实验或预调查）、正式研究、数据收集与分析、论文撰写等四步。

11. 经费预算　经费预算是进行科研工作必不可少的步骤。研究者要根据课题研究任务的需要，按照经费的开支范围和有关规定，科学、合理、真实地编制课题经费预算。预算中要注意：经费数目过大，会认为不切合实际，评审不易通过；太少，研究会有困难。因此，要结合实际情况合理申报，并对所列项目作适当说明。预算时主要包括以下项目：

（1）试验材料费：试剂、药品、动物等。

（2）科研业务费：测试、养殖、会议、业务报告、劳务费、印刷费等

（3）仪器设备费：配件购置、小型仪器设备。

（4）协作费：外单位协作经费。

（5）其他：如管理费（5%左右）等。

二、开题报告的要求及评价标准

1. 开题报告的要求　基本要求如下：

（1）选题范围恰当：如果是研究生的开题，题目需符合学位类型，即科学学位（Scientific Degree）或专业学位（Professional Degree）及专业培养方案。

（2）掌握国内外最新研究现状和发展趋势：选题依据充分、新颖、有较大学术意义或应用价值，成果可期。

（3）方案设计合理、技术路线清晰、可行。

（4）有良好研究基础、条件具备。

（5）计划进度和经费预算科学、合理。

（6）国内、国外文献较新、格式规范、来源可信，与假说关系密切。

（7）工作适量、研究难度与能力相匹配，既有一定挑战性，又能及时完成。

（8）术语应用规范、准确、清楚，文字精练、表达清晰、问题回答逻辑性强、简

明扼要，衣着合适、谦虚严谨、自信坚毅、认真求实。

2. 评价标准　见表12-1。

表 12-1　开题报告评分表

评分依据		权重（%）
实用性	选题依据，对本学科有何指导意义或应用价值	30
创新性	国内、外是否有报导，在他人研究基础上有无创新性	25
可行性	研究工作已有基础，人员、设备、临床或实验基地条件具备	25
科学性	研究设计构思严密，方案、科研工作时间安排的合理性	20

评审人：　　　　　　　　　　　　　　　　　　　　　　　年　　月　　日

三、开题报告的评审及常见问题

（一）开题报告的评审

开题报告评审以评议选题、完善方案设计、明确思路、纠正错误、解决实际问题和坚定研究生科研信心为根本目的。一般是面向全校公开进行，答辩专家团队由3～5名相关学科的专家组成，其中至少1名外单位专家。专家听取研究生对所选题目的论述及答辩，从而对开题报告的选题依据、创新性、研究价值、研究方案、可行性及预期结果等方面进行评议，并现场填写开题报告评议表，给出相应评审意见，送交主管部门备案保存。研究生须在规定日期内做出修改，必要时限期重新开题。

（二）开题报告常见的问题

1. 选题内容空洞、模糊、不实用；假说重复、过时；范围过大或过小，与专业培养目标不符。

2. 标题不够准确、精练、新颖，缺乏自明性；术语不准确、规范，题不对文。

3. 文献类型及数量少且陈旧、层次低，与选题关系不大或无关；内容逻辑性、系统性差，只述无评、文献堆积；最新研究现况和趋势不明，未凝练出假说；引文格式不当。

4. 研究目标与内容笼统、模糊；内容与目标不符，内容缺失、不完整；术语不够规范、准确、清晰。

5. 研究设计思路不清，内容不科学、方案可行性差；对象不适合且无选用标准；缺乏统计设计或不恰当（样本量估计、抽样、分组有违统计原理，组间不均衡，统计方法错误）；处理因素不详细、干扰多；效应指标过少或过多、与选题关联性小、主观与定量指标无或少，灵敏度、特异性和可用性小；测量方法精确度、稳定性小，检测法复杂、费用高。

6. 拟解决的关键技术问题混淆为实际技术难题。

7. 研究次序颠倒、计划进度安排不合理；时间与工作量、难易不匹配。

8. 有利及不利条件、经费预算、工作量、研究困难和可用时间考虑欠周，无解决对策。

9. 开题报告书写不规范、术语不准确、文字粗糙、错别字偏多。

第三节　结题报告

科研结题是整个课题研究的工作总结，主要根据科研项目申请书和实施方案，将科研过程中所做的工作进行回顾、梳理、归纳、提炼、总结。结题报告主要回答 3 个问题：为什么要选择这项课题进行研究？这项课题是怎样进行研究的？研究取得哪些研究成果？在结题过程中，一般需准备的材料包括结题申请报告、课题立项申报报告、课题立项批复通知、课题研究的阶段性总结、课题研究终结性结题报告以及附件（包括课题有关研究材料、研究成果等）。其中，课题研究终结性结题报告即结题报告，是专门用于科研课题结题验收的实用性报告类文体，也是整个研究的最终表现形式。研究者在课题研究结束后需对研究过程和结果进行客观、全面、实事求是的分析总结。结题报告质量的高低可影响到课题能否顺利结题。结题报告中的内容包括：主要内容及研究方法、主要研究进展和成果、研究成果的科学意义和应用前景、计划合同完成情况、下一步研究工作计划和打算等。

一、研究内容及研究方法

1. 研究内容　是对课题主体的简要概括，比研究目标更明确、具体，具有更强的可操作性。要紧扣研究目标，简明扼要，准确中肯。

2. 研究方法　本研究是在什么条件下、通过什么方法、根据哪些资料进行的？科学、严谨的研究方法，才能保证整个研究结果可靠，因此，须具体、清晰地写出来，为专家进行验证提供足够的细节，保证研究的科学性和结果的真实可靠，并可进行重复验证。但要注意此部分内容会涉及保护知识产权问题，要做到既能说明问题，也不暴露"技术诀窍"。

二、主要研究进展和成果

回顾、归纳、总结课题研究的主要过程，采取了哪些措施、方法、策略，得到了什么结果。结题报告质量的高低，能否全面、准确地反映课题研究的基本情况，使课题研究成果具有推广价值和借鉴价值，就看这部分内容写的如何。一般来说，这部分文字内容所占的篇幅要占整个结题报告的一半以上。

研究成果是对所有材料进行综合分析后，经过一系列的思考和逻辑推理后得出的最终观点。撰写时要注意三点：

1. 不要只讲实践成果，不讲理论成果　一个研究的成果，包括理论成果和实践成果两个部分，实践固然重要，但在科研中，理论成果具有更多的借鉴意义和推广价值。

2. 陈述研究成果的时候尽量具体　在表述过程中，为了更加准确、形象，可多使用图表、照片等方式展示自己的研究成果，使研究成果更立体的展现在读者面前。如：当以学术论文作为主要成果时，尽量在陈述研究结果时，除了论文的数量和标题，还应把论文的主要观点提炼、归纳进去。

3. 不要陈述研究经验或研究体会 一般放在结题报告最后部分来陈述。

三、研究成果的科学意义和应用前景

医学科研的根本目标在于探索医药卫生科学中的未知事物，最终帮助人类认识疾病和健康的相关问题、找出疾病发生发展的内在规律、改进诊断和治疗手段、提高个体和群体的健康水平，最终促进整个人类社会的进步。所以，医学科研成果的推广应用是一个非常重要的举措。科研所产出的科技成果是有科学和应用价值的，通过推广使科研产生更大的效益，充分发挥科研成果在提高科研质量和制定生产决策方面的价值效益，充分发挥其对工作实践的指导作用。所以，应尽量将其在相关领域推广应用，使效益最大化。

推广应用的形式多种多样，常见的有发表论文、出版著作、申请专利、申报并举办各级各类医学继续教育项目、适宜卫生技术培训以及直接推广应用等。

结题时还应注意，对课题的研究成果要保持客观的态度，如实反映、正确认识课题中存在的问题，失败也是一种成果，可为今后的同类研究积累经验。特别是在临床研究中，达不到预期结果不一定是研究的质量不高，这些对后续的研究都是宝贵的信息。

四、计划合同完成情况

每一项科研课题都有各自分阶段的计划进度，科研课题应当按照课题申报书或者计划合同书的进度，在规定的时间内完成。科研管理部门需按照事先约定的考核指标进行阶段性检查或中期检查，在课题到期时办理结题的有关事项。

结题时依照课题合同书预先计划好的研究内容、工作方案及考核指标（包括任务完成情况、采取的措施、技术路线、拟达到的技术指标、取得的成效、提供成果方式及数量等）等内容，核查整个科研进度是否和原计划一致，相应的目标是否都达到，如果完成，支撑材料应做好归类，如果没有完成，也应说明具体的进度。

五、下一步研究工作计划和打算

结题时须指出本研究已解决的问题、研究中存在的主要问题及今后的打算。在做科研的过程中，很多研究结束并不一定能解决所有问题，在已完成的课题研究基础上也可获得一些新的思路、新的启发以及新的研究方向，如临床诊断性研究中，某个有效的检验指标可继续运用在另一相关疾病的诊断性检验中；如果是方法学研究的话，可以考虑把本研究中切实有效可靠的研究方法运用在其他类型的研究中，以及在此基础上还可以开展哪些工作，如组织学术交流活动、开展继续教育的培训等。准确、中肯的陈述今后如何开展后续研究，或者如何开展推广性研究等。

第四节 实验研究论文

撰写实验研究论文是科研工作的重要组成部分，也是科研工作者的重要基本功之

一。随着科学的发展，对实验研究论文的写作也提出了更高的要求，熟悉实验研究论文的基本特点与撰写论文的要求，熟练掌握撰写实验研究论文的基本程序及论文的基本结构与格式，是不断提高论文撰写质量的前提。

一、实验研究论文的写作要求

为了提高实验研究研究论文的撰写质量，作者应坚持严肃的态度、严谨的学风、严密的方法，并且符合下述要求。

1. 科学性　科学性是实验研究论文的生命，它是实验研究论文的立足点，也是首要条件。科学性主要表现为真实性、公正性、逻辑性和可重复性。

2. 创新性　实验研究论文的创新性主要表现在于能提出科学的新设想、新方法或新探究，交流新的学术成就。能补充或实现某一成果的新条件、新方法或新改良，在模仿中有创造、或者能在失败中吸取教训等，也可以带来创新的价值。

3. 实用性　实用性是指论文的实用价值，是论文的基础。论文中所报道的理论性或应用性的信息，都来源于实践，应该具有可重复性。不论是成功的经验或是失败的教训，其成果都可以为他人所利用或借鉴。即使目前暂时不能解决实际问题，但从发展观来看仍有其重要意义者，也应列入有实用价值的范畴。

4. 可读性　论文发表是为了传播交流或储存新的医学科技信息，以便为读者或后人所利用，因此提倡写短文，并且要求有良好的可读性：要有逻辑性，结构严密、论点鲜明、论据充分、论证有力、重点突出、可信度高；文字简洁、语法正确、简明通顺、标点符号使用正确、表达清晰、层次分明、段落衔接、格式规范。

二、实验研究论文的格式

实验研究论文属于自然科学技术论文范畴，撰写格式应遵循国家、国际的有关标准和规定，国家标准如"GB7713-87 科学技术报告、学位论文和学术论文的编写格式""GB/T 3179-2009 期刊编排格式"等，国际标准如"ISO8-1977 文献工作——期刊编排格式"、国际医学期刊编辑委员会"生物医学期刊对原稿的统一要求"（第4版）等。目前，医学论文已有了较为固定的结构与格式，其格式一般为题目、作者署名、作者单位、中英文摘要、关键词、前言、材料（对象）与方法、结果、讨论、结论、致谢、参考文献等。

1. 题目　又称篇名、标题，是论文的总纲，对论文内容的高度概括和综合。学术论文题目撰写要求为：准确、新颖、简洁、清楚，反映论文的特色内容，使读者一目了然、迅速了解论文的主要内容。其中，要特别注意题目中句法的正确性，一般不超过30个汉字。书写论文题目应注意：选择一个好的命题，最好不设置副标题；规范医学代号或符号的使用；严格控制标点符号的出现。论文题名的结构主要为三段式，即由因素、对象、效应三要素构成，如：妊高征孕妇血清催乳素及尿酸水平测定分析。

2. 作者署名　基础研究论文的撰写发表，均应署上作者、整理者和执笔者的姓名，这是表示作者对文稿内容的负责，也是对作者付出劳动应得的荣誉及奖励的依据。

3. 摘要　摘要又称内容提要或文摘，是以提供文献内容梗概为目的，不加评论和补充解释，简明、确切地记叙文献重要内容的短文。它是对全文核心内容的高度浓缩和总体概括，是完整的独立性报道性短文，它包含着几乎与论文同等量的主要信息，具有自明性。读者通过阅读摘要，便可确定是否要深入阅读全文。英文摘要要与中文摘要内容一一对应。摘要主要分为报道性摘要（200～500字）、指示性摘要（50～100字）、报道-指示性摘要（100～200字）。

4. 关键词　论文的关键词是文献标引的一种形式，从论文的标题、摘要和全文中选取的能反映论文主题内容的代表性的名词和词组，以供文献检索之用。一般每篇论文选取3～5个关键词，应尽量从《汉语主题词表》《医学主题词表》《医学主题词注释字顺表》《中国中医药学主题词表》等公认的有关主题词表中经过规范的单词、词组或术语。选定关键词的要求为：①反映论文的主要内容；②体现文稿的种类、目的及实施措施等；③在论文中出现的次数最多；④一般在文稿的文题及摘要中出现。

5. 前言　又称引言、导言、序言，是论文开头部分的一段短文，是对正文主要内容的简要说明，对正文起到提纲挈领和引导阅读兴趣的作用，具有总揽论文全局的重要性地位。前言的内容可有较大的伸缩性，但基本内容应包括研究目的、内容、意义和主要方法，国内外相关研究的进展现状及其研究意义等。

前言一般为200～300字，指出所探讨主题的本质和范围、介绍研究背景和提出问题、阐述研究目的，并可根据情况说明在已有工作的基础上，有何贡献或创新，但应慎重且留有余地。前言要抓住论文主题，防止偏离主题，超越论文所讨论的范围。前言最好与讨论能形成良好的呼应关系，切忌大段摘录教科书内容进行一般理论推导，不要涉及本研究中的数据或结论，避免与摘要和正文中的讨论内容重复。

6. 材料与方法　材料与方法是实验研究论文中论据的主要内容，是阐述论点、引出结论的重要步骤。科学研究的基本要求是研究结果能够被重复，而快速判断结果能否被重复的重要信息源就是作者所描述的材料和方法，它是判断论文科学性、先进性、创造性与实用性的主要依据。

（1）材料：介绍动物的种属、品系、数量、性别、体重和动物来源。实验所需的仪器名称、厂家、型号、主要性能；试剂名称的纯度、生产厂家、批号及出厂日期、实验采用的准确剂量；药品名称、生产厂家、批号，尽量与国际通用名称一致，不用代号（如654-2、RU486）、不用商品名（如心痛定、灭滴灵）、不用习惯用语（如酒精、福尔马林）。

（2）方法：若采用的是公认的或已用过的方法，只需写明其名称；如引用他人的方法应注明出处；尚未被熟知的方法需提供参考文献，并说明原理；如是在原有方法的基础上加以改进，要对改进的要点与理由加以说明；对于新建立的方法应作较为详尽的描述，提供有关细节以及操作步骤，并说明理由等；涉及观察标准的要注明标准的来源或出处。

（3）统计分析：应该给出具体的统计方法、显著性水准及统计软件名称与版本。常用的统计设计及方法无需解释或评论，但对先进的或特殊的统计方法可作简要介绍，并引用原始文献。

7. 结果　结果是作者通过观察、调查或实验研究所得到的数据，客观地反映了论文的水平和学术价值。是形成观点与主题的基础和支柱，是结论的依据，并由此引发讨论，导出推理。结果的表达要求高度真实和准确，不能有任何虚假或含混不清。结果表达的形式主要包括文字描述、表格和图。结果的内容主要包括真实可靠的观察和研究结果、测定的数据、导出的公式、取得的图像、效果的差异（有效与无效）、科学研究的理论结论等。结果部分应如实、具体、准确地叙述，数据要准确无误。对不符合主观设想的数据和结果，应做客观的分析报道。

8. 讨论　讨论内容应针对研究目的，从实验结果出发，从理论上对其进行分析、比较、阐述、推论和预测。应以事实为依据，推论重点，层次分明地展开。

9. 参考文献　参考文献是指为撰写论文而引用的有关图书期刊资料，是论文中不可缺少的重要组成部分，主要用于注明前人的相关工作以及阐述研究的背景、依据等，反映作者的科学态度，避免不必要地重复论述已有的方法与结果，节省论文篇幅，充分论证作者的观点。在论文中凡是引用已发表的文献中的观点、方法、数据和材料等，都要对它们在论文中出现的地方予以标明，并在文末列出参考文献表。著录参考文献的意义有：尊重他人的劳动成果、反映科学研究的继承性、反映论文学术水平的高低、表明科学的严肃性和科学态度的严谨性。

三、实验研究论文的写作步骤

1. 确定选题　选题应具有创新性、实用性，能反映该研究的最新动向。

2. 查阅文献　通过各种检索工具查阅相关文献。

3. 写作成文　基本流程为：写作构思→草拟提纲→成稿和润色→定稿审稿。

第五节　临床研究论文

临床研究论文是以临床医学工作为内容撰写的一类医学研究论文，是对临床科研活动和研究结果进行客观描述和概括的过程，包括临床流行病学研究、临床诊断或检验技术研究、临床防治效果观察、临床经验研究、特殊病例报告或系列病例报告等。

一、临床研究论文的写作要求

临床医学研究是针对患者开展的研究，以提高诊断治疗水平为最终目的。所以，临床研究论文必须紧密结合临床实践，以临床医生日常工作中积累的各种临床病例资料和实验资料为基础，客观、实事求是地归纳和总结。临床研究是关系到人的健康和生命的研究，一定要讲求研究的科学性和真实性，在资料收集过程中，任何虚假、伪造、疏漏都可能会造成严重后果，危及到患者的生命和健康。因此，在撰写论文时应做到：

1. 必须遵守相应的伦理道德规范，在给患者良好的诊疗基础上进行研究。

2. 以临床观察作为研究的基本手段。

3. 临床研究具有复杂性、个体特殊性，应有周密的科研设计、正确的统计学处理和严格的质量控制等。

二、临床研究论文的格式

为使临床科研成果的交流更加方便、快捷、有效，节省读者时间，便于检索，临床研究论文的格式遵循一般科研论文格式规定，基本格式包括论文题目、署名、摘要、关键词、前言、对象与方法、结果、讨论、致谢、参考文献。

1. 论文题目　题目是论文的核心，位于全文之首，要能高度概括和总结论文的内容，题目必须准确地反映研究主题。临床研究的题目讲求研究的性质、对象、手段等关键信息的输出，能让读者获得研究对象是谁，研究目的是什么，采用了什么样的研究方法等信息。

2. 署名　署名是指在论文标题下写明本文的作者及作者单位，承担一定的学术及法律责任。署名既指明了科研成果的归属，是拥有著作权的凭证，也是处理著作权纠纷的重要依据。按照国际医学杂志编辑委员会（The International Committee of Medical Journal Editors，ICMJE）制定的"生物医学期刊投稿的统一要求"中规定，作者署名须符合以下三项规定：参与了选题和设计或资料的分析和解释；参与了文章的构思与写作，至少要参加过文章的讨论和定稿；能对文章内容负责，并对文章内容有答辩能力。《新英格兰医学杂志》（The New England Journal of Medcine）主编 Arnold S. Relman 博士认为，作者署名应该对该项学术研究的论文设计、数据的收集、结果的解释与分析这三项工作中，至少 2 个方面作出了实质性贡献。署名时需注意实事求是，避免弄虚作假。以贡献大小依次排列，不应以学术威望的高低来排列名次。署名应使用真名，不得使用假名和笔名。

3. 摘要　国家标准 GB3179-82 "科学技术期刊编排规则"中规定，科技期刊发表论文应附有摘要。摘要是论文不可缺少的组成部分，是论文中心内容的高度浓缩、概括和总结，并具有严格的独立性。要尽量精炼、简洁、准确完整地反映出论文的实质内容内容，对论文的方法、结果、结论不解释、不引申，以第三人称书写。尽量用最少的文字表达最多的、有价值的信息，让读者在较短的时间内迅速了解整篇论文的基本内容，便于读者阅读和整理。在电子信息化的今天，摘要对建立计算机文献数据库也有十分重要的意义。

按照国内一些医学期刊和全国高等院校学报编辑加工规范要求，摘要的字数一般控制在 400 字左右，包括目的、方法、结果、结论四部分，即 4 项式的结构式摘要，尽可能使用专业术语。

4. 关键词　关键词是表达文章实质性内容和信息的名词、词组或短语，便于医学文献的标引和检索，在二次文献刊物收录以及在检索过程中有助于实现计算机化。关键词包括疾病的名称、药物名称、治疗方法、检查与诊断方法、器官名称、体内物质名称、动物名称以及人年龄特征词等。一般可从题目中选出，即"题内关键词"，若题内关键词不能充分表达论文的中心内容，不能提供完整准确的检索信息，还可以从摘要和文内选择,即"普通关键词"。临床研究论文的关键词尽量选用美国国立医学图书馆(National Library of Medicine,NLM)编写的《医学索引》(Index Medicine,IM)中的词。中医学名词应尽量选用北京科技出版社出版的《中医药主题词表》中的词。

5. 英文题目、摘要与关键词 英文题目、摘要和关键词是国际检索的重要数据,翻译过程中要注意与中文基本保持一致,从专业角度取其本质进行意译。注意中外语言行文的差别,遵循外文语种的习惯用法,避免生搬直译,一般用现在时态、被动语态。英文关键词和中文关键词保持一致,除专有名词外,采用小写,列在英文摘要下方。英文摘要一般不超过 250 个词或 1100 个字符。

6. 前言 也就是文章开头的第一段,又称引言、导言、序言和导语等,是用来说明本课题研究背景或论文撰写的目的、意义,提起读者的兴趣。主要内容包括以下几个方面:本研究的背景,国内外同类研究的现状,已取得的成就和待解决的问题,本研究的目的和意义等。前言一般不要超过 300 字,参考文献最好不超过 3 条,不要涉及本研究将要报道的结论。

7. 对象与方法 详细介绍研究的原理、方法和研究的过程,讲求真实准确、紧扣研究主题。在临床研究中,尤其要注意选择研究指标和统计分析方法。主要内容包括:基线资料、干预措施、疗效观察项目、疗效标准、统计分析方法等。

8. 结果 结果是整个研究的价值所在,要将研究、观察、测定所得的原始资料和数据经过整理、分析后,得出的结果用文字、图或表的形式具体、准确的表述。注意表和图不宜过多,文字表述不宜对表和图解释过多,表和图也不要重复同一数据,绘制的表格要符合统计学的规定,一般用三线表,统计学分析的结果要标明检验水准。注意研究的顺序,分层次罗列结果,内容较多的话可以分成几个小标题来分开阐述。研究结果应准确无误、实事求是、重点突出,切忌措施模糊、模棱两可。

9. 讨论 讨论是论文中最为精彩的一部分内容,是对结果的逻辑延伸。需要查阅大量文献,通过逻辑推论、理论分析对结果在深度和广度上进一步分析和探讨,给读者以启发和借鉴,明确研究中还存在的问题以及今后研究工作的目标。撰写时要注意突出重点、客观评价,讨论并不是对研究结果的重复,讨论的内容包括:①明确提出本研究的结果,着重描述该研究重要的和新的发现;②将本研究结果和其他人的研究结果进行比较分析,解释结果异同的原因,说明偶然性和必然性;③客观的对本研究的局限性、意外发现等进行解释和总结;④客观的评价研究的水平及研究结果的科学价值;⑤阐明研究结果的理论意义和实践意义;⑥提出新的假说,揭示有待进一步研究的问题。

10. 致谢 一般放在正文的最后,是对研究过程中帮助过自己的人表示谢意,包括研究过程中提出意见或给予帮助者、为研究提供材料及其他便利条件者、参与调研的人员、帮助修改论文的专家以及在课题研究或论文写作时提供物力、财力支持的机构或个人等。致谢必须征得被致谢者的同意,技术或学术指导应单独致谢,致谢内容应简洁、诚恳而有分寸。

11. 参考文献 是本课题研究及论文写作时,作者借鉴和引用的前人和作者本人以前出版的著作、发表的论文、获得的专利等。列出参考的主要文献目录,是作者撰写论文的科学依据及向读者提供有关信息的出处，同时也是对他人的尊重。正文中引用的内容都需由参考文献逐一引证，尽量引用近五年内发表的文献。国内多数医学期刊对参考文献的数量有明确限制，论著引用的文献不超过 10 条，综述 25~30 条，特殊情况下也可酌情而定。未被录用和公开发表的论文不宜作为参考文献。

三、临床研究论文写作步骤

临床研究论文和普通科研论文一样，撰写时除了要关注写作技巧和语言修辞，更要注意研究方法和研究过程。

1. 确定选题　选题应具有创新性、合理性，文章才会有新意。撰写临床资料分析或流行病学论文时，选题应深思熟虑，科研设计应合理科学，才能充分体现论文的学术价值。

2. 查阅文献　是对所关注的问题进行文献资料的收集和分析。研究显示，国内外科研工作者查阅文献的时间约占整个科研工作量的三分之一。查阅国内外最新的研究成果，能让论文达到新颖和独创性。在检索过程中，可通过各种检索工具查阅相关文献。

查阅文献时还要注意做好记录，可充分利用各种笔记和文献管理软件对已经看过的文献做好整理工作，把发表时间、刊登杂志、主要观点等内容提炼出来，有效提高阅读效率。

3. 写作成文　对整个文章的布局、顺序、层次、段落、内容、观点等进行构思，文章的主题中心要明确，所参考的文献注意时效性，尽量参考近五年内发表的研究。结构上要严谨、环环相扣。基本流程为：写作构思→草拟提纲→成稿和润色→定稿审稿。

第三篇　循证医学基本方法

第十三章　循证医学临床实践基本步骤 ▷▷▷▷

循证临床实践是指以循证医学理念为指导的临床实践活动活动。实践过程包括五步骤，即提问（提出问题），检证（检索证据），评证（评价证据），用证（应用证据），再评（后效评价），如表 13-1 所示。

表 13-1　循证临床实践"五步曲"

步骤	内容
第一步	确定临床实践中的问题：准确提出临床存在而需解决的疑难问题
第二步	循证检索证据：从相关资料中寻找证据，分析评价
第三步	评价证据：应用循证医学质量评价标准，针对证据的真实性、可靠性、适用性和临床价值作出具体评价
第四步	应用最佳证据：指导临床决策，进行临床实践
第五步	后效评价：总结经验，提高医疗质量和临床学术水平

第一节　提出临床问题

临床医师诊治患者的过程是一个不断提出问题、寻找方法、解决问题的过程。针对患者的实际情况，"提出临床问题"是循证临床实践的第一步。首先提出既科学合理又有重要意义的临床问题，并转化构建为一个可以回答的科学问题，通过寻找解决问题方法，最终解决临床问题。

一、临床问题来源

（一）与病因相关的问题

患者患病后最常见的临床问题是"他为什么会患病"。疾病的发生往往是因为患者存在该疾病的危险因素以及由危险因素导致的病因，并在某一机制下发病。

1. 危险因素　某一疾病的危险因素是什么？某人或某一类人患某病的危险因素是什么？例如，脑卒中的危险因素是什么？某已婚年轻女子患脑卒中，其危险因素是什么，是否与口服避孕药有关？合并肿瘤的脑卒中患者危险因素是什么，是否与非肿瘤患者不同？

2. 病因　某一疾病的病因是什么？某人或某一类人患某病的病因是什么？例如，缺血性脑卒中的主要病因是什么？一位孕妇突发缺血性脑卒中，其病因是什么，是否与凝血机制障碍有关？骨科手术后患者并发缺血性脑卒中的最常见病因是什么，是否与脂肪栓塞有关？

3. 发病机制　某一疾病的发病机制是什么？某人或某一类人患这病的机制是什么？例如，缺血性脑卒中的发病机制是什么？某人有房颤、高血压，腹泻数次后发生缺血性脑卒中，其机制是因脑栓塞、脑血栓形成，还是因低灌注？房颤患者发生脑卒中的机制都是脑栓塞吗？

（二）　与临床特点相关的问题

患者表现出一系列症状、体征、实验室以及辅助检查异常情况，这些临床表现有的是本次疾病的主要表现，有的是既往疾病的表现，也有的是这次疾病并发症的表现。

1. 主要临床表现　某一疾病的临床表现有哪些？同病的不同人群，其临床特点有差异吗？患病的某一个或几个患者的某一临床表现（症状、体征或生化指标异常）是该疾病的共性临床表现，还是个性临床表现？例如，痴呆可以有哪些表现？阿尔茨海默病男性和女性人群的临床表现有不同吗？视幻觉是痴呆的共性表现吗？

2. 并发症　某患者的并发症有哪些？并发症的严重程度如何，与主要疾病的相互影响如何？如脑卒中患者的并发症有哪些？合并高血压的脑卒中患者血压状况与脑卒中病情的关系如何？

（三）　与诊断相关的问题

临床医生询问患者病史和体格检查后，会提出一系列问题，比如："患者可能患什么疾病，需要什么辅助检查证实，需要和什么疾病鉴别，是否需要做检查排除这些疾病。"患者和家属也会有类似问题提出。

1. 辅助检查　某疾病的诊断需要做哪些检查？排除某一疾病需要做哪些检查？针对某疾病，哪些检查是必要的？为诊断或排除某一疾病，在综合考虑辅助检查诊断的特异度、灵敏度、安全性、费用以及患者接受程度的基础上如何选择？针对某一患者，最紧迫、最必要、最有价值、最经济、最安全可行的检查是什么，以及各种辅助检查的时机是什么。如脑梗死的诊断是否一定要做头颅 MRI，排除脑出血是优先选择头颅 CT 还是头颅 MRI？针对脑卒中，血管评估、血脂、血糖、同型半胱氨酸等检查是否必须？对于突发昏迷、伴发热和一侧肢体瘫痪的患者，头颅 CT、头颅 MRI、脑血管造影、脑脊液等检查如何选择？各种检查的时机如何安排等。

2. 诊断和鉴别诊断 根据患者的症状、体征，考虑患者的临床诊断可能是什么，需要和什么疾病相鉴别？有些辅助检查的结果有不同的解释，结合临床应诊断为什么？例如，一位患者以"反复短暂头晕"为主诉，诊断和鉴别诊断要考虑哪些疾病，短暂性脑缺血发作、偏头痛、癫痫、小卒中、周围性眩晕或其他。一位缺血性脑卒中患者，病程中出现病情加重，是进展性卒中还是再卒中，如果考虑再卒中，是缺血性还是出血性卒中？

（四） 与治疗相关的问题

患者疾病一旦明确诊断，如何治疗是医患双方关心的问题。临床医生面临的关键问题是如何综合考虑治疗方法、疗效、费用、不良反应等方面，确定针对患者的最佳选择

1. 治疗方法 某一疾病有哪些治疗方法？每一治疗方法的疗效如何？哪一种疗效更好？例如，癫痫治疗有哪些方法？手术治疗癫痫是否优于药物治疗？对于部分性发作型癫痫，哪种药物是首选？

2. 不良反应 药物的不良反应是什么？是严重不良反应吗？不良反应是暂时的还是持续的？患者治疗中出现的某一症状是药物不良反应吗？例如，阿司匹林的不良反应有哪些？某患者阿司匹林治疗中出现血尿，是严重不良反应吗？是否立即停用？

3. 费用和收益 该治疗方法的费用是多少？费用高的治疗方法与费用低的方法疗效是否有差异？例如，同样抗血小板治疗，患者服用氯吡格雷每天的治疗费用是阿司匹林的几十倍，该如何选择？有患者担心阿司匹林的不良反应，改服中成药或汤剂预防脑卒中，其费用高于阿司匹林，应考虑是否是值得推荐的预防方法？

4. 最佳治疗方法 临床医生综合考虑研究证据、临床经验、患者意愿以及医疗资源确定最佳治疗方法。对某一患者，哪种方法更适合？例如，某患有高尿酸血症的脑卒中患者二级预防用药，小剂量阿司匹林影响尿酸排泄，但疗效肯定，价格低廉；氯吡格雷并不影响尿酸排泄，疗效也被认可，但价格昂贵，如何选择？一位血管性头痛发作频繁的患者，治疗方法是发作时服用止痛药，还是尝试中药防治？

（五） 与预后相关的问题

预后是指对某种疾病可能病程和结局的预测，是医患共同关注的问题，包括未经治疗的自然预后和经医学干预的治疗预后。

1. 病程 某一疾病的病程是多久？某一症状、体征多久会减轻或消失？某一疾病是否是终身疾患？例如，阿尔茨海默病的一般病程是多久？蛛网膜下腔出血患者头痛症状多久会消失？帕金森病是终身疾患吗？

2. 结局 某一疾病的结局如何？治疗与不治疗是否有差别？某疾病的病死率、残障率、复发率如何？例如，合并肿瘤的脑卒中患者的预后如何？胆囊癌治疗与不治疗对结局影响如何？脑卒中的复发率是多少？

（六） 与预防相关的问题

上工治未病，预防发病，尤其预防慢性病发病是临床关注的问题。预防的策略主要

涉及生活方式干预、药物预防等。

1. 生活方式干预   关于饮食、情绪、运动等对疾病的影响。例如，低脂饮食可以降低脑卒中的发病率吗？怎样的运动方式、多大的运动量对脑卒中的预防有帮助？舒缓的音乐对预防高血压有利吗？

2. 药物预防   哪些药物可以预防某种疾病？怎样选择药物？预防药物需要服用多长时间等？如中药可以预防脑卒中吗？怎样选择抗栓药物？选用抗血小板药物还是抗凝药物？他汀类药物预防脑卒中需终身服用吗？

二、临床问题类型

循证医学实践可以是医学生，也可以是高年资医生。由于实践者层次和临床经验不一，即使是面对同一位患者，发现和提出的临床问题也会不一样。从循证临床实践角度，临床问题可分为两大类，即一般性问题和特定性问题。

（一）一般性问题

一般性问题是有关患者及所患疾病的一般知识的问题，大多涉及到医学基础知识，实际上是广义的临床问题，医学生和低年资医师常考虑和提出此类问题。包括以下几点：

1. 与主体有关的 6 "W" 问题   Who（何人），What（何事/物，When（何时），Where（何处），How（如何），Why（为何）。这些问题一般在临床医师接诊患者时通过询问病史和体格检查就能得到。例如接诊一名呕血的患者，就要弄清楚呕血患者人口学基本特征（年龄、性别等），呕血的性质（颜色、量、次数），何时（饭前、饭后）、何地发生呕血，有无其他症状以及发生呕血的原因和诱发因素等。

2. 某单一疾病或疾病的某一方面   如耳鸣发病原因是什么？肝病患者为什么会出现蜘蛛痣？

（二）特定性问题

特定性问题是关于在诊治患者时遇到的具体问题，常需要在充分理解一般性知识基础上才能提出，是狭义的临床问题，高年资医师常考虑和提出此类问题。如：结核性胸膜炎给予强的松口服治疗是否可以减轻结核中毒症状和防止胸膜粘连？孕妇应用非甾体药物（NSAIZ）是否会导致流产？对合并糖尿病肾病的高血压患者应该将其血压控制在什么范围为佳？

特定性问题是与临床决策有关的特殊性问题，涉及到选择哪种诊断试验、治疗方案等具体问题，问题的针对性强，这类问题无法直接从各版教科书、PubMed 等数据库中找到明确的答案。

三、提出临床问题

提出能够回答的临床问题是解决临床问题关键的第一步。临床问题来自患者和家属，也来自医生本身的思考。问题的起源往往是一种疑问或模糊的不解，如：某家属问为什么会发生脑卒中？某医生发现有一定数量脑卒中患者有肿瘤病史，患有肿瘤的脑卒中患者是否预后更差？这些问题比较模糊，常不能直接回答。如果将上述问题转变为"脑卒中的病因、危险因素和发病机制是什么？合并肿瘤的脑卒中患者的预后如何？"这样的问题就比较清晰，可以有针对性地回答。

（一）　确定临床问题的来源和类型

临床问题多种多样，为了便于回答，针对提出的临床问题，首先分辨其来源于哪一方面，是病因、临床特点、诊断、治疗，还是预后、预防等方面，其次确定这一问题是属于一般性问题（容易查找到答案），还是特定性问题（需要进一步检索、评价、甚至开展研究）。如脑卒中患者的危险因素、病因和发病机制，是关于病因的问题，教科书上有全面描述，属于一般性问题；而合并肿瘤的脑卒中患者的预后如何，是关于预后的问题，属于特定性问题，需要进一步查找证据。

（二）　转化临床问题为可回答的结构性问题

对于提出的临床问题，尤其是特定性问题，为了便于寻找答案，需要用合适的、科学的语言将非结构性的临床问题转化为可回答的结构性问题，即构建临床问题。临床问题的构建按照 PICO 格式。

P（patient problem or population）：患者问题，即临床问题关注的对象。患者的特征包括疾病以及与诊断和治疗相关的性别、年龄、种族等。

I（intervention/ prognostic factor/ exposure）：干预措施、预后因素、暴露因素，即临床问题关注的措施或因素。考虑的是哪一种干预措施，哪一种药物治疗，哪一项检测或哪一类手术；是否考虑影响患者预后、年龄、并发症的因素吗；考虑患者的暴露因素的影响，如吸烟、毒物接触。

C（comparison）：对照，即与关注的措施或因素进行对比的另一措施或因素。如果是治疗性问题，对照可以是另一种药物、安慰剂或不用药，也可以是一种手术疗法。如果是诊断性问题，对照通常为"金标准"的诊断监测。如果是关于预后因素和暴露因素，通常与无相关预后因素、无相关暴露因素的对照相比较。有些临床问题不一定有特定的对照。

O（outcome）：结局，即临床问题关注的目标。干预措施的结局是什么，减轻或消除症状，减少副作用，还是改善功能或测试分数；预后因素的结局是什么，改善预后，还是不利于预后；暴露因素的结局是什么，是患病还是不患病。

（三）　临床问题举例

各类临床问题举例见表 13-2。

表 13-2 各类临床问题举例

类型	临床问题举例	P	I	C	O
预防问题	咨询者女性，45 岁，有高血压，不吸烟，少量饮酒，未绝经。外婆及母亲均死于乳腺癌，姐姐于 47 岁时检查出乳腺癌并已进行手术治疗。因见文献报道服用阿司匹林能预防乳腺癌的发生，所以咨询服用阿司匹林是否有效	45 岁女性，乳腺癌家族史	服用阿司匹林	未服用阿司匹林	乳腺癌
诊断问题	一位 37 岁的中国上海籍男性，既往有慢性乙型肝炎病史近 10 年，实验室检查：HBsAg（+），HBeAb（+），HBcAb（+），一年前肝肾功能、甲胎蛋白（AFP）检查结果正常，血常规正常，本次例行检查中，AFP>800μg/L，肝脏彩超检查未发现占位性改变。接诊医生问上级医生：选择增强 CT 检查或是 MRI 检查是否有助于确定或排除患者肝癌的诊断	37 岁男性、AFP 阳性、既往肝炎病史	增强 CT 检查、MRI 检查	原发性肝癌诊断金标准	原发性肝癌诊断确诊
治疗问题	乔先生，男，65 岁，既往体健。发现轻度原发性高血压半年，服用药物能控制血压，然而几种降压药物服用以后容易出现难以缓解的头痛及肌肉、关节酸痛。乔先生觉得药物的副作用让他非常难受，他想停用高血压药物，而靠改变生活方式来降低高血压的主要并发症（心肌梗死和中风）发生的风险	65 岁患有轻度原发性高血压的老年男性	使用抗高血压药物	不使用抗高血压药物（单纯改变生活方式）	心血管意外发生的风险下降率、头痛及肌肉酸痛症状缓解率。
预后问题	患者林某，女，40 岁，妇科体检 HPV18（+），液基细胞学检查（TCT）CIN3。到某三甲医院进行病理检查，病理切片结果为宫颈原位癌（AIS），行宫颈锥切术。患者问术后两年内复发的机会有多大	37 岁女性，AIS 患者	行宫颈锥切术	未行宫颈锥切术	复发时间/生存时间

第二节 获取研究证据

临床问题一经提出，为了找到解决问题的最佳方案，需要查寻研究证据，在众多的研究证据中初筛并严格评价，最后做出决定。因而，"查找和获取研究证据"是循证临床实践的重要环节。熟悉查找证据的途径、掌握获取证据的步骤、正确查寻证据，是准确和全面获取研究证据的保证。

一、获取证据的途径

（一）了解循证医学证据资源

循证医学证据资源经历了漫长的发展，其查找途径可以是期刊、电子光盘检索、Internet 电子数据库，也可以是同事、专家、药厂等未发表文献，如学术报告、会议论文、毕业论文等。20 世纪 90 年代以前，主要依靠手工检索工具先获取题录，再从期刊查阅原文，费时费力，检索效果差。90 年代以后，应用计算机网络检索，可直接查阅原文，快速方便，检索及时、全面。

循证医学证据资源涉及的期刊和数据库多，国际上通常采用加拿大 McMaster 大学临床流行病学和生物统计学教授 Haynes R. Brian 提出的 "5S" 模型来分类证据资源。"5S" 即原始研究（studies）、系统综述（syntheses）、证据摘要（synopses）、证据总结（summaries）、证据系统（systems）。证据资源 "5S" 模型是按证据查找、证据评价、证据利用的快捷性、相关性和有效性进行排列的，层级越往上，证据的优先级别越高，对解决临床问题的时效性和可行性越强，最终形成以原始研究为基础，证据系统为顶端的金字塔模式，见图 13-1。

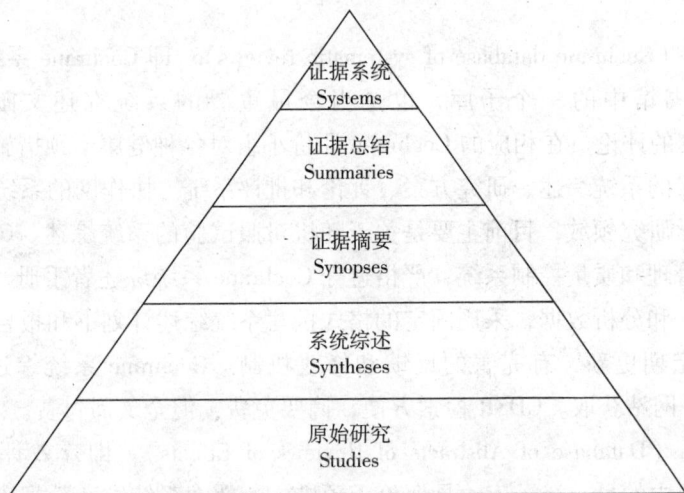

证据系统 Systems
证据总结 Summaries
证据摘要 Synopses
系统综述 Syntheses
原始研究 Studies

图 13-1　循证医学资源的 "5S" 模型

1. 原始研究　即原始的临床研究（临床试验），指发表在杂志和综合文献数据库，未经专家评估的文献资源。原始研究是产生和提供证据的基本单位，是所有其他证据衍生的原始材料。常用资源如下：

（1）MEDLINE：是原始研究最权威的数据库之一，是医学文献的首要数据库。其包含的内容全面，索引和检索系统完善，多数通过 Ovid 和 PubMed 进行检索。PubMed Clinical Queries 数据库在检索系统预设了针对临床问题的检索策略，可快速检索涉及临床病因、诊断、治疗、预后和预防的相关文献，以及系统综述方面的文献。由于检索简单、快捷，可以直接获得临床应用相关文献，是常用的文献检索数据库。

（2）Cochrane 临床对照试验注册中心数据库（Cochrane central register of controlled trials，CENTRAL）：是随机对照试验（Randomized Controlled Trials，RCT）或临床对照试验（Clinical Controlled Trials，CCT）的数据库，该库由 Cochrane 协助网组织、协调或编制。资料来源于协作网各系统综述小组在 MEDLINE 和其他文献数据库上检索出的随机对照试验和临床对照试验，以及从有关医学杂志、会议论文集和其他来源中收集到的随机对照试验和临床对照试验。Cochrane 协助网对随机对照试验和临床对照试验按照统一规范鉴别及质控，为系统综述提供准确、全面、系统的原始资料。

（3）中国生物医学文献数据库（Chinese Biomedical literature Database，CBM）：是中国医学科学院医学信息研究所开发的生物医学领域的专业文献数据库。CBM 收录期刊齐全、更新速度快涉及基础医学、临床医学、预防医学、药学、中医学等领域，该数据库与 MEDLINE 光盘检索有兼容性，检索入口多，方便易用。

2. 系统综述　针对某个具体的临床问题，系统、全面地收集所有已发表或未发表的临床研究，对其逐个进行严格评价，筛选出符合质量标准的文献，再运用适当的统计方法进行定性或定量合成，得出可靠的综合结论。Cochrane 系统综述特指由 Cochrane 协作网的作者予以评价并发表在 Cochrane 图书馆（Cochrane Library）的系统综述。常用资源如下：

（1）CDSR（Cochrane database of systematic reviews）：即 Cochrane 系统综述数据库，是 Cochrane 图书馆中的一个子库，也是当今最重要的系统综述文献库。CDSR 是 Cochrane 协作网的评论员在相应的 Cochrane 评价小组对各种健康干预措施所制作的系统综述，包括完成的系统综述、研究方案、评论和批评系统。协作网的系统综述几乎涵盖了整个临床医学研究领域，目前主要是关于随机对照试验的系统综述。Cochrane 协作网有严密的组织管理和质量控制系统，严格遵守 Cochrane 系统综述者手册，应用统一的系统综述软件录入和分析数据，采用固定的格式撰写系统综述计划书和报告，发表后根据新的系统综述定期更新，有完善的反馈和修改机制。Cochrane 系统综述可以从 Ovid、PubMed、Wiley 网站获取。CDSR 检索方便，摘要免费，但全文需付费。

（2）DARE（Database of Abstracts of Reviews of Effects）：即疗效评价文摘库，是 Cochrane 图书馆中的另一个子库，是评价干预措施疗效的系统综述数据库。该库除与健康相关的治疗干预外还涉及诊断性试验、公共卫生、心理学等，包括了非 Cochrane 协作网成员发表的系统综述的摘要和目录，是对 Cochrane 协作网系统综述的补充，由英国 YORK 大学国家卫生服务部评价与传播中心提供。DARE 的特点是其系统综述的摘要包括了作者对系统综述质量的评估，只收录评论性摘要、题目及出处，没有全文。DARE 检索方便，可通过 CRD Database 和 Cochrane Library 等检索库免费索取。

3. 证据摘要　即循证杂志摘要（evidence based journal abstracts），是方法学专家和临床专家共同对原始文献和系统综述从方法学和临床重要性两方面进行严格评价后，筛选出高质量的论著，以结构式摘要形式发表。证据摘要是对临床决策单个方面（诊断、病因、治疗、预后等）证据的评价性摘要。常用资源如下：

（1）ACP Journal Club（American College of Physicians Journal Club）：由美国内科医师协会于 1991 年创办，主要针对内科及其亚专业。按照循证医学文献要求，从 100 余种世界最具影响力的临床医学杂志中筛选出方法学严谨，涉及临床问题的高质量原始研究和系统综述，由熟悉研究方法的资深临床专家针对每一研究的质量、结果、应用和注意事项等进行简明扼要的总结和述评，整理成证据摘要，并以期刊形式发表。现为双月刊，有纸质版和网络版两种形式，网上可免费获取全文。

（2）Bandolier：由英国牛津大学于 1994 年创办的月刊，涉及临床各专业，提供有关疾病，特别是治疗方面的证据摘要。按照循证医学文献要求，收集关于临床研究的系统综述以及二级研究杂志（second journal）中的证据信息，整理的证据摘要包括评论和推荐意见。Bandolier 有纸质版和电子版，可免费获取全文。

4. 证据总结　整合了较低层次当前可得的最佳证据，针对某一具体疾病提供有关其决策选择的全面证据。证据总结相当于证据摘要、系统综述和原始研究的总和，其检索系统和功能比较完善，使用方便，是一种好的临床决策辅助工具。常用资源如下：

（1）临床证据数据库：主要有 Clinical Evidence，PIER，Up To Date 等。Clinical Evidence 由英国医学杂志（British Medicine Journal，BMJ）出版集团出版，是世界上最具权威性的医学数据库之一，以疾病的治疗和预防为主，涉及 200 多种常见疾病的几千种治疗的研究证据，每年更新 1 次，并不断拓展新的题目和领域。PIER 由美国内科医师学会杂志俱乐部出版，主要涉及内科和初级保健方面的治疗问题，包括疾病诊治、筛查与预防、补充和替代医学、伦理和法律问题、流程、质量测量和药物资源等。该数据库采用多层次结构指导临床医生应用研究证据，所有问题均采用同样结构，所有推荐意见都基于严格的循证医学方法，推荐意见均与研究证据紧密相连。Up To Date 隶属于全球信息服务公司威科集团（Wolters Kluwer）旗下的威科健康机构（Wolters Kluwer Health），是一套由医师编撰的循证临床知识系统，是协助医师进行诊疗的判断和决策的数据库，目前覆盖 17 个专业的 8000 多个临床主题。该数据库由作者们浏览同行评议（peer reviewed）的期刊，采用 GRADE 分级评价证据质量，结合专业经验而提出推荐意见，并承认患者的价值观和意见在临床决策中的重要性。文献附有图片（图表、X 光片、相片、影像文件等），数据库与 Medline 摘要、参考文献和一个药物数据库相链接，提供 Medline 引用文献摘要以及药物交互作用。

（2）临床指南数据库：常用有 NGC、SIGN，中国临床指南文库等。NGC（US National Guidelines Clearinghouse Database）为美国国家指南数据库，由美国卫生健康研究与质量机构、美国医学会和美国卫生健康计划协会于 1998 年联合制作的一个提供临床实践指南和相关证据的免费数据库。数据库收集美国和全世界数千个指南，涉及所有主题。SIGN（Scottish Intercollegiate Guideline Network）为苏格兰校际指南网站，由英国皇家学会于 1993 年建立，是基于证据的临床指南，重点关注癌症、心血管疾病和心理卫生等领域，免费提供的指南有全文指南（Full guideline）和快速参考指南（Quick Reference Guide）。中国临床指南文库（China Guideline clearinghouse，CGC）由中国医师协会循证医学专业委员会主要发起建设，收录中国医学期刊近 5 年内发表的临床实践指南提供临床指南查询平台。

5. 证据系统　即计算机决策支持系统（computerized decision support system，CDSS），指针对某个临床问题，概括总结所有相关和重要的研究证据，将患者的个体信息与相关研究的最佳证据相结合的决策支持系统。如整合了计算机决策支持系统的电子病历系统，可根据患者的个体特征自动链接到当前与其具体情况相关的最佳证据，为医护人员提供决策信息。证据系统是最理想化的证据提供系统。

（二）　掌握循证医学证据资源的选择标准

循证医学证据资源广泛多样，要快捷、高效地查找证据，正确选择证据资源非常重要，应遵循以下四项标准：

1. 循证方法的严谨性　证据资源为临床问题提供最佳证据，这要求提供证据的资源具有严谨的研究方法，包括：①推论是否严格遵循证据？②提出推荐意见时是否给出支持其结论的证据强度？③是否为读者提供了证据链接以方便阅读？

2. 内容的全面性和特异性　理想的证据资源应该为临床实践中可能遇到的所有问题提供相关证据，但针对某一专业领域的证据资源可以更有效的查找证据。内容的全面性和特异性包括：①是否充分覆盖了检索者的专业领域或内容范围？②是否覆盖了检索者提出的问题类型（病因、诊断、治疗、预后等）？③是否针对检索者临床实践的具体专业领域？

3. 易用性　临床医师工作繁忙，为节省时间，应该选择检索方便快捷的证据资源。易用性指证据资源能否快速、始终如一地提供所需要的信息。

4. 可及性　理论上"5S"模型越接近顶端，可靠性和有效性越高，但资源价格也越高，临床医生个人订阅昂贵期刊和数据库的可能性极小。可及性包括：①是否在所需要使用的任何场所均能方便获取？②是否能支付其费用？通常临床医生利用所在院校的图书馆检索证据资源；中低收入国家的临床医生可通过学术机构的网络进入世界卫生组织的健康网络研究启动项目获取免费证据资源；也有一些资源向全世界免费提供，如PubMed、BMJ、JAMA等杂志在发表6～12个月后可免费检索，发表当时部分文章可免费检索。

二、获取证据的步骤

回答提出的临床问题，需要有最新最佳的临床证据来支持。获取证据首先要构建临床问题，然后选择合适的数据库、确定检索词和制定检索策略、检索和获取文献，最后评估和总结证据。

（一）　按 PICO 格式构建临床问题

临床问题提出后，为了便于查找证据，按照 PICO 格式构建临床问题，使之结构化。PICO 格式易于判断临床问题的来源，明确这类问题的最佳研究设计类型，有助于正确选择数据库资源，获取关键词，确定检索词和制定检索策略，保证检索的查全率和查准率。例如，初始的临床问题是：频发尿路感染的患者日常生活当中长期小剂量服用抗生素是否可以预防复发？按 PICO 格式构建后的临床问题：P 患者（频发尿路感染患者），I 干预（长期小剂量服用抗生素），C 对照（空白对照），O 结局（复发率），由此可以得出该临床问题的类型是"预防相关问题"，针对该问题的最佳研究证据设计方案是"随机对照试验的系统综述"，数据库资源选择系统综述证据资源。

（二）　选择合适的数据库

计算机检索相关数据库能够快速和高效地获取相关临床问题的最佳证据，随着信息资源的发展，数据库种类繁多，了解各类数据库，才能选择最佳的数据库。

1. 充分了解各数据库　数据库大致分为两类，一类是原始文献数据库，如 MEDLINE、PubMed、Embase、CENTRAL、CBM、CNKI 等。它的优点是时效性强，免费检索，能获得最新最前沿的临床研究证据；缺点是临床医生自己评价文献、分析整合后得出结论，要求医生有较强的临床流行病学知识进行评价分析，比较费时费力；另一类是二次文献数据库，如 Clinical Evidence、PIER、Up To Date、NGC、SIGN、中国临床指南文库、ACP Journal Club、Bandolier、CDSR、DARE 等。它的优点是专家对原始文献评价分析和总结证据，临床医生检索到证据后可直接应用，方便省时；缺点是往往不免费，需要定时更新以获取最新最佳证据。

2. 选择专业综合性数据库　如 PubMed、Embase、CBM 等覆盖了医学各专业领域的资料，与综合数据库相比，查寻专业数据库更易获得与专业相关的文献。但专业数据库存在涉及面相对窄，多数需付费的问题，在缺乏专业数据库时，综合数据库依然是最常用证据资源。

3. 选择最佳证据数据库　最佳证据资源（best evidence resources）是指采用明确的研究方法，对研究证据的科学性和临床相关性进行严格评价后建立的数据库。按照证据资源"5S"模型，最佳证据数据库是证据系统，依次为证据总结、证据摘要、系统综述和原始研究。由于医学文献众多，为了快速、高效获取最佳证据资源，临床医师查寻文献应该按照"5S"模型，从证据系统、证据总结、证据摘要、系统综述和原始研究的数据库顺序逐级检索。原则上，如果上一级数据库检索的文献解决了提出的临床问题，则无需继续检索下一级数据库。

（三）　确定检索词和制定检索策略

检索词是表达信息需求和检索课题内容的基本单元，检索词选择恰当与否直接影响检索效果。检索策略（search strategy）是指在解析相关问题的基础上，明确检索的目的和信息需求，选择适当的数据库，确定检索词并构造检索式，从而制定出较为完善的检索计划和方案，根据检索的实际情况适当地修改和调整检索策略，以达到最佳的检索效果。

通常检索词主要来源于 P（研究对象）和 I（干预措施），而较少采用 C（对照措施）和 O（结果指标）。当根据 P 和 I 检索结果太多时，可考虑通过 C 和 O 进行限定。

基于上述原则，在确定关于患者群（P）的多个检索词（包括主题词和自由词），将各检索词编号"OR"连接；然后，确定表示干预措施（I）的检索词，如为药物要考虑其商品名、别名等，将各检索词编号以"OR"连接；最后，将 P 与 I 两组检索词用"AND"连接。

（四） 检索和获取文献

制定好检索策略后，针对选择的数据库进行检索，通过浏览和分析检索结果，判定是否需要扩大或缩小检索范围。如果检索结果能够满足最初的检索目的，则确定需要进一步查阅全文的文献，在进行循证临床研究时通常需要排除的文献包括：①病例复习和回顾性研究；②无对照的临床试验；③历史性对照研究；④动物实验以及细胞和组织研究。原始文献的全文可通过以下途径获取：①电子数据库检索系统中的全文链接；②专业网站的付费订购；③原文传递文献求助板块；④馆际互借方式。

（五） 评估和总结证据

针对经检索得到的文献，需要对全文进行评估，并总结证据，以判断其能否回答临床问题。如果评估文献后，发现检索结果不能满足最初的检索目的，应分析原因，是数据库选择不当，或者检索词、检索策略制定不合理，还是该临床问题确实无相关研究证据。必要时再次选择数据库、确定新的检索词和制定新的检索策略，评估新检索的研究结果，并总结研究证据，如图 13-2 所示。

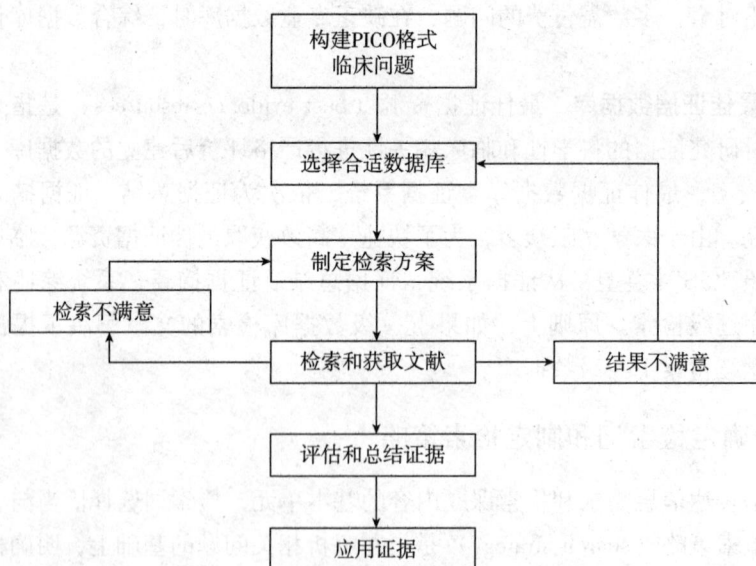

图 13-2　循证医学证据检索步骤

第三节　证据初筛与评价

证据的评价是循证临床实践的重要步骤，由于新的临床研究不断开展，新的研究证据也不断涌现，要在层出不穷又良莠不齐的研究证据中选用最佳研究证据应用于临床，必须对经检索获得的证据进行评价，通过证据的初筛和证据的严格评价（critical appraisal），以确定其真实性（validity）、重要性（importance）和适用性（applicability）。

一、证据的初筛

面对检索获得的众多研究证据，首先初筛证据的真实性和相关性，以决定是否继续阅读并进一步严格评价。初筛证据的真实性和相关性需要考虑并回答如表 13-3 所示问题，只有初筛后真实且相关的研究证据，才有必要继续严格评价。

表 13-3　初筛证据真实性和相关性

问题	是	否
1. 这篇文献是否来自经同行专家评审的杂志？	继续	停止
2. 这篇文献研究场所是否与你的医院相似，以便结果真实时可以应用于你的患者？	继续	停止
3. 该研究是否由某个组织所倡议，其研究设计或结果是否可能因此受影响？	暂停	继续
4. 如果文献提供的信息是真实的，对我的患者的健康有无直接影响，是否为患者所关心的问题？	继续	停止
5. 是否为临床试验实践中常见的问题，文献中涉及的干预措施或试验方法在我的医院是否可行？	继续	停止
6. 如果文献提供的信息是真实的，是否会改变现有的医疗实践？	继续	停止

二、证据的严格评价

（一）证据评价的基本内容

证据评价是对产生证据的研究工作全过程进行全面评价，研究证据的评价主要包括以下基本内容：

1. 研究目的（假说）　评价研究目的（假说）是否以解决临床问题为目标，是否具有临床重要性，是否表述清晰、明确，是否具有科学性、先进性和可行性。

2. 研究设计　每一种研究设计均有其优缺点和适用性，不同的临床问题可以采用不同证据级别的研究设计。评价证据是否依据临床问题的类型选用了合适的研究设计，其研究设计的证据级别如何。

3. 研究对象　评价目标人群的定义是否正确，能否反映研究目标；研究对象有无诊断金标准或公认的诊断标准；研究对象纳入标准和排除标准是否恰当，是否具有代表性；研究对象的样本量是否足够，对照组是否合适；研究对象分组是否保证组间的均衡性和可比性。

4. 观察（测量）　指标评价是否采用客观指标，指标的测量方法是否恰当，是否采用盲法收集指标数据，指标的判断标准和临床意义如何，是中间性指标还是结局性指标，是否选用公认的结局性指标。

5. 统计分析　评价统计方法是否合适，统计计算过程是否正确，研究中可能出现的混杂、交互作用等是否进行分析，统计推理是否恰当。

6. 质量控制　评价研究中可能出现的偏倚有哪些，是否采取了相应的控制措施，控制偏倚的措施效果如何。

7. 结果表达　评价研究结果是否数据准确、表达清晰，是否有量效关系的研究结果。

8. 卫生经济学对干预措施的研究　评价是否采用成本–效果分析、成本–效益分析、成本–效用分析等指标评价经济效益和社会效益。

9. 研究结论　评价研究结论是否回答了研究假说，与实验室研究结论是否一致，与同类研究结论是否一致，研究结论是否可以外推，是否影响现行临床实践的策略。

（二）证据评价的基本原则

证据评价是对研究证据的质量作科学的鉴别，证据评价的基本原则是真实性、重要性和适用性。首先分析证据的真实性；如果真实可靠，则进一步评价其临床价值；如果真实可靠又有重要临床价值，最后评价其是否能用于具体的临床实践。

1. 证据的真实性　指研究证据的内部真实性，即研究结果正确反映被研究对象真实状况的程度。评价证据的内部真实性重点关注研究的整体设计、研究方法、统计分析、研究结果是否支持研究结论等问题。可以通过严格的研究设计、研究对象的限定、干预措施的合理选择、恰当的统计方法等，消除或控制研究中的混杂因素和偏倚，提高研究证据的真实性。

2. 证据的重要性　指研究证据的临床重要性，即研究结果是否具有临床应用价值。循证医学强调采用客观量化的指标来评价研究结果的临床价值，主要围绕结局指标自身的重要性及其估计结果的实际价值等进行综合评估，不同的研究问题其重要性的评价指标和标准各不相同。治疗性研究采用相对危险度减少率（relative risk reduction，*RRR*）、绝对危险度减少率（absolute risk reduction，*ARR*）、获得 1 例有利结果需要干预的病例数（number needed to treat，*NNT*）等客观指标；诊断性研究采用灵敏度、特异度、似然比等客观指标。评价证据的重要性应重点关注证据涉及的临床问题是否明确具体，所选择的评价指标是否正确等

3. 证据的适用性　指研究结果与推论对象的真实情况相符合的程度，也称为外部真实性。证据具有外部真实性是指研究结果能够推广应用到研究对象以外人群，涉及最佳证据能否应用于循证医学实践。适用性的影响因素包括研究人群与其他人群在特征上的差异、社会环境和经济状况等因素。评价证据的适用性应重点关注证据所涉及的研究对象的异质性及其与拟应用对象在人口社会学特征上的差异性，拟应用对象所处环境是否具备产生证据环境所具备的人力、技术、设施设备等条件。

（三）　根据证据的研究类型进行评价

证据的研究类型从方法学角度分为原始研究证据和二次研究证据，从问题来源角度分为病因、诊断、治疗、预后、预防、临床经济学等研究证据。证据的评价依照证据的不同研究类型而采用相应的评价标准

1. 原始研究证据的严格评价　原始研究证据主要包括病因学研究、诊断试验、治疗性研究和预后研究等证据，其严格评价包括真实性、重要性和适用性的评价。有关病因、诊断、治疗、预后的原始研究证据的评价原则及详细内容，参见表13-4。

表13-4　原始研究证据的评价原则

评价项目	病因学研究	诊断试验	治疗性研究	预后研究
1. 真实性	除暴露的危险因素/干预措施外，其他重要特征在组间是否可比 结果测量是否客观或采用盲法 是否随访了所有纳入的研究对象，随访时间是否足够长 研究结果是否符合病因的条件	诊断试验是否与金标准进行独立、盲法比较 研究对象是否包括了各型病例 新诊断试验结果是否影响金标准的使用	研究对象是否随机分配 基线是否可比 随访时间是否足够长 纳入对象是否均进行了随访并纳入结果分析 是否采用盲法 患者接受的其他疗法是否相同	研究对象的代表性如何 是否为疾病的同一时期 随访时间是否足够长 是否采用客观标准判断结果 是否校正了重要的预后因素
2. 重要性	暴露因素与结果的联系强度如何 关联强度的精确度如何	是否报告了诊断试验的似然比或提供了相关数据资料	治疗措施的效应大小如何 治疗措施效应值的精确性如何	研究结果是否随时间改变 对预后估计的精确性如何
3. 适用性	研究结果是否可应用于当前患者 患者发生疾病/不良反应危险性如何 患者对治疗措施的期望、选择如何 是否有备选的治疗措施	诊断试验的重复性如何 用于当前患者能否满意 诊断试验结果能否改变患者结局	研究结果是否可用于当前患者 治疗措施在本医院能否实施 患者从治疗中获得的利弊如何 患者对治疗结果和治疗方案的期望	研究证据中的研究对象是否与当前患者相似 研究结果是否能改变对患者的治疗决策和能否向家属解释

评价证据可以选用一些已有的质量评价工具，原始研究证据的评价工具依据不同的研究设计或研究类型有不同的评价工具，主要介绍如下。

（1）随机对照试验研究：评价方法学质量的评价工具推荐使用"Cochrane 协作网偏倚风险评价工具"（表13-5），该工具包括6个方面的评价条目，每一条目有"低风险""高风险""不清楚"的判断（见表6-1），判定依据相应的"Cochrane 协作网偏倚风险评估表"（见表6-2），减少了评估者的主观因素影响，从而保证评估过程透明，评

估结果可信。评价报告质量的评价工具推荐使用 CONSORT （Consolidated Standards of Report Trial）声明（见表6-3），该声明对临床试验报告的规范细致明确，是临床试验报告的撰写应该遵循的条例。

表 13-5　Cochrane 协作网偏倚风险评价工具

评价条目	评价内容描述	具体评价问题
1. 随机分配方法	详细描述产生随机分配序列的方法，有助于评估组间可比性	随机化分配序列的产生是否正确
2. 分配方案隐藏	详细描述隐藏随机分配序列的方法，从而帮助判断干预措施分配情况是否可预知	分配方案是否有效地隐藏
3. 盲法	描述对受试者或试验人员实施盲法的方法，以防止他们知道受试者的干预措施，提供判断盲法是否成功的相关信息	盲法是否完善
4. 结果数据的完整性	报告每个主要结局指标的数据完整性，包括失访和退出的数据。明确是否报告以上信息及其原因，是否采用意向性分析（ITT）	结果数据是否完整
5. 选择性报告研究结果	描述选择性报告结果的可能性及情况	研究报告是否提示无选择性报告结果
6. 其他偏倚来源	除以上5个方面，是否存在引起偏倚的其他因素？若事先在计划中提到某个问题或因素，应在全文中作答	研究是否存在引起高度偏倚风险的其他因素

（2）队列研究：NOS （The Newcastle-Ottawa Scale for Assessing the Quality of Non-randomized Studies in Meta analysis）系列中的"队列研究的 NOS 评价标准"（表 13-6）从研究对象选择、组间可比性、结果测量方面对偏倚风险进行评价。

表 13-6　队列研究的 NOS 评价标准

栏目	条目	评价标准
研究对象选择	1. 暴露组的代表性	①真正代表人群中暴露组的特征* ②一定程度上代表了人群中暴露组的特征* ③选择某类人群如护士，志愿者 ④未描述暴露组情况
	2. 非暴露组的代表性	①与暴露组来自同一人群* ②来自不同的人群 ③未描述暴露组的来源情况
	3. 暴露因素确定	①固定的档案记录（如外科手术记录）* ②采用结构式访谈* ③研究对象自己写的报告 ④未描述
	4. 肯定研究起始时尚无要观察的结局指标	①肯定* ②不肯定

续表

栏目	条目	评价标准
组间可比性	设计和统计分析时考虑暴露组和未暴露组的可比性	①研究控制了最重要的混杂因素 * ②研究控制了任何其他的混杂因素 *
结果测量	1. 结局指标的评价	①盲法独立评价 * ②有档案记录 * ③自己报告 ④未描述
	2. 随访时间足够长	①是（评价前规定恰当的随访时间）* ②否
	3. 暴露组和未暴露组随访的完整性	①随访完整 * ②有少量研究对象失访但不至于引入偏倚（规定失访率或描述）* ③有失访（规定失访率），未描述 ④未描述

* 达到此标准，则此条目加 1 分

（3）病例对照研究：NOS 系列中的"病例对照研究的 NOS 评价标准"（表 13-7）从研究对象的选择、组间可比性、暴露因素测量方面对偏倚风险进行评价。CASP（Critical Appraisal Skills Programme）系列中的"CASP 病例对照研究质量评价表"围绕研究的真实性、重要性和适用性对病例对照研究进行评价（表 13-8）。

表 13-7　病例对照研究的 NOS 评价标准

栏目	条目	评价标准
研究对象选择	1. 病例确定是否恰当	①恰当，有独立的确定方法或人员 * ②恰当，如基于档案记录（如 ICD 码）或自己报告 ③未描述
	2. 病例的代表性	①连续或有代表性的系列病例 * ②有潜在选择偏倚或未描述
	3. 对照的选择	①与病例同一人群的对照 * ②与病例同一人群的住院人员为对照 ③未描述
	4. 对照的确定	①无目标疾病史 * ②未描述
组间可比性	设计和统计分析时考虑病例和对照的可比性	①研究控制了最重要的混杂因素 * ②研究控制了任何其他的混杂因素 *

续表

栏目	条目	评价标准
暴露因素测量	1. 暴露因素的确定	①固定档案记录（如外科手术记录）*
		②采用结构式访谈且不知访谈者的情况（是病例或对照）*
		③采用访谈但未实施盲法（即知道病例或对照情况）
		④未描述
	2. 采用相同方法确定病例和对照组暴露因素	①是*
		②否
	3. 无应答率	①病例和对照组无应答率相同*
		②描述了无应答者的情况
		③病例和对照组无应答率不同且未描述

* 达到此标准，则此条目给 1 分。

表 13-8　CASP 病例对照研究质量评价表

评价标准	条目	备选项		
1. 真实性	研究问题是否清晰具体	□是	□不能回答	□否
	研究者选用的研究方法是否恰当合理	□是	□不能回答	□否
	病例的纳入是否合适	□是	□不能回答	□否
	对照的选择是否合理	□是	□不能回答	□否
	对暴露因素的测量是否准确、偏倚最小	□是	□不能回答	□否
	研究者考虑了哪些混杂因素，在设计或分析阶段是否考虑了潜在的混杂因素	□是	□不能回答	□否
2. 研究结果及重要性	研究结果有哪些	□是	□不能回答	□否
	研究结果及风险估计的精确度如何	□是	□不能回答	□否
	结果的可信度如何	□是	□不能回答	□否
3. 适用性	研究结果是否适合在本地推广应用	□是	□不能回答	□否
	研究结果是否有其他证据支持	□是	□不能回答	□否

（4）诊断性研究：推荐使用 QUADAS 量表（表 13-9）评价诊断性研究的方法学质量。QUADAS 量表是基于已有的影响诊断性研究真实性、重要性、适用性的研究证据，采用专家共识方法严格制定的评价工具，共有 11 个条目，每个条目有"是""否""不清楚"的判定。

表 13-9　诊断试验评价条目（来自 QUADAS）

条目	评估内容
1. 研究对象代表性	纳入研究对象是否能代表医院接受该试验的患者情况
2. 金标准的合理性	金标准是否能准确区分目标疾病
3. 试验的间隔时间	金标准和诊断试验检测的间隔时间是否足够短，以避免病情明显变化
4. 部分证实偏倚	是否所有研究对象或随机选择的研究对象均接受了金标准检查

续表

条目	评估内容
5. 不同证实偏倚	是否所有研究对象无论诊断试验结果如何，都接受了相同的金标准检测
6. 嵌入偏倚	金标准试验是否独立于诊断试验（即诊断试验不包含在金标准中）
7. 金标准盲法评估	金标准的结果解释是否在不知晓诊断试验结果的情况下进行的
8. 诊断试验盲法评估	诊断试验结果解释是在不知晓金标准试验结果的情况下进行的
9. 临床信息	解释试验结果时可参考的临床信息是否与临床应用中相同
10. 不确定结果	是否报道了难以解释/中间试验结果
11. 失访情况	对退出研究的病例是否进行解释

2. 二次研究证据的严格评价　二次研究证据评价主要包括系统综述、临床实践指南的评价。二次研究证据与原始研究证据的严格评价原则一致，但内容有所不同，以系统综述为例说明如下：

（1）真实性评价：系统综述的真实性评价需兼顾以下几点：①所纳入的原始研究的自身质量；②二次研究过程，如检索、筛选、汇总等环节是否科学严格。评价系统综述真实性最常用的工具是 OQAQ 量表（表 13-10），它针对系统综述中容易产生偏倚的几个关键环节进行评价。

表 13-10　OQAQ 量表

条目	备选项		
1. 是否采用检索策略查找原始文献	□是	□部分/不能回答	□否
2. 文献检索是否全面系统	□是	□部分/不能回答	□否
3. 是否报告了文献的纳入标准	□是	□部分/不能回答	□否
4. 是否避免了文献选择的偏倚	□是	□部分/不能回答	□否
5. 是否报告了纳入研究真实性的评价标准	□是	□部分/不能回答	□否
6. 纳入研究的真实性评价是否合理	□是	□部分/不能回答	□否
7. 是否报告了汇总研究结果的方法	□是	□部分/不能回答	□否
8. 研究结果的汇总是否合理	□是	□部分/不能回答	□否
9. 作者的结论是否有分析结果支持	□是	□部分/不能回答	□否
10. 该系统综述的总体质量评分			

（2）重要性评价：包括对结局指标和其效应量的评价。①结局指标的重要性评价：主要围绕结局指标自身的重要性及其估计结果的实际价值等综合评价，GRADE 工作组推荐三类九级分类法判断结局指标的重要性，第一类：重要且关键指标（7~9级）；第二类：重要非关键指标（4~6级）；第三类：不重要指标（1~3级）。②结局指标效应量的重要性评价：在确定重要结局指标的基础上，需考核其效应量的大小及精度，进而从统计学意义和临床意义两方面综合判断。具体有以下四种情况：①效应量有临床意

义，又有统计学意义，则肯定其临床重要性；②效应量有临床意义，但无统计学意义，不能完全否定其临床重要性，应计算其Ⅱ型错误或检验效能；③效应量无临床意义，即使 P 值再小，也无临床价值；④效应量无临床意义，又无统计学意义，则该证据的重要性可忽略。

（3）适用性评价：系统综述的适用性评价同样要考虑患者的特征（种族、年龄、性别等）、疾病的特征（严重性、病程等）、疾病的并发症、现有医疗条件和技能水平、患者意愿、社会经济状况等因素，效果佳、成本低的研究成果最值得推广。

第四节　将研究证据与临床实践相结合

循证医学针对患者的临床问题，临床医生在证据的海洋中，要选择最佳的研究证据，将研究证据应用于临床实践时，还必须结合医生自己的专业技能和经验，兼顾患者价值观和意愿，并考虑卫生资源的可及性和经济性，综合利弊后选择最佳方案。研究证据与临床实践的结合体现了循证医学实践的个体化原则。

一、选择最佳研究证据

针对提出的临床问题，在众多的研究证据中选择最佳证据（best evidence）是循证医学实践的基本要求。最佳证据至少具备以下特点：

1. 真实性　最佳证据必须具有内部真实性，即研究结果能正确反映研究对象的真实状况。影响真实性的因素主要涉及研究的方法学，重点包括：①研究的设计方案是否合理、最佳，对照组是否恰当；②研究对象的诊断标准、纳入和排除标准是否明确、恰当；③纳入病例是否随机分配，随机化方法是否恰当；④组间的临床基线是否可比；⑤干预措施是否安全、有效；⑥统计分析是否合适。不同的研究设计产生的研究结果会有差异，其证据的级别和水平也有差异。最佳证据应该是真实性最好的证据。

2. 重要性　最佳证据应该具有较高的临床应用价值，即具备重要性。针对不同类型的临床问题，重要性的评价标准和指标各不相同。诊断性研究，其证据的重要性体现在灵敏度、特异度和准确度。治疗或预防等干预性研究，其证据的重要性体现在临床疗效、安全性和成本效果。预后和病因等观察性研究，其证据的重要性在于影响预后或发病的有害或有利因素。

3. 适用性　最佳证据应该具有临床适用性，即研究结果在不同人群、不同地点、同一疾病的具体病例中具有推广应用的价值。由于研究人群、人种、社会环境、经济条件等因素会影响研究结果，因而在选择证据时，应该考虑临床实践中患者与文献中研究对象的人口学特征和临床特征的差异，以及所处的医疗环境、经济状况等因素。

二、参考医师临床经验

临床医生是实践循证医学的主体，在临床实践中，对疾病的任何诊治都是通过医生去实施的。临床问题的提出、证据的查寻、证据的评价和选择，离不开高素质的临床医师；最佳的研究证据是否适合现有的患者，更需要临床医师依据专业知识和临床经验来判断；而最佳证据的实施，以及实施过程中的各种临床应对，依然需要临床医师的专业知识、专业技能和临床经验。

在临床实践中最为重要的是研究证据的选用。任何最佳证据都源于临床研究。一方面，任何临床研究都是在限定的人群中开展，并得出结论的，其研究结果是否能在广大的人群中普遍应用需要分析衡量。另一方面，任何研究结果包括单项研究、多个研究的 Meta 分析或系统分析，都是从有限的研究对象中获得的综合平均效应，而其中的个体效应，不尽相同，有的有效，有的无效。研究结果用于某个特定的个体是否有效亦需要分析评估。此外，不可忽视的是，临床研究中的研究对象有诸多限定，如年龄、并发症、病情严重程度等，而在临床实践中无法选择和限制患者的这些因素，因此在选择证据时除了考虑是否有利外，还要考虑可能存在的风险，分析证据选择的利和弊。

临床医师在选用证据治疗个体患者时，应该注意：①研究证据中患者的纳入标准和排除标准，面对的患者与研究证据中纳入的患者是否有差异，研究结果能否用于这个患者。②生物学特点，包括患者的生物学特点、感染性疾病的病原生物学特点以及干预药物作用的生物学环节，面对的患者及其疾病的生物学特点与证据中的有无差异，哪个证据更适合该患者。③患者病理生理状态，一些并发症使得患者的病理生理情况复杂化，根据目前患者病理生理状态，使用哪个证据能获得最好的疗效。④选用证据是否利大于弊，如果不治疗，会有什么后果发生？如果治疗会有什么利益和不良反应？干预措施对自己的患者是否利大于弊？

三、尊重患者意愿和价值取向

医生任何诊治决策的实施，都必须通过患者的接受和合作，才会取得相应的效果。因此患者应该参与临床决策过程，医生应该让患者了解其病情、当前的最佳证据、该证据简单的产出背景和其临床重要性、治疗的疗程和费及可能的不良反应等；同时，医生也应该鼓励患者表达其意愿和价值取向。例如，抗血小板药物阿司匹林，其预防缺血性脑卒中的推荐用量是每日 75～150mg，医生选择什么样的剂量也应该尊重患者的意愿。有些患者愿意用最小有效剂量以减轻不良反应，也有患者愿意用较大的剂量以尽可能地预防缺血性脑卒中的发生。

四、考虑卫生资源的可及性和经济性

最佳研究证据能否在临床实践中应用还要考虑其可及性。纵然有最佳证据证实某治疗的重要性，如果某地尚不能推行治疗，那么这种最佳证据也只是望梅止渴。例如，对于缺血性脑卒中，有循证依据的药物治疗是 rt-PA 静脉溶栓和阿司匹林口服，但国内有些地区尚无 rt-PA，在这些地区，缺血性脑卒中的药物治疗就无法选择 rt-PA 溶栓，而应该考虑同样有循证依据的阿司匹林口服。

经济性也是研究证据用于临床实践时必须考虑的问题。对于同样有研究证据的干预措施，既经济又有效的干预措施首先考虑使用。同样是抗血小板药物，阿司匹林和西洛他唑在脑卒中的二级预防中均显示有预防作用，由于阿司匹林有效又价廉，在临床实践中首选阿司匹林。

五、利弊综合分析选择最佳方案

最佳证据是否用于临床某个患者，或者临床某个患者选用哪个证据的决策，绝不是单凭证据就可以决定的。因为证据在给患者带来大的利益的同时，可能也带来些许的危害。此外，临床决策常受社会经济、卫生政策、可利用资源、患者意愿等多方面因素的制约。因而，针对患者的最佳方案，应该是利弊综合分析后的最合适方案。

最佳方案中最重要的特性是"利大于弊"。"利"指的是临床意义显著，对患者有益处有相应的量化指标。在病因和危险因素方面，有相对危险度（relative risk，RR）、归因危险度（attributable risk，AR）、病因学分数（etiology fraction，EF）、比值比（odds ratio，OR）等指标。在诊断学方面，有特异度、灵敏度、准确度、预测值、似然比等指标。在治疗方面，有治愈率、有效率、病死率、绝对危险降低率（absolute risk reduction，ARR）、相对危险降低度（relative risk reduction，RRR）、取得一例最佳效果所需治疗患者数（number needed to treat，NNT）等指标。"弊"主要指干预治疗的不良反应，也有相应的量化指标，如不良反应的发生率、重要事件（致残、致死）的发生率、试验组与对照组相比不良反应危险度增高多少、发生一例重要的不良事件所需治疗患者数（number needed to harm，NNH）。

最佳方案还应该是现有资源可及的，符合患者意愿的，经济上可接受的诊治措施。因而最佳方案的抉择，还应结合社会经济、卫生政策、患者意愿等多方面因素综合分析。

第五节　循证临床实践的后效评价

循证临床实践的后效评价（evaluating performance）是循证临床实践的最后一步，是检验循证临床实践效果的关键步骤。在临床实践中应用循证医学的理论和方法进行决策，是否能解决临床问题，需要在循证临床实践后进行评价，以明确效果。

一、后效评价的定义

循证临床实践的后效评价是指对应用循证医学的理念从事医疗活动（诊断、治疗、预后判定、预防等）后的结果进行评价。在循证临床实践中，后效评价是指针对临床上具体的患者，根据其存在的临床问题，通过提出问题–寻找证据–评价证据，找到最佳证据，结合医生经验和患者意愿做出决策并应用于患者后，评价其解决患者具体临床问题的结果。

二、后效评价的意义

（一） 循证临床实践目的是解决临床问题

循证临床实践是用最好的证据、结合医生经验和患者意愿进行决策，目的是解决临床问题。然而，由于患者的特征、疾病病情、所处的医疗环境和医师技能等差异，即使最好的证据应用于临床实践，也有成功或不成功的经验和教训。因而，需要进行临床实践的后效评价，以了解应用证据的效果。效果好，则推而广之；效果不好，则分析原因，找出问题，并针对问题进行新的循证和实践，以利于更好地指导临床实践，解决临床问题。

（二） 证据具有时效性

最佳证据是在某个时期，依据一些临床研究，经严格评价后产生的。随着时间的推移、临床研究的开展、循证临床实践的后效评价等，原来的最佳证据可能被新的临床研究证据证实存在瑕疵，或不再是最佳的证据。例如，缺血性脑卒中的抗凝治疗，近年经循证临床实践后效评价，被新的临床研究证实不是治疗急性缺血性脑卒中的有效方法。由于最佳证据具有时效性，所以最佳证据应用于临床时，应随时进行后效评价，以明确效果，帮助进一步的临床决策。

（三） 促进新的最佳证据产生

循证临床实践的后效评价，可以发现新的研究结果，推动新的最佳证据的产生。此外，循证临床实践的后效评价，可以补充证据用于临床实践的建议，如应用人群的特征、病情、地区和医疗环境等；还对临床研究有启示作用，对于证据不足或尚不能解答的临床问题，需进一步进行临床研究提出新的设想，从而促使新的证据产生。例如，根据循证临床实践后效评价和新的临床研究，2013 年成人降胆固醇治疗中他汀治疗细则进行了更新，放弃了原来特定的低密度脂蛋白胆固醇目标值。

三、后效评价的方法

（一） 评价的方式

1. 自我评价 主要指临床医师在临床实际工作中进行循证医学实践时，对单个患者使用循证证据后的效果进行评价。

2. 同行评价 指相关专家根据统一的评价标准对现有的循证临床实践做后效评价，主要是对群体患者使用循证证据后的效果进行评价。同行评价目的是进一步评价循证临床实践后的有关诊断、治疗方面的信息和患者治疗结果，以改进某种疾病的诊疗方案或临床指南，为医师临床决策提供最佳证据，提高医疗质量。

（二） 评价的方法和内容

1. 对循证临床实践对象的评价　指评估治疗、诊断、预后等证据在一个患者或一系列患者中应用的结果。

评价单个患者时，详细记录患者的相关情况，与以往经验结果进行比较。评价群体患者时，可通过计算确诊率、*NNT*、*NNH*、复发率、病死率、生存率、质量调整寿命年（quality adjusted life years，QALYs）等与以往结果进行比较。若循证临床实践的结果较以往临床实践明显改善，表明整个循证临床实践的过程是正确的，使用的循证证据是可靠、有效的。若后效不理想，应当考虑使用的循证证据是否是最佳证据，并对循证临床实践过程的每一步进行再评价。

对循证临床实践对象的评价，是最简单的后效评价方法，但由于结果受随访等因素的影响，需要很长时间来完成，在一般的临床实践中通常不容易做到。

2. 对循证临床实践环节的评价　指再评价循证临床实践过程的各步骤是否完善，以及证据在临床实施的每一步是否与患者的具体情况相结合。

评价的内容：①再评价问题的构建，以及是否反映临床实际，决定是否重新提出问题；②再评价检索策略，以及查全率和查准率，决定是否重新寻找证据；③再评价证据的真实性、重要性和适用性，决定是否重新评价证据；④再评价证据的应用，以及是否结合患者情况和医师临床经验，决定是否调整应用证据的策略；⑤再评价循证临床实践后的效果，若疗效不满意再次评价循证临床实践环节，见图13-3。

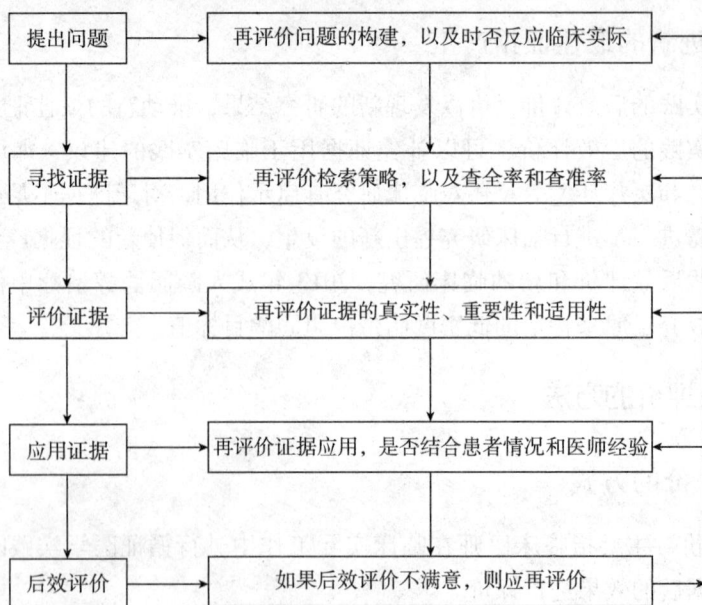

图13-3　循证临床实践环节的评价内容

　　对循证临床实践环节的评价，是循证临床实践常用的后效评价方法。提高临床医师循证临床实践能力，包括"提出问题"的能力、"寻找证据"的能力、"评价证据"的能力、"应用证据"的能力、"后效评价"的能力，是提高循证临床实践各环节质量、获得满意循证临床实践后结果、并持续改进和提高的决定因素。

第十四章　Meta分析　▷▷▷▷

在循证医学得到广泛认可和推广的今天，卫生决策的选择应该基于最佳的证据。Meta 分析（Meta-analysis）作为一种研究证据合成的方法，是循证医学中产生高质量证据的重要方法之一，其分析结果被公认为当前最高级别的证据，在生物医学、社会科学、教育学等领域的研究中发挥着越来越重要的作用。

第一节　Meta 分析概述

Meta 源于希腊文，意为"More comprehensive"。最早可追溯到 19 世纪 60 年代，1861 年英国皇家天文学家 George Biddell Airy 出版的针对天文学家的 *Algebraical Numerical Theory of Errors of Observations and The Combination of Observations* 的一书中阐释了 Meta 的分析方法，因此认为 Meta 最早的实践应用是在天文领域。1920 年，著名统计学家、遗传学家 Ronald Aylmer Fisher 提出了"合并 P 值"的思想，被认为是 Meta 分析的前身。1930 年以后，Meta 分析广泛用于社会科学研究领域。1955 年，Beecher 首次提出了 Meta 的初步概念。1976 年，英国心理学家 Gene V. Glass 在 Primary, Secondary and Meta-analysis of Research 一文中将合并统计量对文献进行综合分析研究的这类方法命名为"Meta-Analysis"。20 世纪 80 年代，Meta 分析逐步被引入临床随机对照试验以及观察性研究中，用于评价临床干预的疗效及预后，现在已成为分析临床证据的重要研究方法之一。

一、概念

Meta 分析的定义有广义和狭义之分：广义的定义认为 Meta 分析是系统综述的一种类型，运用定量方法汇总多项研究结果的系统评价，即全面收集相关所有研究并逐个进行严格评价和分析，再用定量合成的方法对资料进行统计学处理得出综合结论的研究过程。狭义的定义认为 Meta 分析是文献评价中将若干研究结果合成一个单独数字估计的统计学方法。

2008 年出版的 *A Dictionary of Epidemiology*（第 5 版）对 Meta 分析进行了定义，中文表述为"Meta 分析是一种对单独的研究结果进行统计分析的方法，对研究结果间差异的来源进行检验，并对具有足够相似性的结果进行定量合成"。Meta 分析就是将多个具有相同研究主题的研究进行定量综合分析的研究过程，以提高精度/统计效能，研究的样本量越大，效应估计的精度越高，可信区间越窄。

二、目的与意义

1. 目的 Meta 分析是将多个独立、针对同一临床问题可以合成的临床研究综合起来进行定量分析的统计方法。使用 Meta 分析主要基于以下几个的目的：

（1）提高检验效能：合并数个小型研究可能使之测出疗效的概率提高。

（2）改进精确性：纳入多个试验，提供较多信息，提高疗效评价的精确性。

（3）经过对原始研究的选择，可获得对某一具体问题不同角度的研究结果，进行全面汇总和分析。

（4）找出研究之间存在差异的原因或产生新的假设，分析研究中的矛盾程度，探讨并定量分析出现不同结果的原因。

2. Meta 分析的意义 基于 Meta 分析的研究过程和目的，在医学领域具有较广泛的应用，具有较强的研究意义：

（1）Meta 分析所获结论更真实、可靠，可为临床实践、制定临床工作指南和临床决策提供依据。

（2）对医疗干预措施作出有效、无效或不确定的结论，经 Meta 分析定量合成后，有利于引导临床科研进行科学选题。

（3）能对同一课题的多项研究结果的一致性进行评价。

（4）对同一课题的多项研究结果作系统性评价和总结。

（5）提出一些新的研究问题，为进一步研究指明方向。

（6）当受制于某些条件时，如时间或研究对象的限制，Meta 分析不失为一种选择。

（7）从方法学的角度，对现阶段某课题的研究设计进行评价。

（8）发现某些单个研究未阐明的问题。

（9）对小样本的临床实验研究，Meta 分析可以统计效能和效应值估计的精确度。

因此，设计合理、严密的 Meta 分析能对证据进行更客观的评价（与传统的描述性的综述相比），对效应指标进行更准确、客观的评估，并能解释不同研究结果之间的异质性。

三、应用条件

Meta 分析符合人们对客观规律的认识过程，是与循证医学的思想完全一致的，是一个巨大的进步。基于 Meta 分析的定义和分析过程，Meta 分析的使用具有一定的条件要求：

1. 具有良好的研究间基线同质性 Meta 分析要求纳入的临床研究相同或相似，如相同疾病及对象特征相近，多个研究的干预措施与对照措施相同，测量的结局指标相同等。若只评价一种治疗方案的疗效，应将该治疗方案与另一方案进行比较，若各研究的指标一致，无论这些研究是否存在疗效的证据，均可采用 Meta 分析。

2. 具有进行资料合并的合理性 在 Meta 分析之前，研究人员首先需要认真严格地分析纳入的资料，只有当这些资料符合合并条件时，才能进行 Meta 分析。

3. 异质性检验所存在的异质性可以接受　异质性是指 Meta 分析中不同研究间的各种变异。由于 Meta 分析的核心计算是将相同的多个研究的统计量合并（相加、汇总），按统计学原理，只有同质的资料才能进行统计量的合并，反之则不能。因此，Meta 分析时需要通过异质性检验，检查各个独立研究之间的异质性是否可以接受，即检查各研究之间是否具有一致性或可合并性。

四、异质性检验

根据 Meta 分析的统计原理，只有具有较好同质性的资料才能进行合并。因此在 Meta 分析之前，研究人员需要对多个研究的结果进行异质性的检验，再根据异质性分析的结果选择合理的方法进行 Meta 分析或者放弃 Meta 分析。

（一）异质性的概念

异质性（heterogeneity）是指 Meta 分析中不同研究间的各种变异称之为异质性。Cochrane 协作网中将异质性定义为：①广义上描述参与者、干预措施和一系列研究间测量结果的差异和多样性，或那些研究中内在真实性的变异；②专指统计学异质性，用来描述一系列研究中效应量的变异程度，也用于表明除了可预见的偶然机会外研究间存在的差异性。Meta 分析的变异性主要来自研究对象、研究设计、测量方法、资料收集方法、统计方法等方面产生的变异。

（二）异质性的类型

Cochrane Handbook for Systematic Reviews of Interventions 将 Meta 分析的异质性分为三个类型，既相互独立又相互联系。

1. 临床异质性　指不同参与者、干预措施以及观察指标引起的变异。如可通过 PICO 原则等方法来判定。

2. 方法学异质性　指不同研究设计和研究质量导致的变异，如不同盲法的研究设计，或研究过程中对结局的定义和测量方法不同引起的变异。

3. 统计学异质性　指不同研究间被估计的效应的变异。统计学异质性以数据为基础，各研究之间可信区间的重合程度越大，则研究间的统计学同质性可能越大；反之，可信区间的重合程度越小，各研究之间存在的统计学异质性可能越大。

（三）异质性的识别

要能够正确、有效的发现异质性，即进行异质性检验（homogeneity tests），才能采取合理的措施对异质性处理进行处理。异质性检验又称同质性检验（tests for homogeneity），用于检验多个相同研究的统计量是否存在统计学异质性。

1. Q 检验　即检验统计量 Q 服从自由度为 $k-1$ 的卡方分布，当计算得到 Q 后，需由卡方分布获取概率，故又将此检验称作卡方检验。

（1）建立假设，确定检验水准

H_0：各纳入研究的效应指标相等，即 $\theta_1 = \theta_2 = \cdots = \theta_k$。

H_1：各纳入研究的效应指标不等或不全相等。

检验水准为 α，$\alpha = 0.10$（双侧）。

（2）计算 Q 统计量

$$Q = \sum \left[w_i(\theta_i - \bar{\theta})\right]^2 = \sum (w_i \theta_i^2) - \frac{\left[\sum (w_i \theta_i)\right]^2}{\sum w_i}, \ v = k - 1 \qquad (\text{式 14-1})$$

式中，θ_i 为每个研究的统计量，如 $\ln RR_i$、$\ln OR_i$、$\ln Peto OR_i$、RD_i 等，$\bar{\theta}$ 为合并效应量，如 $\ln OR_{合并}$、$\ln Peto OR_{合并}$、$RD_{合并}$ 等，w_i 为每个研究的权重 $[w_i = 1/\mathrm{Var}\ (\theta_i)]$。

（3）确定 P 值，做出推断

Q 服从于自由度为 $k-1$ 的 χ^2 分布，Q 值越大，其对应的 P 值越小。

若 $Q \geqslant \chi^2$，则 $P \leqslant \alpha$，拒绝 H_0，接受 H_1，可以认为各研究的效应指标不相同，即各研究间存在异质性，这些研究来自 2 个或多个不同的总体。

若 $Q < \chi^2$，则 $P > \alpha$，不拒绝 H_0，尚不能认为各研究的效应指标不相同，即可以认为各研究间是同质的，这些研究来自于同一个总体。

若 $P > 0.10$ 时，可认为多个研究具有同质性，可选择固定效应模型计算其合并统计量。

若 $P \leqslant 0.10$，可认为多个研究结果有异质性。可选择随机效应模型计算其合并统计量。

2. I^2 指数　I^2 是用于衡量多个研究结果间异质程度大小的指标。效应量估计的总变异，是由随机误差和异质性两部分所组成，其中异质性部分在总变异中所占的比重就是 I^2 指数。借助 I^2 指数粗略评价异质性程度，若异质性明显，则应探讨异质性的来源并作相应处理；若异质性过大，应放弃 Meta 分析，只对结果做统计描述。I^2 的计算公式如下：

$$I^2 = \frac{Q - df}{Q} = \frac{Q - (k-1)}{Q} \times 100\% \qquad (\text{式 14-2})$$

式中，Q 为异质性检验的卡方值 χ^2，df 为自由度，k 为纳入 Meta 分析的研究个数。I^2 的取值范围在 $0 \sim 100\%$ 之间，当 $I^2 = 0$ 时（如果 I^2 为负值，设定其值为 0），表明没有观察到异质性；I^2 值越大，则异质性越大。在 Cochrane Handbook for Systematic Reviews of Interventions 的 5.0 版及以上版本中，按照 I^2 值将异质性分为 4 个程度：$0 \sim 40\%$，轻度异质性；$40\% \sim 60\%$，中度异质性；$50\% \sim 90\%$，较大异质性；$75\% \sim 100\%$，很大异质性。在 Cochrane 系统评价中，只要 I^2 不大于 50%，其异质性可以接受，若 $I^2 > 50\%$，则说明存在比较明显的异质性。

3. 图示法　通过森林图、星状图等系统评价图形，可以观察到异质性并进行相关判断。详细内容请见本章第二节软件分析过程。

（四）异质性的处理

识别异质性后，对异质性进行行之有效的处理，是保证 Meta 分析结果准确度的一个重要环节。常用的异质性的处理措施有以下几种：

1. Meta 回归（Meta-regression）　Meta 回归是通过建立回归方程，反映一个或者多个解释变量与结果变量之间的关系，通过明确各研究间异质性的来源，筛选出引起异质性的重要影响因素。一般认为，Meta 回归是亚组分析的一种扩展，主要通过对多因素的效应量进行联合分析得到结果，通常在 Meta 分析纳入的研究数量超过 10 个时才进行 Meta 回归分析。

2. 亚组分析（subgroup analysis）　即按不同的临床特征、设计方案、发表年代、研究质量等分组后进行 Meta 分析，从临床异质性和方法异质性的角度来探讨异质性的来源。临床上常常用于分析可能影响患者预后的因素分成不同的亚组来分析其结果是否因为这些因素的存在而不同。亚组分析对临床指导个体化处理有重要意义，但因为亚组的样本量常很小，容易因偶然性大而得出错误结果。只有在高质量的研究中得到证明或事先确定拟分析的亚组并样本足够大时，亚组分析的结果才较可靠。每次只能对一个变量进行亚组分析，并且每个亚组都要进行效应量的合并；若要同时对两个及以上变量进行分析，则应该使用 Meta 回归分析方法。

3. 叙述性合成（narrative synthesis）　通过表格对合格研究的研究特征，如研究设计、研究对象、研究结局、研究质量等，与研究结果进行结构化的比较和总结，定性评价研究结果在不同研究特征上是否相似，即研究结果是否与某些研究特征有关。

4. 选用随机效应模型　Meta 分析的统计方法包括固定效应模型（fixed-effect model）和随机效应模型（random-effect model）两种。固定效应模型是指在 Meta 分析中，假设所有研究间所观察得到变异都是偶然机会引起的一种合并效应量的计算模型。固定效应模型是假定所有研究估计的是同一个干预效果；研究结果之间的差异完全来源于机会，即没有异质性。随机效应模型是指统计 Meta 分析中研究内抽样误差和研究间变异以估计结果的不确定性的模型。随机效应模型是假定所有研究估计的不同的、但服从某个对称分布的多个干预效应。对称分布的中心反映了这些效应的平均值。研究结果之间的差异不仅来源于机会，也来源于干预效应的不同。各研究之间的方差用随机效应模型合并，围绕中心效应量的真实暴露效应量呈随机分布，从不同研究观察到的效应量用于估计这种分布。随机效应模型允许不同研究的效应量存在异质性。最常用的合并单个估计值的随机效应模型是 Dersinmonian and Laird 方法。当异质性来源不能用临床异质性和方法学异质性来解释时，可用随机效应模型合并效应量。

5. 个体病例数据（individual patient data，IPD）　若能得到每个研究的个体病例数据，可以探讨异质性的来源，并可对每个研究采用统一的多重回归模型进行分析，从而避免由于模型不一致（不同的变量选择和定义，混杂因素的调整等）导致的异质性。

6. 改变效应量　哥伦比亚大学公共卫生学院的 Joseph L. Fleiss 曾指出，仅仅改变结局指标的效应量，也可能达到充分去除一致性的效果。如对将一个二分类变量的结局指标由绝对测量标度（如危险比，risk ratio，*RR*）转换为相对测量标度（如比值比，odds ratio，*OR*），可以降低 Meta 分析的异质性；将连续性变量由加权均数差（weighted mean difference，*WMD*）转换为标准均数差（standardized mean difference，*SMD*），或者转换为其对数的形式。

7. 敏感性分析 （sensitivity analysis）　在排除异常结果的研究后，重新进行 Meta 分析，与未排除异常结果的 Meta 分析结果比较，探讨该研究对合并效应的影响程度。敏感性分析常用的几种方法有：改变研究类型的纳入标准、研究对象、干预措施或终点指标等；纳入或排除某些含糊不清的研究；使用某些结果不太确定的研究估计值重新分析；对缺失数据进行合理估计后重新分析；使用不同方法重新分析数据；从纳入研究中剔除质量较差的文献后重新分析；按不同特征对纳入文献进行分层 Meta 分析。

8. 不进行 Meta 分析　对结果进行一般性的统计描述。

针对异质性的处理，可参考以下的流程图进行（图 14-1）：

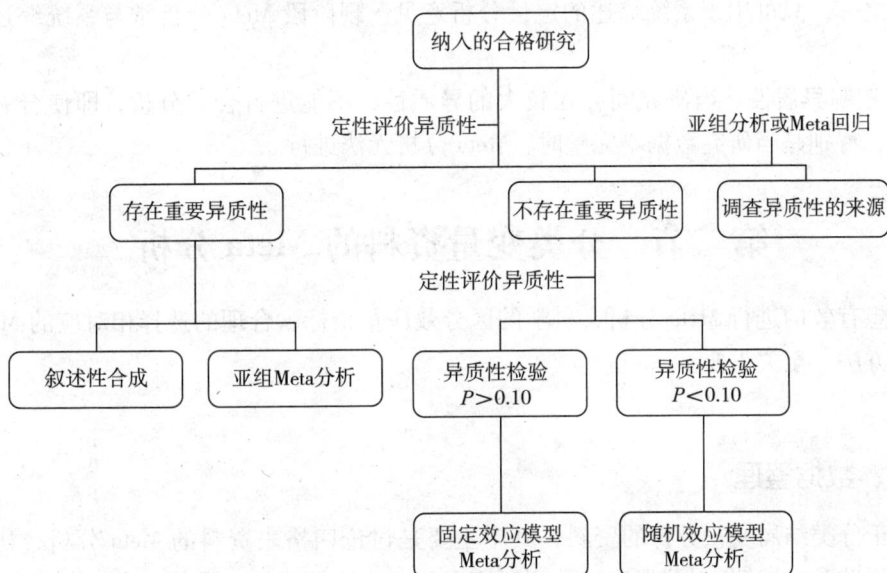

图 14-1　异质性的处理流程

若对异质性进行识别和检验后，判断可以进行 Meta 分析，则需要选择恰当的方法进行效应量的合并。当异质性检验 $P>0.10$，分类变量资料的 Meta 分析采用固定效应模型，用 M-H 法（Mantel-Haenszel method）和 Peto 法（Yusuf-Peto method）；当异质性检验 $P \leqslant 0.10$，分类变量资料的 Meta 分析采用随机效应模型，D-L 法。

合并统计量的检验除使用 u 检验外，还可以使用可信区间法，当试验效应指标为 *OR* 或 *RR* 时，其值等于 1 时试验效应无效，此时其 95% 的可信区间若包含了 1，等价于 $P>0.05$，即无统计学意义；若其上下限不包含 1（均大于 1 或均小于 1），等价于 $P<0.05$，即有统计学意义。当试验效应指标为 *RD*、*MD* 或 *SMD* 时，其值等于 0 时试验效应无效，此时其 95% 的可信区间若包含了 0，等价于 $P>0.05$，即无统计学意义；若其上下限不包含 0（均数大于 0 或小于 0），等价于 $P<0.05$，即有统计学意义。

五、注意事项

1. Meta 分析只可用于系统综述的定量分析　Meta 分析只是系统综述的统计分析方法之一，是一种系统综述，但系统综述不一定是 Meta 分析。系统综述是一种文献分析研究方法，遵循文献系统整理、评价和合并方法及客观、共性的标准程序所产生的证据，应用系统的方法减少偏倚和机遇，针对某一具体问题严格评价所有的相关研究，并根据研究特征，选用不同策略进行合适的综合，形成可推荐的证据。Meta 分析是汇总多个同类研究结果，并对研究结果进行定量合并统计分析，是一种定量的综合分析方法。因此，系统综述可以是定量的，也可以是定性的。只有当系统评价采用了定量合成的方法对资料进行统计学处理时即成为 Meta 分析，即 Meta 分析只是系统综述的统计分析方法之一，只可用于系统综述的定量分析意见。现阶段 Meta 分析常与系统综述交叉使用。

2. 控制异质性　当研究间存在较大的异质性，不能进行合并分析，即使合并也难以解释，特别是当研究数据不完整时，Meta 分析无法进行。

第二节　分类变量资料的 Meta 分析

要想有效的进行 Meta 分析，科学的区分效应量指标、合理的选择相对应的 Meta 分析分析方法，至关重要。

一、数据整理

对于分类结局变量分析的资料，其中主要是讨论四格表资料的 Meta 分析，比如临床随机化试验、病例-对照研究、队列研究和诊断实验评价等。目前，在 Meta 分析中分类变量资料常用的描述性指标有 OR、RR、RD、RRR、ARR、NNT 等。分类资料中的数据通常以两组发生事件数和未发生事件数来表示，即可用经典的"2×2 表格"来表示，如表 14-1 所示；若有 k 个独立研究，对其中的分类变量指标进行 Meta 分析，数据整理如表 14-2 所示。

表 14-1　四格表资料的基本格式

研究 i	暴露	未暴露	合计
试验组	a_i	b_i	n_{1i}
对照组	c_i	d_i	n_{2i}
合计	m_{1i}	m_{2i}	N_i

表 14-2 *k* 个研究两组分类变量 Meta 分析数据整理表

k 个研究	试验组			对照组			N_t
	阳性 a_i	阴性 b_i	n_{1i}	阳性 c_i	阴性 d_i	n_{2i}	
$i=1$	a_1	b_1	n_{11}	c_1	d_1	n_{21}	N_1
$i=2$	a_2	b_2	n_{12}	c_2	d_2	n_{22}	N_2
$i=3$	a_3	b_3	n_{13}	c_3	d_3	n_{23}	N_3
…	…	…	…	…	…	…	…
$i=k$	a_k	b_k	n_{1k}	c_k	d_k	n_{2k}	N_k

二、软件分析

（一） Meta 分析软件介绍

近年来，随着科学技术的发展，能实现 Meta 分析的软件包不断出现，如视窗操作系统的 Review Manager（RevMan）、Comprehensive Meta-Analyst，DOS 版本的 Easy MA、Meta-Tset 等，Stata 软件的 Meta 分析命令、R 软件的 Meta 捐献包、SAS 中的 Meta 分析相关命令。

本章以 Review Manager（RevMan）为模板，介绍 Meta 分析的软件实现过程。Review Manager（RevMan）是 Cochrane 协作网官方用于准备、制作和维护 Cochrane 系统评价的专用软件，由北欧 Cochrane 中心制作和更新，可在网上免费获取，用于 Windows、Linux 和 Mac 等操作系统。RevMan 内置有干预措施系统评价、诊断实验准确性系统评价、方法学系统评价和系统评价总评价四大类功能模块，还具有制作风险便宜评估工具表、PRISMA 文献检索流程图等功能。目前，RevMan 已被 Cochrane 图书馆、《中国循证医学杂志》等杂志指定为 Meta 分析的必用软件。

（二） 分类变量资料 Meta 分析的软件实现过程

1. 创建一个新的 Meta 分析

（1）新建一个 Meta 分析：下载 RevMan 软件（本文以 RevMan 5.3 为例）后，打开 RevMan 软件，从菜单栏中选择"File"→"New"，可以新建一个系统评价；点击"Next"，可以看到 RevMan 系统评价的四种类型，再次点击"Next"，可对系统评价进行命名；最后点击"Finish"，完成系统评价的新建。

（2）RevMan 操作界面介绍：在 RevMan 中，每个 Meta 分析都以单独的窗口打开，分为左右两栏：左侧是 Meta 分析的大纲栏，预设了 Meta 分析的写作内容，以框架式结构分布，包括 Title（题目）、Review information（系统评价信息）、Main text（正文）、Table（表格）、Study and references（研究与参考文献）、Data and analysis（数据与分析）、Figure（图）、Sources of support（支持来源）、Feedback（反馈）和 Appendices（附录）十个部分。其中正文部分还包括内容摘要、概述、背景、目的、方法、结果、讨论、结论、致谢、作者贡献、利益申明、计划书与全文差别、出版备注事宜等内容，作者在撰写 Meta 分析时，可以根据大纲，完成相应内容的填充，即可形成 Meta 分析的文章草稿。

2. 定义纳入研究 若作者只是借助 RevMan 分析软件进行 Meta 分析，可以按照以下步骤进行：

（1）依次展开目录分支："Studies and references" → "References to studies" → "Included studies"，在 "Included studies" 上点击鼠标右键，选中 "Add study"，根据提示，可以输入纳入分析的每一个研究的名称和发表年代；再依次点击每个页面的 "Next"，直至完成该研究的信息录入，点击 "Finish" 完成对单个纳入研究的信息录入。注意：每一次操作只能添加一个研究的信息。因此，作者需重复 n 次，直到把 Meta 分析所包括的 n 个研究全部录入为止。

在完成上述的研究信息输入后，即可开始根据研究类型进行相应的 Meta 分析。选中树形目录 "Data and analysis"，单击右键，选择 "Add Comparison"，然后出现 "New Test Wizard" 对话框，在其信息框中命名此次分析的名称（如命名为 Vitamin D and PTB）。然后可以点击 "Next"，进行下一步操作，也可以直接点击 "Finish"，结束操作。

（2）添加结局及定义变量：选择该名称单击其右键，选择 "Add Outcome"，在弹出的 "New Outcome Wizard" 对话框中选择分析数据的类型（有二分类资料、连续性资料、期望方差法、一般倒方差法、其他五种类型），本例以 "Dichotomous" 为例，讲解二分类变量资料的 Meta 分析。选择数据类型后，点击 "Next"，可以对该结局指标进行命名。还可以继续点击 "Next"，继续定义各种分析方法及其属性。（特别提示：由于 RevMan 软件是视窗操作，其操作性很强，便于新手学习 Meta 分析。如命名、定义各种属性等操作，作者可以直接选择目标，单击其右键进行相应修改和定义。RevMan 软件的操作精髓在于使用鼠标左、右键，以及主界面上的属性图标 进行操作，通过这几个按钮实现操作）。

3. 录入研究数据 选择 Meta 分析的标题，并单击右键，选择 "Add Study Data"，出现 "New Study Data Wizard" 对话框，在对话框中依次选择需要纳入 Meta 分析的研究，然后点击 "Finish"。然后，按照从每个研究中提取的数据，录入 Meta 分析的输入表中。二分类资料的数据秩序录入每个组的事件数（Events，即暴露数）和总数（Total，即样本量）。实际应用中，当数据输入后，RevMan 软件的数据分析结果即立刻呈现 Meta 分析的内容：①每个研究的效应量和关键数据；②固定效应或者随机效应模型的选择；③每个研究效应量的权重；④计算的合并效应量及其可信区间；⑤异质性检验的结果；⑥合并效应的检验。

三、结果解释与表达

1. 结果解释 此次 Vitamin D 与 PTB Meta 分析的结果，异质性 $I^2 = 55\%$，选择随机效应模型（random-effect model）是正确的。因此，根据 OR 及其可信区间的结果

（$OR=1.27$，$95\% CI$：$1.04-1.56$），可以判定 Vitamin D Deficiency 与 PTB 有关。因此，纳入的研究结合本次 Meta 分析的研究设计，可以给出这样的结论：Vitamin D 缺乏 PTB 的发生有关。

2. 结果表达 Meta 分析的结果表达主要包括森林图、漏斗图以及文字表达三种，RevMan 对森林图、漏斗图提供了便捷的输出和保存方式。

（1）森林图的输出和保存：点击右上角的森林图标志 ，可以输出分析结果的森林图，再点击保存按钮 ，可以选择森林图结果的保存格式、保存位置、保存名称等信息。森林图可以通过偏倚风险图的输出与保存方式进行，选择树形目录中"Figure"的分支，单击右键，选择"Add Figures"，即可出现"New Figure Wizard"对话框，选择对话框中的"Forest plot"，即可得到森林图。

（2）漏斗图的输出和保存：点击右上角的漏斗图标志 ，可以输出分析结果的漏斗图，再点击保存按钮 ，可以选择森林图结果的保存格式、保存位置、保存名称等信息。另一种方法，漏斗图可以通过偏倚风险图的输出与保存方式进行，具体方法与森林相似，选择树形目录中"Figure"的分支，单击右键，选择"Add Figures"，即可出现"New Figure Wizard"对话框，选择对话框中的"Funnel plot"，即可得到漏斗图。

第三节　数值变量资料的 Meta 分析

连续性变量是统计分析常见的资料类型，连续性资料的 Meta 分析在系统综述中也有着重要的作用。本文以文献"Does Maternal Vitamin D Deficiency Increase the Risk of Preterm Birth：A Meta-Analysis of Observational Studies"为例，进行数值变量资料 Meta 分析的介绍。

一、数据整理

如有 k 个研究，则每一个研究整理如表 14-3 所示。

表 14-3　k 个研究两组数值变量 Meta 分析数据整理表

k 个研究	试验组			对照组			N_i
	均数 $\overline{X}_{1i}$	标准差 S_{1i}	例数 n_{1i}	均数 $\overline{X}_{2i}$	标准差 S_{1i}	例数 n_{1i}	
$i=1$	$\overline{X}_{11}$	S_{11}	n_{11}	$\overline{X}_{21}$	S_{21}	n_{21}	N_1
$i=2$	$\overline{X}_{12}$	S_{12}	n_{12}	$\overline{X}_{22}$	S_{22}	n_{22}	N_2
$i=3$	$\overline{X}_{13}$	S_{13}	n_{13}	$\overline{X}_{23}$	S_{23}	n_{23}	N_3
…	…	…	…	…	…	…	…
$i=k$	$\overline{X}_{1k}$	S_{1k}	n_{1k}	$\overline{X}_{2k}$	S_{2k}	n_{2k}	N_k

二、软件分析

1. 纳入研究 纳入研究的信息录入与二分类资料的 Meta 分析相同（详见本章第二

节）。在树形目录"Data and Analysis"中依次展开并选择"Add Outcome"后，在 RevMan 弹出的"New Outcome Wizard"中选择数据的类型"Continuous"，继续点击 "Next"，完成结局指标的命名以及各种属性、方法的确定。

2. 数据输入及分析　　与二分类资料的 Meta 分析相似，根据表 14-3 的整理结果，将每个研究相应的数据录入到 RevMan 系统中。只不过填入数据时，连续性资料填入的是均数、标准差和样本量。数据录入完毕，Meta 分析结果即立即呈现。

三、结果解释与表达

连续性变量 Meta 分析的森林图和漏斗图的输出与保存同二分类资料的操作步骤相同，详见本章第二节相关内容。

第十五章　系统综述 ▷▷▷

系统综述（systematic review，SR）方法已经广泛应用于临床防治性干预措施、诊断性试验、病因和危险因素的评价。多个随机对照试验的系统综述被认为是循证医学评价干预措施疗效的Ⅰ级证据，为临床诊治决策和医疗卫生政策的制定提供了可靠的证据。

第一节　系统综述方法和步骤

一、系统综述概述

（一）　系统综述与Meta分析的基本概念和相互关系

系统综述是针对某一医疗卫生领域具体问题，按照一定的标准检索文献，系统、全面地收集与问题有关的原始研究文献，采用临床流行病学评价文献的原则和方法对纳入研究文献进行质量评价，对符合质量要求的文献进行统计分析，得出综合结论的一种文献研究方法。

Meta分析（也称为荟萃分析）是采用统计学的方法对资料进行定量的综合，是使用统计学的技术对强调同一问题的研究结果进行合并获得单一测量值的分析方法，可以是系统的，也可以不是系统的。系统综述有定性和定量之分。

（二）　系统综述与传统综述的区别

系统综述与传统综述具有较大区别，前者属于二次文献综合研究，而后者属于叙事型概括，两者的区别见表15-1。

表15-1　系统综述和传统综述的区别

特点	系统综述	传统综述
研究计划书	有	多无
提出问题范围	常集中于某一具体的医学问题	涉及的范围常较广泛
文献要求	具有严格要求	缺少明确要求
原始文献来源	全面、明确且为多渠道搜集	不全面，常不交待
检索方法	制定明确的检索策略，常由专业人员参与	常未说明

续表

特点	系统综述	传统综述
原始文献选择	遵循明确选择标准，具有客观性	具有主观性，存在潜在偏倚
原始文献评价	遵循严格的评价标准	评价方法不统一
结果的合成	定性和定量结合	常采用定性方法
结论推断	客观性强，遵循研究依据	较主观，有时遵循研究依据
结果更新	随着新的研究文献出现，需要定期更新	未定期更新
技术力量	团队	多为个人

（三） 系统综述的类型

国际 Cochrane 协作组织成立于 1993 年，总部位于英国牛津，主要从事医疗干预措施的系统综述。Cochrane 系统综述是系统地对医疗保健干预措施的获益（利）和危险（弊）的可靠证据进行更新的概括，旨在帮助人们在实际工作中进行决策，通过 Cochrane 协作网开发研制的 Review Manager（RevMan）专用软件进行，完成后在 Cochrane 图书馆（The Cochrane Library）上发表。

系统综述根据是否采用 Meta 分析的方法分为定量和定性两类。定性的系统综述是对研究结果进行描述性的综合，见于某干预措施的变异性极大，或者获取的资料由于显著的异质性（heterogeneity）不能进行合并时。定量的系统综述是指 Meta 分析，是将从单个研究收集的资料采用适当的统计学方法进行分析与概括。

根据资料来源的时限分为回顾性和前瞻性系统综述。目前大多数系统综述都是回顾性的，因为收集的研究资料均已完成或发表。有人认为，与一般回顾性研究一样，系统综述也存在一定程度的偏倚，近年来开始注重前瞻性系统综述，即开始进行系统综述时对各个研究的结果尚不知道，或纳入评价的试验正在进行之中，对其资料需要进行前瞻性地跟踪收集，故研究的周期较长，费用更高，但结果更可靠。

根据收集的资料性质分为单个病例资料（individual patient data，IPD）的系统综述和一般性整合资料（aggregate data）的系统综述。此外，还有累积性 Meta 分析（cumulative Meta-analysis），即按照随机对照试验发表年代顺序进行累加的分析。其特征为：①每当鉴定一个新的相关研究即进行一次新的分析；②能够评估每一项研究对以往的合并资料结果的影响；③揭示（非恒定的）疗效倾向，如治疗或对照何者为优，或两者之间没有差异；④通过回顾性分析，能够鉴定出具有统计学显著性水平（即 $P<0.05$）的治疗有效的年代；⑤通过前瞻性分析，能够尽早地发现有效治疗的时间。新近还出现了对系统综述的概述（overview of systematic reviews），即对多个系统综述的结果进行的 Meta 分析（Meta-analysis），常用于方法学的研究或对一大类干预措施的评价，如分类评价（umbrella review）。

（四） 系统综述的适用范围

系统综述通过收集和综合来自于原始研究的证据，对某一具体临床问题提供可靠的答案。系统综述适用于下列几种情况：①当某种疗法的多个临床试验显示的疗效在程度和方向上不一致或冲突时；②当单个试验的样本量都偏小，不能显示出统计学差异而不足以得出可靠的结论时；③当大规模的临床试验花费太大，消耗时间太长，不可能开展时；④当临床研究者计划新的临床试验时；⑤需要进行亚组分析时。

二、系统综述的步骤与方法

系统综述同其他科研工作一样，需要事先提出拟研究的问题，确定系统综述的方法，进行研究并发表结果。系统综述的过程包括七个步骤：①提出并形成问题；②检索并选择研究；③对纳入研究的质量进行严格评价；④提取资料；⑤分析并形成结果；⑥对结果的解释；⑦对系统综述结果的改进与更新。进行 Cochrane 系统综述要求首先进行题目注册，然后撰写并发表研究方案（protocol），之后再进行系统综述并全文发表。

不同的学术组织对系统综述有不同的要求和规定，Cochrane 系统综述有非常严格的制作程序和要求，是循证医学高级别证据之一，下面以 Cochrane 系统综述为例说明设计与实施过程。

（一）前期准备

1. 系统综述的制作者　必须经过统一培训合格后才能制作系统综述，第一作者最好与做过 Cochrane 系统综述或参加过 Cochrane 协作网培训的专家合作。

2. 分工合作的团队　团队人员最好有系统综述方法学家（如统计学家、临床流行病学家）、医学专业人员等。系统综述至少由两名人员独立完成筛选研究和提取资料以保证数据的真实性。

3. 系统综述的作者　需具备良好的英文阅读与写作能力并熟悉 RevMan 软件的使用方法。Cochrane 系统综述研究方案和全文有统一的格式，并均需在 RevMan 软件中用英文写作及进行编辑管理。

4. 查询注册情况　使用系统综述课题管理库（RevMan Title Manager）网站查询拟注册题目是否已被注册以避免重复工作。

5. 安排工作时间　完成一篇 Cochrane 注册的系统综述大概需要专职工作 12~18 个月。

（二）确定选题与注册

确定系统综述的研究目的是决定其选题要素的关键，而清晰明确的研究问题能为设计与实施过程提供策略指导，包括纳入研究、检索和选择研究或数据、严格评价研究、结果分析和解释等。一个完整的系统综述问题应该详细说明以下要素：研究对象、干预措施、对照措施、结局指标，即 PICO 原则。

确定题目后，需要与 Cochrane 相关评价小组联系，表达研究兴趣。Cochrane 系统综述小组经过 2~3 周的评审，若同意注册，将会通过 Email 发送题目注册表，否则提出建议修改题目，或告知另换题目或参加系统综述相关知识技能培训。

（三） 撰写与发表计划书

系统综述的题目获得批准注册后，作者开始撰写系统综述计划书。计划书（protocol）又叫研究方案，Cochrane 系统综述小组将会在计划书形成期间免费提供相关培训、软件、制作流程和模板等信息，帮助作者完善计划书。同时，提供有关检索策略、方法学实施计划和内容的建议。

1. 计划书内容　Cochrane 系统综述计划书有统一的格式，有的专业组还提供固定模版，其主要内容包括背景、目的和方法。系统综述计划书与全文内容比较，区别在于前者没有结果、讨论、结论和摘要等，见表 15-2。

表 15-2　Cochrane 系统综述计划书与全文内容比较

序号	内容	计划书	全文
1	完成时间	前	后
2	方法学中英语写作时态	将来时态	过去时态
3	标题	√，可适当修改	√
4	计划书信息	√	√
5	正文	√，包括背景、目的、选择标准、文献检索查找、选择纳入、评价与分析方法和致谢	√，除计划书内容外，还包括结果、纳入研究描述和方法学质量、讨论、结论、摘要、概述、对计划书进行变动的内容、发表备注
6	表格	√，附表	√，包括研究特征表、结果汇总表和附表三个
7	研究和参考文献	√，只有其他参考文献，如背景或方法学引用文献	√，除计划书中其他参考文献，还包括研究相关的参考文献
8	数据和分析	×	√
9	图	×	√
10	资助来源	√	√
11	反馈	×	√
12	附录	√	√

2. 评审和修改计划书　计划书完成后，经过评价小组审阅，编辑组内外方法学和同行专家评审，根据其修改意见和建议，再做修订，而后再送审，直至符合发表要求为止。

3. 发表计划书　计划书经过 Cochrane 系统综述小组内外 3～5 位评审专家审评及多次修改完善，同意后方能发表在 Cochrane 图书馆。

4. 更改计划书　原则上，应按照计划书事先设定的方法进行操作，确实需要修改时，必须报告所有改变的细节。

（四） 确定纳入标准和排除标准

系统综述纳入标准和排除标准的确定主要从以下几个方面考虑：

1. 研究对象类型　选择研究对象要使用明确的标准来界定疾病或所关注的状况，

疾病或健康问题的种类或亚型，包括疾病的诊断标准、研究对象最重要特征、研究实施场所（研究机构）、诊断主体以及需要排除的研究对象等，应尽可能避免相关研究被不恰当的筛选标准排除掉。研究对象类型要点见表 15-3。

表 15-3　研究对象类型要点

1. 疾病的诊断标准是什么？
2. 研究对象最重要的特征是什么？
3. 是否包括相关的人口学特征？
4. 研究机构是哪种类型？
5. 谁来做出诊断？
6. 是否应该从系统综述中排除某些类型的对象？（因为这些对象有可能以不同的方式对干预措施发生反应）？
7. 怎样处理仅仅包含了研究对象的某一亚组的研究？

2. 干预措施和对照措施类型　干预措施和对照措施（types of comparisons）内容包括相关措施使用的具体强度、频率、实施方式、实施主体以及是否需要对实施者进行培训或实施者资质等，见表 15-4。

表 15-4　干预措施和对照措施类型要点

1. 什么是系统综述关注的干预措施和对照措施？
2. 干预措施存在变化？（比如：剂量、给药方式、给药者、给药次数和给药疗程的不同）
3. 是否包括了干预措施的所有变化？（比如：是否存在一个临界剂量，低于此剂量，干预措施可能在临床上并不恰当）
4. 仅仅包括了一部分干预措施的研究如何处理？
5. 不仅包括了感兴趣的干预措施，还联合使用了另一种干预措施的研究如何处理？

3. 结局指标　结局指标主要涉及四方面：

（1）确立结局指标：包括评估有利效应和不良反应的结局指标，事先在计划书中确立结局指标可发现原始研究的不足，提醒未来研究应该关注的焦点。

（2）确立结局指标测量方式。

（3）确立结局测量的时间：不同的测量时间会影响系统综述结果，可根据各专业的具体情况而定。

（4）设计方案类型：系统综述的研究设计方案类型选择原则是根据研究目的，选择能回答所关注问题的研究设计类型，优选当前方法学质量较高的研究设计类型。

（五）检索文献

检索文献必须按照计划书规定的文献检索策略执行。要求尽可能全面、系统地收集全世界所有与问题相关的临床研究文献。

1. 制定检索策略　明确检索来源名称、检索起止时间和文献语种后，可参考与所研究问题相关、已发表的系统综述（尤其是 Cochrane 系统综述）检索策略，根据 PICO

原则进行检索。通常需要进行预检索，根据检索结果不断修正完善检索策略。

2. 常用数据库 为制作系统综述进行的计算机检索：应包括以下数据库：Cochrane 图书馆试验注册库、相关专业数据库、MEDLINE、EMBASE 和试验在研数据库。同时，尽可能补充检索其他资源，如灰色文献（内部报告、会议论文等）。

（六） 筛选文献

1. 筛选文献步骤 根据事先拟定的纳入和排除标准，从收集到的所有文献中选取能够回答研究问题的文献应分三步进行：

（1）初筛：根据检索出的引文信息如题目、摘要筛除明显不合格的文献，对肯定或不能肯定的文献应查出全文再进行筛选。

（2）阅读全文：对可能合格的文献资料，应逐一阅读和分析，以确定是否合格。

（3）与作者联系：一旦被排除的文献将不再录用，因此有疑问和有分歧的文献应先纳入，通过与作者联系获得全面信息后再决定取舍。

2. 注意事项 文献选择和纳入是一个主观判断过程，因此该环节最容易出错，应尽量减少错误和偏倚，其中一个办法是由一个以上的人来分别进行初筛和全文筛选，独立地做出决定，然后将其结论进行比较。结论不一致时，通过讨论来解决分歧。如果讨论仍然不能解决分歧，让第三方来进行判断和仲裁。

（七） 研究质量评价

研究质量评价（assessment of quality）是评估单个研究在设计、实施和分析过程中，防止和减少偏倚或系统误差的情况，也称为"方法学质量评价（assessment of methodological quality）"。治疗、预防、康复等干预措施疗效和安全性系统评价纳入多数 RCT 为主，评价 RCT 质量的工具通常采用 Cochrane 协作网推荐的偏倚风险评价工具，主要包括七个方面：随机序列的产生；分配隐藏；对受试者和干预措施提供者施盲；对结果评价者施盲；结果数据不完整；选择性结果报告；其他偏倚来源。如果系统综述纳入的原始研究是观察性研究，包括队列研究和病例对照研究，一般可参照 Newcastle-Ottawa Scale（NOS）来评价纳入研究的偏倚风险，主要研究对象的选择、组间可比性、暴露/结局的测量三方面来评价偏倚风险。对于诊断试验的系统综述，Cochrane 协作网推荐使用 QUADAS（quality assessment of diagnostic accuracy studies），该工具包括 11 个条目。

需要注意的是，为了避免评价者偏倚，可以考虑一篇文章多人或盲法评价，也可采用专业与非专业人员相结合来共同选择和评价的办法，对选择和评价文献中存在的意见分歧可通过共同讨论或请第三方等方法进行解决。此外应进行预试验，以摸索经验，标化和统一选择、评价方法。

（八） 提取数据

设计数据提取表，可按照事先明确定义的选择标准自行设计数据提取表，或按照

Cochrane 协作网专业小组提供的数据提取表格，由专业与非专业人员相结合，两人或更多人共同提取纳入研究报告相关数据或从原始研究作者处获得。

（九） 数据分析

系统综述的数据分析包括定性分析和定量分析两个方面，定性分析主要针对每个研究的特征、与偏倚评价相关的指标、干预措施和设计方法等进行综合分析；定量分析包括定量描述和定量合成，并不是所有研究都能进行定量合成，只有当原始研究间具有可接受的同质性时，合并才是合理的。

（十） 解释结果

系统综述结果的解释应着重考虑以下几个方面：

1. 主要结果总结。简单归纳所有重要结局指标的结果，包括有利结果和不利结果（不良反应等）；并给出重要结局指标的证据质量。

2. 证据的总体完整性和适用性。明确说明证据的适用人群；重点解释证据在特定环境下不适用的原因：生物学差异、文化差异、对干预措施依从性的差异；探讨应怎样使用干预措施才能获得收益、风险、负担和成本的平衡。

3. 证据质量。这部分应着重从总体上客观评价纳入试验的质量；此外，可从以下几个方面进行探讨，侧面说明证据强度：观察到的效果有无统计学意义；研究间效果的一致性如何；是否存在剂量反应关系；是否有其他来源的间接证据支持该推断。

4. 系统综述可能的偏倚或局限性。该部分可从以下几方面坦诚告知本系统综述可能存在的偏倚和局限：检索策略是否全面；是否进行质量评价；研究的选择和纳入的可重复性；分析是否恰当；是否评价发表偏倚等。

5. 与其他研究或系统综述的相同点和不同点及解释。

（十一） 讨论结论

建议采用下列格式（EPICOT）来讨论系统综述结论对临床应用的推荐意见。

E（evidence，证据）：目前的证据是什么？

P（population，人群）：目标人群的疾病分布特征，包括诊断措施、疾病阶段、并发症、危险因素、性别、年龄、种族、特定的纳入和排除标准、临床环境。

I（intervention，干预措施）：所研究干预措施的类型、频次、剂量、疗程、预后因素。

C（comparison，对照）：未来研究应采取的对照措施，如安慰剂、常规护理、替代的治疗或管理。

O（outcome，结局）：哪些临床或患者相关结局指标是研究者所需要测量、改善和获取的？需要使用什么测量方法？

T（time stamp，时间标记）：文献检索的日期或推荐的日期。

（十二）评审与修改全文

全文完成后提交至相关 Cochrane 系统综述小组编辑部，接受 3~5 名同行专家和用户评审。作者按照修改意见和建议修改全文，经相关人员复审，复审合格后才能在 Cochrane 图书馆上发表全文。

第二节　系统综述的报告规范

一、PRISMA 报告规范

1999 年国际上的一个方法学小组发布了一部 Meta 分析的报告指南，即《QUOROM 声明》（Quality of Report of Meta-Analysis Statement），旨在提高系统综述和 Meta 分析报告的质量，并制定了系统综述和 Meta 分析优先报告的条目：《PRISMA 声明》（Preferred Reporting Items for Systematic reviews and Meta-analysis Statement），用于医疗保健干预评价的系统综述和 Meta 分析。《PRISMA 声明》由 27 个条目清单以及一个四阶段的流程图组成，清单中包括的条目对简明报告系统综述非常重要。读者可以从相关网站中获取有关《PRISMA 声明》及其详细解释的文本，此处仅提供报告的条目清单（表 15-5）和流程图（图 15-1）。

表 15-5　PRISMA 声明（Meta 分析报告标准）清单

单元/条目	序号	检查项目
标题		
题目	1	能鉴定出是否为系统综述或 Meta 分析，抑或两者皆是
摘要		
结构式摘要	2	提供结构化摘要，按照实际情况包含以下部分：背景、目的、资料来源、纳入标准、研究人群、干预措施、质量评价方法和合并方法、结果、限制、结论和对主要结果的分析、系统评价注册号
引言		
原理	3	描述综述所使用的已知原理
目的	4	使用 PICOS，即研究对象、干预措施、对照措施、结果、研究设计类型明确问题
方法		
方案和注册	5	是否有研究方案，在什么地方能获得研究方案（如网址），如有可能，提供包括注册号在内的注册信息
纳入标准	6	使用纳入研究的方法学特征（如 PICOS，随访时间）和报告特征（如发表年份、语言、发表状态）作为可靠、合理的标准

续表

单元/条目	序号	检查项目
信息来源	7	在检索策略中列出所有的信息来源（如使用的数据库、与研究作者联系获得详细信息）和最后检索日期
检索	8	至少提供一个数据库的完整检索方式，包括对检索的限制，这个策略是否能被重复使用
研究筛选	9	表明研究筛选过程（如筛查、可靠性、是否在系统综述中，如有可能是否在 Meta 分析中）
资料提取过程	10	描述从研究中提取资料的过程（如，导向表格、独立地、复制地），调查者获得或确定数据的过程
资料类型	11	定义和列出所有的资料类型（如 PICOS、资金来源），任何假设和简化
单个研究偏倚	12	描述用于评价每个研究的偏倚危险的方法（提供是在实施阶段或结局阶段），在数据合成过程中是如何使用这些方法的
合成方法	13	描述主要的合成方法（如危险度、均差）
合成结果	14	描述数据处理方法和合成的结果，在每个 Meta 分析中进行异质性检验（I^2）
研究间偏倚	15	注明任何可能影响合成证据的偏倚（如发表偏倚、研究内选择偏倚）
补充分析	16	描述任何补充分析（敏感性分析，亚组分析、Meta 回归分析），是否是预先计划的
结果		
研究筛选	17	提供检索、纳入标准、质量评价后的纳入研究的数目，每个阶段给出排除理由，最好提供流程图
研究特征	18	对于每个研究，列出数据提取的特征（如样本量、PICOS、随访时间），并提供引用来源
研究内偏倚	19	提供每个研究偏倚的数据，如有可能，对结局的评价（参见 12）
每个研究的结果	20	对于所有呈现的结局（危害、有益），每个研究提供：①每个干预组的简单总结表；②估计效应值和置信区间，最好提供森林图
合成结果	21	提供每个 Meta 分析的结果，包括置信区间和异质性检验
研究间偏倚	22	提供评价研究间的偏倚信息（参见 15）
补充分析	23	提供补充分析的结果（敏感性分析，亚组分析、Meta 回归分析）（参见 16）
讨论		
总结证据	24	总结发现的证据，包括每个主要结局的关联度，考虑到结果对主要利益相关者的影响（医护人员、用户、决策者）
不足	25	讨论在研究和结局上的限制（偏倚）和综述水平的限制（检索不全面、发表偏倚）
结论	26	联合其他证据解释结果，提出改进意见
资金来源		
资金来源	27	提供为本综述和其他数据的资金来源（如附加数据），资金提供者所扮演的角色

http：//www.prisma-statement.org/

检索

```
┌─────────────────────────┐    ┌─────────────────────────┐
│  通过数据库检索的文献数  │    │  通过其他途径检索的文献  │
└─────────────────────────┘    └─────────────────────────┘
```

筛查

```
┌──────────────────────────────────────────────────────┐
│                    去重后的文献数                      │
└──────────────────────────────────────────────────────┘
```

```
┌─────────────────────┐        ┌─────────────────────┐
│    筛查过的文献数    │───────▶│     排除的文献数     │
└─────────────────────┘        └─────────────────────┘
```

合格

```
┌─────────────────────┐        ┌──────────────────────────┐
│   合格的全文文献数   │───────▶│  排除的全文文献数及原因  │
└─────────────────────┘        └──────────────────────────┘
```

纳入

```
┌──────────────────────────────────────────────────────┐
│                 纳入的定性综合文献数                   │
└──────────────────────────────────────────────────────┘
```

```
┌──────────────────────────────────────────────────────┐
│          纳入的定量综合文献数（Meta分析）              │
└──────────────────────────────────────────────────────┘
```

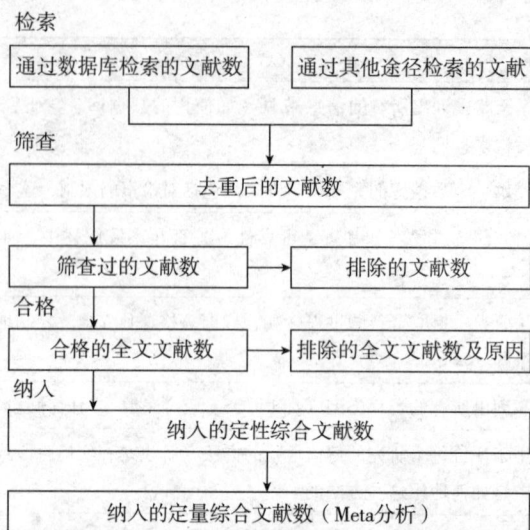

图 15-1　系统综述制作不同阶段的流程图

二、MOOSE 声明

2000 年美国疾病预防控制中心发布了目前公认的观察性系统综述的报告规范 MOOSE（Meta-analysis of observational studies in epidemiology）。为提高系统综述的报告质量和透明度，应按照 MOOSE 规范中的要求撰写论文（见表 15-6）。

表 15-6　观察性研究系统综述或 Meta 分析（MOOSE）的推荐报告规范

文章段落	报告内容
1. 研究背景	定义研究问题，陈述研究问题假设，确定研究结局
	暴露/干预措施，研究设计类型，研究人群
2. 文献检索策略	文献检索的资格（如图书管理员和调查员）
	文献检索策略，包括文献检索的时间范围和使用的关键词
	尽可能获取所有文献，包括研究文献作者的个人通信
	检索的数据库和档案库
	采用检索软件及其版本号，包括使用的特殊功能（例如进行主题词及其下位词的扩展检索）
	手工检索（如已有文献的参考文献清单）
	列出纳入和排除的文献及判断标准
	处理非英语文献的方法
	处理只有摘要和未发表文献的方法
	介绍个人通信的情况

文章段落	报告内容
3. 研究方法	描述检索文献是否符合研究问题
	数据整理和编码的基本原则（如有完善的临床编码规则或便于编码）
	数据分类和编码的记录（如多个文献评价者，盲法，及文献评价者间的一致性）
	混杂的评价（如纳入研究中的病例和对照的可比性）
	评价研究质量，包括对质量评价者采用盲法，对研究结果的可能预测值进行分层分析或回归分析
	评价研究的异质性
	详细介绍统计分析模型，以便能重复该研究（如详细描述采用的固定效应模型或随机效应模型，采用该研究模型分析研究结果的理由，剂量反应关系模型，或者累积 Meta 分析
	提供合适的统计图表
4. 研究结果	绘图总结纳入各研究和汇总研究结果
	列表描述纳入各研究结果
	研究结果的敏感度分析（如亚组分析）
	研究结果统计学稳健性的指标
5. 讨论	定量评价偏倚（如发表偏倚）
	解释排除标准的合理性（如排除非英语文献）
	评价纳入研究的质量
6. 研究结论	导致观察到结果的其他可能原因
	根据研究所得数据，在评价文献涉及的领域，评价研究结论的外推性
	为以后该问题的研究提供指导意见

三、Cochrane 系统综述的格式

Cochrane 系统综述是指在 Cochrane 协作网相应评价小组指导下，严格遵循 Cochrane 系统综述手册（Cochrane reviews' handbook）相关规定完成并在 Cochrane 图书馆发表的系统综述。它是系统综述的一种特殊形式。Cochrane 系统综述有其固定的格式，可供实施和报告系统综述时参考。该系统综述格式如下：

1. 封面 系统综述题目、综述撰写者及其通讯地址、研究的资助来源、制作时间、标准的引文格式。

2. 概要 以简明易懂的形式面向普通患者和用户概要介绍该系统综述。

3. 摘要 以结构化的方式摘要介绍系统综述的背景、目的、检索策略、资料收集与分析方法、主要结果和结论。

4. 正文 包括绪言（背景与目的）、方法（试验选择的标准、检索策略、资料提取与分析方法）、结果（对鉴定的研究进行综合描述和方法学质量评价及系统综述结果的描述）、讨论和评价结论（对临床实践和进一步研究的意义）。

5. 致谢 利益相关的说明。

6. 图表　列表说明纳入研究的特征、排除研究的理由、正在进行尚未发表的研究特征，图示干预措施的比较及其结果，其他附表。

7. 参考文献　包括纳入、排除、待评估及正在进行试验的参考文献和其他参考文献。

第三节　系统综述的质量评价与应用实例

一、系统综述的评价标准

一篇良好的系统综述可以为医疗卫生决策提供可靠的循证医学证据，系统综述结果的使用者需要了解如何去客观的评价一篇系统综述的质量。国际上近 20 年来先后提出了几种评价系统综述质量的工具和清单，例如 1991 年提出的 OQAQ（overview quality assessment questionnaire）用于评价综述类文章的方法学质量，由于该工具发表至今已近 20 年，近年来国际上发表了另一个对系统综述质量的测评工具 AMSTAR（a measurement tool to assess systematic reviews）（表 15-7），该工具对于系统综述实施过程的质量更加关注，对文献检索、研究选择、纳入研究的质量评价、资料分析与综合、报告的结论以及各种可能偏倚的控制等提出更为综合、全面的评估，可用于评价系统综述的方法学质量。

表 15-7　AMSTAR 清单评估条目

序号	条目内容
1	是否提供了前期设计方案？
2	纳入研究的选择和数据提取是否具有可重复性？
3	是否实施了广泛而全面的检索？
4	发表情况是否已考虑在纳入标准中，如灰色文献？
5	是否提供了纳入和排除的研究文献清单？
6	是否描述纳入研究的特征？
7	是否评价和报道纳入研究的科学性？
8	纳入研究的科学性是否恰当的运用在结论的推导上？
9	合成纳入研究结果的方法是否恰当？
10	是否评估了发表偏倚的可能性？
11	是否说明相关利益冲突？

二、系统综述的实例

系统综述的目的在于回答临床相关的问题，以下用中药逍遥散治疗抑郁症，采用随机对照试验进行系统综述，引以为例。

1. 资料与方法

（1）文献纳入标准：使用逍遥散治疗抑郁症的随机对照试验（RCT），对照措施包括安慰剂、抗抑郁药物治疗；逍遥散联用抗抑郁药物与单用抗抑郁药物比较的随机试验也予以纳入。对试验是否采用盲法及发表的语种均不作限制。发生于双相情感障碍中抑郁状态的研究予以排除，逍遥散与其他中药或中药有效成分联用或比较的试验予以排除。评价的结局包括治疗结束后及随访后的临床结局指标，主要结局指标有临床总体改善率、HAMD 或 SDS 分值降低水平以及不良反应。

（2）检索策略：检索方式采用电子检索。电子检索的资料库包括 MEDLINE、Cochrane 图书（2009 年第 3 期）中国学术期刊全文数据库（CNKI）、中文科技期刊全文数据库（VIP）、中国生物医学文献数据（CBM）。文献检索未设定语种限制，检索日期截至 2009 年 12 月 15 日。中文检索词包括：抑郁症、逍遥散、逍遥方、逍遥丸等。英文检索词：depression，xiaoyao powder，xiaoyaosan，ease powder，xiaoyao pills，Chinese medicine，Chinese material medication。根据不同资料库的特征分别进行主题词联合自由词、关键词进行综合检索。

（3）纳入研究的方法学质量：偏倚风险评估按照 Cochrane 协作网系统综述手册 5.0.0 版对 RCT 的偏倚风险评估方法，包括随机分配序列的产生、分配隐藏实施、盲法应用、数据完整性、有无结果的选择性报告和其他偏倚来源等共 6 条进行风险偏倚评估。对于每一个条目，如果满足则意味着低度风险；不满足则意味着高度风险；当文献中未报告足够的信息让我们对相应条目作出明确的 Y 或 N 的判断时，则将该条目定为不清楚，意味着中度风险。偏倚风险评估由两位研究者独立完成并交叉核对，如有分歧，则通过讨论或由第三位研究者协助解决。

（4）资料提取与分析：两名作者按照事先设计并调试的资料提取表独立地进行资料提取，凡遇到不一致之处由第三方一起讨论解决。采用 Cochrane 协作网提供的 RevMan5.017 进行资料的统计分析。计数资料用危险比（risk ratio，RR），连续变量采用均数差（mean difference，MD）表示治疗效应，两者均以效应值及其 95% 的可信区间（confidence interval，CI）表示。当 Meta 分析结果存在异质性时（定义为异质性检验 $P<0.1$）用随机效应模型（random effects model）表达效应，反之用固定效应模型（fixed effects model）表达。发表偏倚采用倒漏斗图分析进行肉眼判断其对称性。

2. 结果

（1）试验特征于方法学质量：最初检索出 263 篇文献，通过阅读标题和摘要，有 231 篇文献因重复、属于非临床试验或研究目的与本系统综述不符被排除，共计 32 篇以中文发表的文献被纳入。

（2）Meta 分析结果 见表 15-8，6 个 Meta 分析结果中有 2 个统计结果出现了异质性，但是采用随机效应模型分析与固定效应模型分析得出的结果是一致的，分析其异质性的原因可能与各个试验所纳入研究对象的患病程度不同，各种治疗措施对不同患者的治疗效果差异有关，同时，各个试验的方法学质量也有差异，故在临床和统计学两个方面均可能存在异质性。

表 15-8　Meta 分析结果

	试验数	试验组 (n/N)	对照组 (n/N)	RR [95% CI]	P value
临床总体改善率					
逍遥丸 vs 安慰剂	1	53/58	17/52	2.80 [1.88, 4.16]	<0.00001
逍遥散联合酰胺咪嗪 vs 安慰剂	1	21/28	6/18	2.25 [113, 4.47]	0.02
逍遥散 vs 抗抑郁药	7	287/313	252/290	1.05 [1.00, 1.11]	0.07
逍遥散联合抗抑郁药 vs 抗抑郁药	19	514/585	444/570	1.13 [1.07, 1.19]	<0.0001
	试验数			MD [95% CI]	
HAMD 得分降低水平					
逍遥散联合酰胺咪嗪 vs 安慰剂	1			-5.50 [-9.89, -1.11]	0.01
逍遥散 vs 抗抑郁药	4			0.43 [-2.14, 2.99]	0.74 *
逍遥散联合抗抑郁药 vs 抗抑郁药	16			0.80 [-1.36, -0.25]	0.004 *
SDS 得分降低水平					
加味逍遥散 vs 安慰剂	1			1.70 [-8.61, 12.01]	0.75
逍遥散 vs 抗抑郁药	5			-3.88 [-5.42, -2.34]	<0.00001
逍遥散联合抗抑郁药 vs 抗抑郁药	3			-3.66 [-4.66, -2.66]	<0.00001

*为随机效应模型

3. 讨论

（1）本系统综述定量综合分析和按照单个结局分析结果提示逍遥散可能对抑郁症的治疗具有一定效果。在临床总体改善情况、HAMD 分值改善情况以及 SDS 分值改善方面，均表明逍遥散联合抗抑郁药治疗抑郁症的疗效优于单用抗抑郁药物，而逍遥散与抗抑郁药比较的 HAMD 分值分析结果表明逍遥散的疗效与抗抑郁治疗效果相当，逍遥散与抗抑郁药物联合使用治疗抑郁症效果似乎更好。在有限数量的与安慰剂对照试验的分析结果中，逍遥散在降低 HAMD 分值中有较好的效果，然而在降低 SDS 分值改善中效果不显著，分析原因可能是因为该研究所用的安慰剂是由山楂、神曲和麦芽组成。

（2）试验的方法学质量：从当前所能够获得的逍遥散治疗抑郁症的随机对照试验证据来看，中文发表的临床试验其方法学质量普遍较低，大多数文章所能鉴定为随机对照试验的标志仅仅是文章中提及采用"随机分组"，32 篇研究中只有 6 篇文章具体描述随机分组的具体方法，仅 1 篇研究描述了分配时如何进行方案的隐藏，盲法的应用也仅有 6 篇研究提及。有研究显示，研究设计的严谨程度和方法学质量对干预的效果评价会有直接影响。RCT 实施的各个环节中都有可能产生偏倚。

（3）随访缺失：由于抑郁症需要长期治疗的特点，干预措施临床试验疗效的判断需要较长期的随访观察，纳入的研究只有 5 篇试验在治疗结束后进行了 6~12 个月的随访，但都没有说明随访结果及有效数据，因此，要得出逍遥散治疗慢性抑郁症的远期疗效，需要更加严格的设计和报告。

（4）安全性评价：本文评价的临床试验单用逍遥散没有不良反应报道，但应用逍遥散联合抗抑郁药物多见的不良反应有头晕、困倦嗜睡、视物模糊、心率过快、焦虑、失眠、头痛、恶心呕吐、性功能障碍等不良反应，建议临床上应当谨慎使用。

（5）对未来研究的启示：国内虽然进行了相当数量的逍遥散治疗抑郁症的临床试验，但试验的方法学质量仍有待提高。建议详细报告随机分配序列的产生和随机方案的隐藏，尽可能地应用盲法与安慰剂对照，与西药的对照应采用国际公认的标准方案，详细报告试验中病例的退出及脱落情况：目前抑郁症的治疗效果尚没有统一的疗效判定标准，建议以后的研究中疗效判断标准应分别报告 HAMD 减分情况，SDS 减分情况以及 TESS 得分情况，注重生活质量评价，尽量避免使用主观的复合结局指标；加强随访报告长期观察的重要临床结局；调查药物的不良事件应当采用标准化监测或有效的患者自我报告系统。临床试验的报告应按照 CONSORT 标准进行，每一步都要做到扎实可靠，为中医药的循证医学研究提供更加真实、可靠的证据。

第十六章　真实世界证据与中医临床路径 ▷▷▷

随机对照试验（RCT）一直被推崇为临床疗效比较的金标准，但在实际应用中，各种影响疗效的混杂因素是很难完全被人为控制的，现实医疗环境的"骨感"与 RCT 的"丰满"尚存在距离，导致 RCT 的研究结论在推广到临床应用时常存在误差，从而被临床医生所诟病，甚至于有人反对使用统计学的 P 值。因此，对临床常规实践中产生的客观数据进行系统性收集并进行分析的真实世界研究（real world study，RWS）得到了各方的高度关注。而临床路径（clinical pathway）则是以循证医学证据和指南为指导，针对某一疾病建立一套标准化治疗模式与治疗程序，以规范医疗行为，减少变异，降低成本，提高医疗质量。

第一节　真实世界证据

系统综述、Meta 分析和 RCT 的研究结论一直被公认为循证医学决策的最高证据，与此同时，来源于医疗机构、家庭和社区等没有诸多严格限制条件的"真实世界证据"（real world evidence，RWE），受到各方的日益重视。2016 年 7 月，美国食品药品监督管理局（Food and Drug Administration，FDA）颁布了"采用真实世界证据支持医疗器械的法规决策"草案，表明了 FDA 对真实世界证据用于医疗器械法规决策中的态度。2017 年 10 月，国家食品药品监督管理总局（China Food and Drug Administration，CFDA）颁布了"关于深化审评审批制度改革鼓励药品医疗器械创新的意见"，对于临床急需药品医疗器械，允许可附带条件加快审评审批，上市后按要求开展补充研究。

一、真实世界研究

真实世界研究（RWS）是在真实临床、社区或家庭环境下获取数据，评价某种治疗措施对患者健康真实影响的研究。与 RCT 严格控制试验条件和混杂因素不同的是，RWS 无论是任何形式和方式，包括医疗记录、数据库建立或存储、提炼，都是在不影响或不改变患者的常规临床医疗方法的选择等前提下进行的。RCT 关注的是效力研究（efficacy trials），RWR 关注效果研究（effectiveness），RWS 很好地弥补 RCT 的不足。

RWS 通常会围绕着病因、诊断、治疗、预后及临床预测等相关的研究问题展开，包括观察性研究和试验性研究，其中观察性研究可分为描述性研究（病例个案报告、单纯病例、横断面研究）和分析性研究（巢式病例对照研究、队列研究），试验性研究即实用性临床研究（pragmatic randomized clinical trial, PRCT）。此外，一些新型的研究设计如病例交叉设计和序贯设计等也被用在基于现有数据的研究中。

2013 年，中国中医科学院首席研究员刘保延提出"真实世界中医临床科研范式"，如图 16-1 所示，其特征是以人

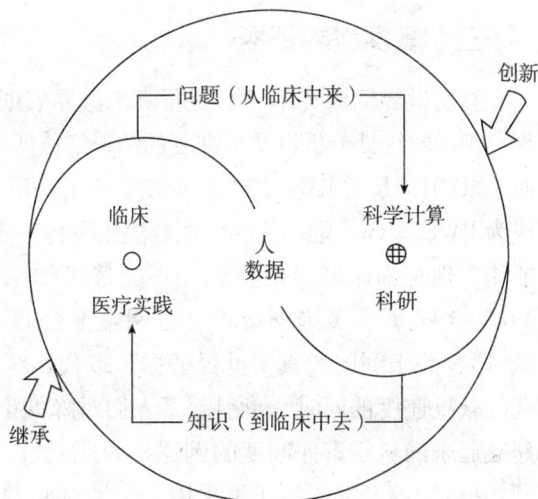

图 16-1 真实世界的中医临床研究范式

为中心，以数据为导向，以问题为驱动，医疗实践与科学计算交替，从临床中来到临床中去，核心是临床科研一体化。其意义在于：①"从临床中来，到临床中去"是真实世界中医发展的基本模式；②临床科研一体化是真实世界中医继承创新的主要形式，也是中医临床科研范式的核心；③"以人为中心"是真实世界中医临床科研范式的根本特点；④"以数据为导向"是真实世界中医临床科研范式的前提与技术关键；⑤以问题为驱动是真实世界中医临床科研范式的有效途径；⑥医疗实践和科学计算交替是真实世界中医临床科研范式的主要形式，是当代中医"从临床中来，到临床中去"的主要途径。

为规范与指导我国 RWS，2017 年 9 月，国内相关专家根据现有 RWS 相关资料制定了"中国临床医学真实世界研究施行规范"。

二、真实世界数据

真实世界数据（real world data，RWD）是在真实临床、社区或家庭环境下所获取的数据，反映了某种治疗措施对患者健康的真实影响。通过严格的数据收集、系统的处理、正确的统计分析以及多维度的结果解读，才能产生真实世界证据。美国 FDA 在评估真实世界数据能否成为真实世界证据时需要看其数据的质量，包括真实世界数据与其结果的相关性以及可靠性等。

RWS 流程管理的核心就是加强数据质量管理，提高研究效率，控制研究成本。研究者可充分发挥软件、移动端和人工智能结构化等新技术功能，加强电子数据采集系统（EDC）定制，增强系统逻辑核查功能，让系统自动进行数据核查，保障数据质量，并从研究设计层面减少不必要的随访和检测，充分利用在线随访功能，让患者充分参与报告结局，自动进行患者随访提醒、问卷量表推送，患者数据采集及医患沟通，提高随访效率和质量，实行数据点分级管理，强制性保证关键数据的收集的准确真实性。

三、真实世界证据

真实世界证据（RWE）是指真实世界数据（RWD）通过严格的数据收集、系统的处理、正确的统计分析以及多维度的结果解读所形成的证据。RWD 不等同于 RWE，RWE 来源于 RWD，是对 RWD 的二次加工。并不是所有的 RWD 都是有价值的数据或有效数据而成为 RWE。RWE 能够为临床医疗决策发挥一定的作用，但在药物和医疗器械审核中，只能作为现有临床试验的补充，不能替代临床试验的作用，而且其应用范围是有限的。2016 年 12 月，美国国会在官方网站上公布了《21 世纪治愈法案（21st Century Cures Act）》，关于利用"真实世界证据"取代传统临床试验进行扩大适应证的批准，在加快药品获批速度的同时，也引起了人们对降低审评科学性的担忧，甚至被认为是好不容易建立起来的科学审评制度的倒退，为此，FDA 在《新英格兰医学》发文，澄清两个问题：一是 RWE 并不等于不采用干预性试验和随机化的试验设计，二是 RWE 用于审批仍要遵循严格的科学基础。美国 FDA 在评估真实世界数据能否成为真实世界证据时需要看其数据的质量，包括真实世界数据与其结果的相关性以及可靠性等。

为进一步推动真实世界证据的高质量产出，并在医药、医疗和医保"三医联动"改革与发展中的作用，2018 年 6 月，由中国循证医学中心、中国真实世界数据与研究联盟等机构联合承办的"首届真实世界数据研究全国大会暨临床研究、评价与转化论坛"在成都举行，大会的主题便是"探索真实世界证据在药监和医保中的价值"。

第二节　中医临床路径的构建

全球范围内不合理用药的问题十分突出，有 50% 以上药品的处方、配药或销售不当，且有 50% 的患者没有正确用药，30% 的死亡由不合理用药导致。据《健康报》报道，中国的不合理用药率也高达 12% ~32%。20 世纪 60 年代美国人均医疗费用为每年 80 美元，到了 20 世纪 80 年代末，人均医疗费用上涨到每年 1710 美元，增加了 21 倍。为了遏制医疗费用的不断上涨，提高卫生资源的利用率，美国政府于 1983 年 10 月 1 日以法律的形式确定了"诊断相关分类为付款基础的定额预付款制（DRGs-PPS）"，同一种诊断相关分类（DRGs）患者均按同样的标准付费，与医院实际的服务成本无关，医院只有在所提供服务花费的成本低于 DRGs-PPS 的标准时，医院才能盈利，用于老年医疗保险（medicare）和贫困医疗补助（medicaid）方案的住院医疗费的支付。1985 年美国护士 Karen Zander 第一个运用临床路径（clinical pathway），既可缩短住院天数、节约护理费用，又可达到预期的治疗效果。

一、临床路径的概念与作用

临床路径是指临床上以循证医学证据和指南为指导，针对某一疾病建立一套标准化的治疗组织、疾病管理和治疗程序的综合模式。

依据循证医学发展而来的临床路径管理，是由有临床经验或者专业成员根据某种疾病或某种手术方法制定的一种治疗模式，让患者从住院到出院都依此模式接受治疗。路径完成后，组织内成员再根据临床路径的结果分析和评价每一例患者的差异，以避免下一例患者住院时发生同样的差异或错误，依此方式来规范医疗行为，减少变异，降低成本，提高医疗执行效率和质量。

为指导医疗机构开展临床路径管理工作，规范临床诊疗行为，提高医疗质量，保障医疗安全，2009 年 7 月"国务院办公厅关于印发医药卫生体制五项重点改革 2009 年工作安排的通知"（国办函〔2009〕75 号），明确要求"推行常见病临床路径"。卫生部于 2009 年 10 月 13 日、12 月 7 日组织制定和颁发了《临床路径管理指导原则（试行）》《临床路径管理试点工作方案》，2010 年 1 月公布了《临床路径管理试点工作试点医院名单》，2015 年发布"关于印发进一步改善医疗服务行动计划的通知"，提出大力推行临床路径。2016 年 12 月发布"国家卫生计生委办公厅关于实施有关病种临床路的通知"，将 1010 个临床路径公布在中华医学会网站，供卫生计生行政部门和医疗机构参考使用。

二、中医临床路径的特点

临床路径是相对于传统路径而实施的，传统路径即是每位医师的个人路径，不同地区、不同医院，不同的治疗组或者不同医师个人针对某一疾病可能采用的不同治疗方案。采用临床路径后，可以避免传统路径使同一疾病在不同地区、不同医院，不同的治疗组或者不同医师个人间出现不同的治疗方案，避免了其随意性，提高准确性、预后等的可评估性。

相对于指南而言，临床路径内容更简洁、易读、适用于多学科多部门具体操作，是针对特定疾病的诊疗流程、注重治疗过程中各专科间的协同性、注重治疗的结果、注重时间性。

为保障医疗质量与安全，国家中医药管理局持续推进临床路径管理工作，委托中华中医药学会组织专家制定了风湿肺热病（重症肺炎）等 95 个中医优势病种的中医临床路径和中医诊疗方案（2018 年版），供医疗机构参考使用。

三、中医临床路径的构建与实施

路径的制定是综合多学科医学知识的过程，包括临床、护理、药剂、检验、麻醉、营养、康复、心理以及医院管理，甚至有时包括法律、伦理等，路径的设计要依据住院的时间流程，结合治疗过程中的效果，规定检查治疗的项目、顺序和时限，其结果是建立一套标准化治疗模式。临床路径的执行过程中涉及医生、护士及整个医疗团队的协作性，需要花很长时间去营造团队凝聚力和建立共同价值观。

（一）　中医临床路径的构建

1. 确定路径内容　设计如何去收集资料、如何分析和运用收集的研究资料，然后选择路径的结构。依据各病种的不同来设计临床路径的内容，如治疗、检验、饮食、活动、护理、健康教育、出院计划和变异记录等。

2. 制定标准化医嘱　依据某一病种的病情发展与变化，制定出该病种基本的、必要的、常规的医嘱，如治疗、用药等，使之相对全面化、程序化，方便明确临床路径的进行。

3. 设定套装检验单　临床路径是控制品质与经费的工作模式。因此在临床路径的实施过程中，应将某病种某日所需要做的检验单套装化，方便明确临床路径的进行，避免漏检或多检的发生，控制服务品质与经费。

4. 试行临床路径　通过试行可对临床路径进行检测，找出存在的问题，加以修改，逐步制定出一个相对完善、合理、切实可行的临床路径。

（二）　中医临床路径的实施

1. 各部门的教育宣传　临床路径是多种专业人员合作的工作模式，在实施临床路径之前应举办说明会，对各专业人员进行说明，使医生、护士和其他科室人员明确各自的角色和职责，通过沟通协调以达成共识。还要向社会、患者和家属说明所开展的现代化服务的目的和相关内容。

2. 选择临床路径　患者的来源会影响到临床路径的实施，因此临床路径的病种选择，需要考虑医院、医生已经开展的临床路径的结果与经验，付费者的承受能力，参与人员的医德、专业水平和沟通协调能力等。

3. 选择开展路径人员　各科室建立临床路径的实践小组，制定每个人的具体任务，如主治医师负责收集和统计患者住院期间治疗情况、住院天数等，护士运用护理程序收集和统计通过护理手段促进或延缓患者康复的因素等。

4. 实施结果的评估与评价　在对临床路径进行结果评估和评价时，应考虑住院天数、医疗费用、患者的平均住院成本、照顾品质与临床结果、患者与家属的满意度、工作人员的满意度、资源的使用、并发症发生率与再住院率等。

第三节　中风后痉挛性瘫痪中医临床路径示例

根据湖南中医药大学第一附属医院针灸推拿康复科等单位编印的《优势病种中医临床路径》，选取中风后痉挛性瘫痪中医临床路径示例，本路径适用于西医诊断为脑梗死或脑出血恢复期痉挛性瘫痪的住院患者。

一、中风后痉挛性瘫痪中医临床路径标准住院流程

（一）　适用对象

中医诊断：第一诊断为中风病（TCD 编码为：BNG080）。

西医诊断：第一诊断为脑梗死（ICD-10 编码为：I63）或脑出血（ICD-10 编码为：I61.9）。

（二）　诊断依据

1. 疾病诊断

（1）中医诊断标准：参照国家中医药管理局脑病急症科研协作组 1995 年制定的

《中风病中医诊断疗效评定标准（试行）》。

（2）西医诊断标准：参照中华人民共和国卫生部疾病控制司、中华医学会神经病学分会制定的《中国急性缺血性脑卒中诊治指南 2010》，中华人民共和国卫生部 2010年发布的行业标准《成人自发性脑出血诊断标准（WS320-2010）》，中华医学会神经病学分会脑血管病学组制定的《中国急性缺血性脑卒中诊治指南 2018》。

2. 痉挛状态评定标准　参照 Ashworth 痉挛状态量表，选择 1～4 级的患者，进行临床痉挛指数的评定，按照评分标准，选择轻度、中度、重度痉挛的患者。

3. 证候诊断　参照国家中医药管理局重点专科针灸协作组制定的《中风病（脑出血）中医诊疗方案（2017 年版）》和《中风病（脑梗死）中医诊疗方案（2017 年版）》。中风后痉挛性瘫痪临床常见证候：肝阳上亢证、风痰阻络证、气虚血瘀证、阴虚风动证、阴阳两虚证。

（三）　治疗方案的选择

治疗方案参照国家中医药管理局重点专科针灸协作组制定的《中风病（脑出血）中医诊疗方案（2017 年版）》和《中风病（脑梗死）中医诊疗方案（2017 年版）》。

1. 诊断明确。第一诊断为中风病（脑梗死或脑出血）且符合痉挛状态评定标准。
2. 患者适合中医治疗。

（四）　标准住院日

标准住院日为≤28天，出院后患者可选择针灸科门诊继续治疗。

（五）　进入路径标准

1. 第一诊断，必须符合中风病（TCD 编码为 BNG080）和脑梗死（ICD-10 编码为I63）或脑出血（ICD-10 编码为 I61.9），并兼有符合 Ashworth 痉挛状态量表评级 1～4 级，经临床痉挛指数评定为轻度、中度、重度痉挛的住院患者。

2. 发病 6 个月以内，患者意识清醒，能够配合治疗。

3. 患者同时具有其他疾病，但在住院期间不需特殊处理，也不影响第一诊断的临床路径流程实施时，可以进入路径。

4. 由脑肿瘤、脑外伤、血液病等引起的脑梗死或脑出血患者不进入本路径。

5. 脑出血急性期需手术治疗的患者不进入本路径。

（六）　中医证候学观察

四诊合参，收集该病种不同证候的主证、次证、舌、脉特点。注意证候的动态变化。

（七）　入院检查项目

1. 入院必查项目
（1）血常规、尿常规、便常规+潜血。

（2）肝功能、肾功能、血脂、血糖、电解质。

（3）凝血功能+D-二聚体、血液流变学、血小板聚集率、乙肝病毒、丙肝抗体。

（4）心电图。

（5）颅脑 CT 或 MR。

2. 可选择的检查项目　根据病情需要而定，如胸部透视或 X 线片、TCD（必要时选择加做颅外段）、血管功能评价（颈动脉彩超、椎动脉彩超）、头颅 MRA、超声心动、血同型半胱氨酸和双下肢血管彩超等。

（八）　治疗方法

1. 针灸治疗　国家中医药管理局重点专科针灸协作组中风病诊疗方案。

2. 中药治疗

（1）中药汤剂：辨证论治基础上，以活血养血、柔筋通络为主，予以平肝潜阳、息风化痰、益气活血、滋阴息风、阴阳双补等法。

（2）中药制剂：辨证选择静脉滴注中药注射液及口服中成药。

（3）中药熏洗疗法：根据病情需要选择。

3. 推拿疗法　依据辨证论治原则，根据肢体活动功能缺损程度和痉挛状态进行中医推拿治疗。

4. 康复训练　进行规范的偏瘫肢体康复训练。

5. 基础治疗　予以控制血压等基础治疗。

6. 护理　辨证施护。

（九）　出院标准

1. 病情平稳，肢体痉挛症状改善。

2. 肌张力下降，日常生活能力改善。

3. 神经功能缺损程度减轻。

（十）　有无变异及原因分析

1. 脑血管病情加重，需要延长住院时间，增加住院费用。

2. 合并心血管、内分泌等其他系统疾病时，住院期间病情加重，需要特殊处理，而致住院时间延长，费用增加。

3. 在治疗过程中，出现严重并发症时，退出本路径。

4. 因患者及其家属意愿影响本路径的执行时，退出本路径。

二、中风后痉挛性瘫痪中医临床路径住院表单

适用对象：第一诊断为中风病（脑梗死或脑出血）并符合痉挛状态诊断

患者姓名：_____　性别：_____　年龄：_____　住院号：_____

发病时间：____年____月____日____时____分

住院日期：___年___月___日　　　　出院日期：___年___月___日

标准住院日≤28 天　　　　　　　实际住院日：_____ 天

时间	住院第 1～3 天	住院第 4～27 天	住院第 28 天
主要诊疗工作	□ 询问病史与体格检查 □ 神经功能缺损程度评估、痉挛状态分级、日常生活能力评定 □ 中医四诊信息采集 □ 中医证候判断 □ 完成病历书写和病程记录 □ 防治并发症 □ 与家属沟通，交待病情及注意事项，并签署知情同意书 □ 上级医师查房：诊断、确定诊疗方案 □ 明确危险因素	□ 上级医师查房：根据病情调整治疗方案 □ 中医四诊信息采集 □ 中医证候判断 □ 形成个体化治疗方案及 □ 防治并发症 □ 健康宣教 □ 疗效、预后与出院评估 □ 确定是否可以出院	□ 上级医师查房，同意出院 □ 通知出院处 □ 向患者交待出院后注意事项和随访方案，预约复诊日期 □ 将"出院总结"交给患者 □ 指导出院后康复 如不能出院在"病程记录"中说明原因
重点医嘱	长期医嘱 □ 中风病护理常规 □ 分级护理 □ 低盐低脂饮食或糖尿病饮食 □ 针灸、推拿、中药熏洗治疗 □ 中医辨证（1 次/周） □ 口服中药 □ 其他中医特色疗法 □ 康复训练 □ 辨证静点中药注射液 □ 内科基础治疗 临时医嘱 □ NISSH 评定 □ 痉挛程度评定 □ 日常生活能力评定 □ 改良 Rankin 量表评价病残程度 □ 血常规、尿常规、便常规+潜血、生化全项、凝血功能+D-二聚体、乙肝病毒、丙肝抗体、心电图 □ 胸部透视或 X 线片、TCD（必要时选择加做颅外段） □ 血管功能评价（颈动脉、椎动脉彩超）；颅脑 CT 或颅脑核磁	长期医嘱 □ 中风病护理常规 □ 分级护理 □ 低盐低脂饮食或糖尿病饮食 □ 针灸、推拿、中药熏洗治疗 □ 口服中药 □ 中医辨证（2 次/周） □ 其他中医特色疗法 □ 康复训练 □ 内科基础治疗 住院后 14 天评估： 临时医嘱 □ NISSH 评定 □ 痉挛程度评定 □ 日常生活能力评定 □ 改良 Rankin 量表评价病残程度 □ 复查异常检查的项目	出院医嘱 □ 停止所有长期医嘱 □ 开具出院医嘱 □ 出院带药 □ 门诊随诊 临时医嘱 □ NISSH 评定 □ 痉挛程度评定 □ 日常生活能力评定 □ 改良 Rankin 量表评价病残程度

续表

时间	住院第 1~3 天	住院第 4~27 天	住院第 28 天
主要护理工作	☐ 配合治疗 ☐ 生活与心理护理 ☐ 根据病情指导康复和锻炼	☐ 配合治疗 ☐ 生活与心理护理 ☐ 指导康复和锻炼	☐ 协助办理出院手续 ☐ 出院指导
病情变异记录	☐无 ☐有，原因： 1. 2.	☐无 ☐有，原因： 1. 2.	☐无 ☐有，原因： 1. 2.
医师签名			

三、中风后痉挛性瘫痪中医护理常规

（一）护理评估

1. 生命体征、意识、神志、瞳孔、肢体活动、语言表达等情况。

2. 生活方式及休息、排泄等状况。

3. 心理社会状况。

4. 辨证：肝阳上亢、风痰阻络、痰热腑实、气虚血瘀、阴虚风动之中经络证。

（二）护理要点

1. 一般护理

（1）按中医内科急症一般护理常规进行。

（2）卧床休息，取适宜体位，避免搬动。若呕吐、流涎较多者，可将其头偏向一侧，以防发生窒息；对烦躁不安者，应加床挡保护。

（3）注意患肢保暖防寒，保持肢体功能位置。

（4）加强口腔、眼睛、皮肤及会阴的护理。用盐水或中药液清洗口腔；定时为患者翻身拍背。

2. 病情观察，做好护理记录

（1）密切观察患者意识、生命体征、神志、瞳孔、四肢活动等情况。

（2）发生头痛、颈项强直、呕吐时，应报告医师，及时处理。

3. 给药护理

（1）中药宜温服，少量频服。服中药后避免受风寒，汗出后用干毛巾擦干。

（2）服药后观察患者病情的逆顺变化。

（3）服降压药、脱水药时，应观察血压变化，防止头晕，注意安全。吞咽困难者，遵医嘱采用鼻饲给药。

4. 饮食护理

（1）饮食宜清淡、少油腻、易消化，以新鲜蔬菜、水果为主。

（2）吞咽困难者，可采用鼻饲，以保持营养。

5. 情志护理 耐心做好情志护理，对患者及家属进行精神安慰，解除患者的恐惧、急躁、焦虑等不良情绪，避免不良刺激。

6. 临证（症）施护

（1）遵医嘱针刺或艾灸时严格掌握操作规程，注意观察患者神志变化、效果和反应，艾灸时，防烫伤。

（2）观察发痉的次数、持续时间、发作时和发作后等情况，治疗和护理力求集中进行，动作轻、减少刺激，以免加重痉挛。

（3）尿潴留者，可按摩腹部，虚者加艾灸，必要时遵医嘱行留置导尿。

（4）便秘者，遵医嘱给予通便中药内服。

（5）遵医嘱给予中药熏洗。

（6）指导患者功能锻炼。

（三） 健康指导

1. 保持心情舒畅，避免急躁恼怒、情志过激而使疾病再度复发。

2. 生活起居有常，避免过劳，适当休息。随天气变化增减衣被，注意保暖。

3. 饮食以低盐、低脂肪、低胆固醇食物为宜，多吃新鲜水果、蔬菜及豆制品，不宜过饱，忌食辛辣、刺激之品，戒烟酒。

4. 保持大便通畅，避免用力过度，经常食用含纤维素多的新鲜蔬菜、水果，以润肠通便。

5. 积极治疗原发病，按时服药，注意血压的变化，定期到医院复查。

6. 根据自身的情况，坚持功能锻炼，加强肢体功能活动。

附录1 希腊字母表 ▷▷▷▷

希腊字母		英文拼音
大写	小写	
A	α	alpha
B	β	beta
Γ	γ	gamma
Δ	δ	delta
E	ε	epsilon
Z	ζ	zeta
H	η	eta
Θ	θ	theta
I	ι	iota
K	κ	kappa
Λ	λ	lambda
M	μ	mu
N	ν	nu
Ξ	ξ	xi
O	ο	omicron
Π	π	pi
P	ρ	rho
Σ	σ	sigma
T	τ	tau
Υ	υ	upsilon
Φ	φ	phi
X	χ	chi
Ψ	ψ	psi
Ω	ω	omega

附录2　随机数字表 ▷▷▷▷

3	47	43	73	86	36	96	47	36	61	46	98	63	71	62	33	26	16	80	45	60	11	14	10	95
97	74	24	67	62	42	81	14	57	20	42	53	32	37	32	27	7	36	7	51	24	51	79	89	73
16	76	62	27	66	56	52	26	71	7	32	90	79	78	53	13	55	38	58	59	88	97	54	14	10
12	56	85	99	26	96	96	68	27	31	5	3	72	93	15	57	12	10	14	21	88	26	49	81	76
55	59	56	35	64	38	54	82	46	22	31	62	43	9	90	6	18	44	32	53	23	83	1	30	30
16	22	77	94	39	49	54	43	54	82	17	37	93	23	78	87	35	20	96	43	84	26	34	91	64
84	42	17	53	31	57	24	55	6	88	77	4	74	47	67	21	76	33	50	25	83	92	12	6	76
63	1	63	78	59	16	95	55	67	19	98	15	50	71	75	12	86	73	58	7	44	39	52	38	79
33	21	12	34	29	78	64	56	7	82	52	42	7	44	38	15	51	0	13	42	99	66	2	79	54
57	60	86	32	44	99	47	27	96	54	49	17	46	9	62	90	52	84	77	27	8	2	73	43	28
18	18	7	92	45	44	17	16	58	9	79	83	86	19	62	6	76	50	3	10	55	23	64	5	5
26	62	38	97	75	84	16	7	44	99	83	11	46	32	24	20	14	85	88	45	10	93	72	88	71
23	42	40	64	74	82	97	77	77	81	7	45	32	14	8	32	98	94	7	72	93	85	79	10	75
52	36	28	19	95	50	92	26	11	97	0	56	76	31	38	80	22	2	53	53	86	60	42	4	53
37	85	94	35	12	83	39	50	8	30	42	34	7	96	88	54	42	6	87	98	35	85	29	48	39
70	29	17	12	13	43	33	20	38	26	13	89	51	3	74	17	76	37	13	4	7	74	21	19	30
56	62	18	37	35	96	83	58	87	75	97	12	25	93	47	70	33	24	3	54	97	77	46	44	80
99	49	57	22	77	88	42	95	45	72	16	64	36	16	0	4	43	18	66	79	94	77	24	21	90
16	8	15	4	72	33	27	14	34	9	45	59	34	68	49	12	72	7	34	45	99	27	72	95	14
31	16	93	32	43	50	27	89	87	19	20	15	37	0	49	52	85	66	60	44	38	68	88	11	80
68	34	30	13	70	55	74	30	77	40	44	22	78	84	26	4	33	46	9	52	68	7	97	6	57
74	57	25	65	76	59	29	97	68	60	71	91	38	67	54	13	58	18	24	76	15	54	55	95	52
27	42	37	86	53	48	55	90	65	72	96	57	69	36	10	96	46	92	42	45	97	60	49	4	91
0	39	68	29	61	66	37	32	20	30	77	84	57	3	29	10	45	65	4	26	11	4	96	67	24
29	94	98	94	24	68	49	69	10	82	53	75	91	93	30	34	25	20	57	27	40	48	73	51	92

附录3　随机排列表(*n*=20) ▷▷▷▷

编号	1	2	3	4	5	6	7	8	9	10	11	12	13	14	15	16	17	18	19	20	r_k
1	8	6	19	13	5	18	12	1	4	3	9	2	17	14	11	7	16	15	10	0	−0.0632
2	8	19	7	6	11	14	2	13	5	17	9	12	0	16	15	1	4	10	18	3	−0.0632
3	18	1	10	13	17	2	0	3	8	15	7	4	19	12	5	14	9	11	6	16	0.1053
4	6	19	1	5	18	2	4	0	13	10	16	17	7	14	11	15	8	3	9	2	−0.0842
5	1	2	7	4	18	0	15	13	5	12	19	10	9	14	16	8	6	11	3	17	0.2000
6	11	19	2	15	14	10	8	12	1	17	4	3	0	9	16	6	13	7	18	5	−0.1053
7	14	3	16	7	9	2	15	12	11	4	13	19	8	1	18	6	0	5	17	10	−0.0526
8	3	2	16	6	1	13	17	19	8	14	0	15	9	18	11	5	4	10	7	12	0.0526
9	16	9	10	3	15	0	11	2	1	5	18	8	19	13	6	12	17	4	7	14	0.0947
10	4	11	18	6	0	8	12	16	17	3	2	9	5	7	19	10	15	13	14	1	0.0947
11	5	15	18	13	7	3	10	14	16	1	8	2	17	6	9	4	0	12	19	11	−0.0526
12	0	18	10	15	11	12	3	13	14	1	17	2	6	9	16	4	7	8	19	5	−0.0105
13	10	9	14	18	12	17	15	3	5	2	11	19	8	0	1	4	7	13	6	16	−0.1579
14	11	9	13	0	14	12	18	7	2	10	4	17	19	6	5	8	3	15	1	16	−0.0526
15	17	1	0	16	9	12	2	4	5	18	14	15	7	19	6	8	11	3	10	13	0.1053
16	17	1	5	2	8	12	15	13	19	14	7	16	6	3	9	10	4	11	0	18	0.0105
17	5	16	15	7	18	10	12	9	11	6	13	17	14	1	0	4	3	2	19	8	−0.2000
18	16	19	0	8	6	10	13	17	4	3	15	18	11	1	12	9	5	7	2	14	−0.1368
19	13	9	17	12	15	4	3	1	16	2	10	18	8	6	7	19	14	11	0	5	−0.1263
20	11	12	8	16	3	19	14	17	9	7	4	1	10	0	18	15	6	5	13	2	−0.2105

附录4　多个样本含量估计ψ表 ▷▷▷▷

df_2	df_1															
	1	2	3	4	5	6	7	8	9	10	15	20	30	40	60	120
2	6.80	6.71	6.68	6.67	6.66	6.65	6.65	6.65	6.64	6.64	6.64	6.63	6.63	6.63	6.63	6.63
3	5.01	4.63	4.47	4.39	4.34	4.30	4.27	4.25	4.23	4.22	4.18	4.16	4.14	4.13	4.12	4.11
4	4.40	3.90	3.69	3.58	3.50	3.45	3.41	3.38	3.36	3.34	3.28	3.25	3.22	3.20	3.19	3.17
5	4.09	3.54	3.30	3.17	3.08	3.02	2.97	2.94	2.91	2.89	2.81	2.78	2.74	2.72	2.70	2.66
6	3.91	3.32	3.07	2.92	2.83	2.76	2.71	2.67	2.64	2.61	2.53	2.49	2.44	2.42	2.40	2.37
7	3.80	3.28	2.91	2.76	2.66	2.58	2.53	2.49	2.45	2.42	2.33	2.29	2.24	2.21	2.19	2.16
8	3.71	3.08	2.81	2.64	2.54	2.46	2.40	2.35	2.32	2.29	2.19	2.14	2.09	2.06	2.03	2.00
9	3.65	3.01	2.72	2.56	2.44	2.36	2.30	2.26	2.22	2.19	2.09	2.03	1.97	1.94	1.91	1.88
10	3.60	2.95	2.66	2.49	2.37	2.29	2.23	2.18	2.14	2.11	2.00	1.94	1.88	1.85	1.82	1.78
11	3.57	2.91	2.61	2.44	2.32	2.23	2.17	2.12	2.08	2.04	1.93	1.87	1.81	1.78	1.74	1.70
12	3.54	2.87	2.57	2.39	2.27	2.19	2.12	2.07	2.02	1.99	1.88	1.81	1.75	1.71	1.68	1.64
13	3.51	2.84	2.54	2.36	2.23	2.15	2.08	2.02	1.98	1.95	1.83	1.76	1.69	1.66	1.62	1.58
14	3.49	2.81	2.51	2.33	2.20	2.11	2.04	1.99	1.94	1.91	1.79	1.72	1.65	1.61	1.57	1.53
15	3.47	2.79	2.48	2.30	2.17	2.08	2.01	1.96	1.91	1.87	1.75	1.68	1.61	1.57	1.53	1.49
16	3.46	2.77	2.46	2.28	2.15	2.06	1.99	1.93	1.88	1.85	1.72	1.65	1.58	1.54	1.49	1.45
17	3.44	2.76	2.44	2.26	2.13	2.04	1.96	1.91	1.86	1.82	1.69	1.62	1.55	1.50	1.46	1.41
18	3.43	2.74	2.43	2.24	2.11	2.02	1.94	1.89	1.84	1.80	1.67	1.60	1.52	1.48	1.43	1.38
19	3.42	2.73	2.41	2.22	2.09	2.00	1.93	1.87	1.82	1.78	1.65	1.58	1.49	1.45	1.40	1.35
20	3.41	2.72	2.40	2.21	2.08	1.98	1.91	1.85	1.80	1.76	1.63	1.55	1.47	1.43	1.38	1.33
21	3.40	2.71	2.39	2.20	2.07	1.97	1.90	1.84	1.79	1.75	1.61	1.54	1.45	1.41	1.36	1.30
22	3.39	2.70	2.38	2.19	2.05	1.96	1.88	1.82	1.77	1.73	1.60	1.52	1.43	1.39	1.34	1.28
23	3.39	2.69	2.37	2.18	2.04	1.95	1.87	1.81	1.76	1.72	1.58	1.50	1.42	1.37	1.32	1.26
24	3.38	2.68	2.36	2.17	2.03	1.94	1.86	1.80	1.75	1.71	1.57	1.49	1.40	1.35	1.30	1.24
25	3.37	2.68	2.35	2.16	2.02	1.93	1.85	1.79	1.74	1.70	1.56	1.48	1.39	1.34	1.28	1.23
∞	3.24	2.52	2.17	1.96	1.81	1.70	1.62	1.54	1.48	1.43	1.25	1.14	1.01	0.92	0.82	0.65

附录5　我国现行的与医学科研相关的主要法规文件目录　▷▷▷▷

1. 中共中央办公厅国务院办公厅印发《关于深化审评审批制度改革鼓励药品医疗器械创新的意见》（国发〔2015〕44 号）http://www.gov.cn/zhengce/2017-10/08/

2. 国务院办公厅关于开展仿制药质量和疗效一致性评价的意见（国办发〔2016〕8 号）http://samr.cfda.gov.cn/

3. 《医疗器械临床试验质量管理规范》（国家食品药品监督管理总局 中华人民共和国国家卫生和计划生育委员会令第25号）http://samr.cfda.gov.cn/

4. 总局关于发布临床试验的电子数据采集技术指导原则的通告（2016年第114号）http://samr.cfda.gov.cn/

5. 总局关于印发药物临床试验数据核查工作程序（暂行）的通知（食药监药化管〔2016〕34号）http://samr.cfda.gov.cn/

6. 《药物非临床研究质量管理规范》（国家食品药品监督管理总局令2016年第34号）http://samr.cfda.gov.cn/

7. 总局关于发布临床试验数据管理工作技术指南的通告（2016年第112号）http://samr.cfda.gov.cn/

8. 总局关于发布药物临床试验数据管理与统计分析的计划和报告指导原则的通告（2016年第113号）http://samr.cfda.gov.cn/

附录6　诊断试验正确性的报告标准 (STARD 2003) ▷▷▷▷

　　诊断试验为临床决策提供重要依据。诊断试验准确性研究是指在用参考试验或"金标准"（gold standard）确诊的患有某病和未患有该病的小样本中实施的一种评价研究，其目的是评价某种或某些诊断技术区分患和不患该患者群的真实性或效力（validity），有时又叫准确性（accuracy），可以用许多指标来表达，包括灵敏度、特异度、似然比、诊断比值比和 ROC 曲线下面积等。

附表 6-1　诊断试验正确性的报告标准（STARD 2003）

项目	条目	描述
题目、摘要、关键词	1	确定该文章是研究诊断试验正确性的（推荐的关键词对 PsycINFO 为 diagnostic efficiency，推荐 MeSH 为 Medline 的是敏感性和特异性）
引言	2	陈述研究的问题或目的，例如估计诊断试验的正确性或比较试验之间或不同组别之间的正确性
方法	3	描述研究人群，入选或排除标准，收集资料的场所
	4	描述被研究者情况，是否是基于症状选择患者，从前一项试验结果挑选，被研究者是否同时接受新试验和参考试验
	5	描述被研究者样本，是否是符合上述第 3、第 4 条目标准的连续入选者，如果不是，则是否描述如何进一步选择患者
	6	资料收集的描述，是前瞻性（做新试验和参考试验前计划好）还是回顾性资料
试验方法	7	描述参考试验及成为参考试验的合理性
	8	描述所涉及的材料和方法的技术特点，包括如何和何时测定，新试验和参考试验所引的文献
	9	描述新试验和参考试验结果所确定的单位、临界点、分类的合理性
	10	描述对新试验和参考试验读数和操作人员的人数和培训情况
	11	对新试验和参考试验进行结果测定者是否设盲，有无提供其他临床信息给他们
统计方法	12	计算及比较诊断正确性的测定和统计方法，包括 95% 可信区间
	13	描述测定试验可重复性的方法

项目	条目	描述
结果		
被研究者	14	报告进入和试验结束时日期
	15	报告临床和被研究者一般状况，如年龄、性别、症状谱，同时存在的疾病，目前治疗和纳入的中心
	16	描述有多少符合纳入条件者进入或没能进入这两个试验组，以及为什么他们不能接受试验（最好用图表表示）
试验结果	17	报告从做新试验和参考试验之间间隔的时间，在此间隔时间中有无经过任何治疗
	18	报告疾病严重度的分配情况及对照组的具体情况
	19	报告新试验与参考试验比较的所有结果（包括不确定结果和遗漏的结果），对于连续性结果报告两种试验情况的分布情况
	20	报告在进行这两种试验时发生的不良反应
评估	21	报告试验的正确性和95%可信区间
	22	报告如何处理新试验出现的不确定结果和遗漏的结果
	23	报告对试验可变性的估计包括在不同操作者、不同中心或亚组的测定结果
	24	报告对试验可重复性的评估
讨论	25	讨论研究发现的临床适用性

附录7　临床试验总结报告的参考格式　▷▷▷▷

定义：临床试验总结报告是反映药物临床研究设计、实施过程，并对试验结果作出分析、评价的总结性文件，是正确评价药物是否具有临床实用价值（有效性和安全性）的重要依据，是药品注册所需的重要技术资料。

基本准则：①真实、完整地描述事实；②科学、准确地分析数据；③客观、全面地评价结局。

结构与内容：

报告题目：＊＊＊＊Ⅱ期临床试验研究报告

报告目录

缩略语、论理学声明、报告摘要、试验目的、试验方法、讨论、结论、参考文件、附件

伦理学声明

1. 确认试验实施符合赫尔辛基宣言及伦理学原则
2. 伦理委员会批准临床试验方案情况说明（附件中提供伦理委员会成员表）
3. 描述如何及何时获得受试者知情同意书（附件中提供知情同意书样稿）

报告摘要

试验题目、临床批件文号、临床试验单位及主要研究者、试验的起止日期、试验目的（主要目的、次要目的）、观察指标（主要指标、次要指标）、试验设计、试验人群、给药方案、疗程、有效性评价标准、安全性评价标准、统计分析方法、受试者入组情况、各组有效性分析结果、各组安全性分析结果、结论

报告正文

1. 试验目的
2. 试验方法：试验设计、受试对象选择、治疗方案、疗效观察指标与评价标准、安全性观察指标与评价标准、质量控制与保证、数据管理、统计分析
3. 试验结果：受试者入组情况、实际入组、剔除、脱落、FAS集、PP集、SAFE集、组间可比性分析、年龄、性别和种族等人口学指标、病程、病情、临床特征症状、实验室检查、合并疾病、既往病史、其他的试验影响因素（如体重、抗体水平等）、相关指标（如吸烟、饮酒、特殊饮食和月经状况）、依从性分析、合并用药、伴随治疗情况分析、疗效分析、安全性分析、用药程度、不良事件分析、与安全有关的实验室指标分析
4. 讨论
5. 结论
6. 参考文献
7. 附件

附录8 统计分析计划书通用格式 ▷▷▷▷

统计分析计划书是在研究方案确定以后，由统计学专业人员制定的具体的统计分析工作流程。包括统计分析方法的选择、主要指标、次要指标、评价方法等，并按预期的统计分析结果列出统计分析表备用。统计分析计划书在研究过程中可以修改、补充和完善，但在首次揭盲前应以文件形式予以确认。

统计分析计划书应根据具体的研究内容来制定，此处附一个通用格式供参考。

1. 研究目的

2. 研究设计

3. 研究单位和负责人

4. 统计单位、统计人员及完成时间

5. 数据管理：数据录入与修改、数据审核与锁定

6. 统计分析数据集意向治疗数据集、全分析集、符合方案集安全集

7. 统计分析方法：分析软件、分析指标（主要指标、次要指标）、统计描述（数值变量、分类变量）、分析方法（脱落分析、基础值的均衡性分析、依从性分析、效果分析、安全性分析）

8. 统计分析表格：病例特征、基础数据可比性分析、效果分析、安全性评估

9. 缩写与统计量（英文）说明

附录9　ICMJE统计学报告准则摘要　▷▷▷▷

1988 年"国际医学期刊编辑委员会（International Committee of Medical Journal Editors，ICMJE)"制定了医学研究报告中统计学描述与书写准则，旨在帮助作者应对编辑和评论者的质疑，提高统计学应用质量、规范科研和科研报告程序，也有助于读者更好地理解和判断科研报告的可靠性。

1. 统计学报告准则确定的基本原则

科学和技术著作应能使普通的、具有一般素养的读者（而不是研究特殊课题的专家）在初次阅读时就能够看懂。

2. 统计学报告准则的基本内容

2.1　阐明所用统计学方法以便读者核实报告结果　当统计学目标确定后，研究者应决定哪一种统计学指标和方法是合适的。研究者应该报告所用的是哪一种统计学方法，并讲明为什么使用该方法。应将研究设计中的不足和优势尽可能详细地告诉读者，从而使其对资料的可靠性有正确的理解，同样也应告诉读者对研究和解释所冒的风险。任何统计学方法被确定后，试用多种方法并仅报告有利于研究者的结果是不合适和不道德的。尽可能给出测量误差或不确定性（如可信区间）的适当指标，避免单独地依赖统计学假设检验，报告精确的 P 值比"$P<0.05$"或"P 值无显著性"更有利于读者将自己选择的检验水准与已得出 P 值相比较。

2.2　适宜地选择实验对象并给出其随机化的细节　应报告选择患者或其他研究单位的理由和方法，准确地逐项阐明全部的潜在性适宜对象或研究的范围。这些患者与其他人按年龄、性别以及其他因素相比如何？来自一个地区或全体居民中的患者有何特殊？患者来自"无选择性"的初诊者还是包括已安排治疗的患者？

2.3　盲法观察应描述其试验方法及成功之处　由于有多种遮蔽的方法，研究报告应阐明什么措施对谁是隐蔽的。仅说该研究是"盲法"或"双盲"的，而不加任何解释则很少能满足需要。

2.4　报告试验观察例数及观察中的脱落情况　为确保研究样本获取的研究结论具有外推性，样本除了具有同质性、随机性和代表性之外，还应有足够的样本量。应预先根据研究目的和统计学要求，按适宜的估计样本量的方法计算出适宜的样本量。

2.5　引用的参考文献应是标准的出版物　原始论文的方法学对研究者有很大的参考价值，但自从第一次报告该方法后，常较少解释该方法及其内含或计算结果及其意义。

2.6　指明所用的任何通用计算机程序　应指明计算机程序及其操作方法，因为有时会发现这些程序有错误。

2.7　合理使用统计图表　图表仅限于用以说明文章的论据并提供支持，不要使图与表的资料重复。

2.8　阐述专业意义时避免不恰当使用专业术语　如"随机化"是指随机化的设计等。

附录10   RCT研究论文统计学自查项目 ▷▷▷▷

编号	项目
A1	分组的具体方法，应说明如何"随机分组"
A2	实验的实施与评价是否实行盲法及谁对什么"盲"
A3	样本总量与分组样本量
A4	应说明分析的主要指标
A5	对主要指标使用的统计检验方法
A6	主要指标的集中趋势（如均数或比值）与离散趋势（如标准差或可信区间）
A7	主要指标比较的精确 P 值
A8	关于两组主要指标差异的临床结论
I1	研究类型的定性陈述（"探索"或"确证"）
I2	清楚陈述研究目的及研究假设（优效、非劣效或等效性检验）
M1	目标人群描述如人口、地理、医院性质、是否转诊、诊断
M2	明确的诊断标准
M3	入选标准与排除标准
M4	确定样本量及确定理由
M5	确定有临床意义的最小差值或比值
M6	抽样的具体方法
M7	分组的具体方法
M8	是否盲法及谁"盲"
M9	试验和对照因素育法效果的描述如外观、剂量、用法、时程等
M10	实施者和实验过程可比性的说明如术者经验、个体化干预
M11	研究的单位，如人、肿瘤、眼……
M12	效果评价的主要指标
M13	主要指标的测量方法与精确度
M14	负性反应或事件的测量范围与方法
M15	数据收集的方法与质量保证措施
M16	个体观察终点与整体研究终点的定义
M17	控制可能偏倚的努力如混杂变量
M18	统计学方法使用的软件及版本
M19	对主要指标拟行比较的统计学方法

编号	项目
M20	对主要指标拟行单侧还是双侧检验，若单侧检验则其理由
M21	对主要指标进行检验的 α 水平
R1	研究或实验的起止时间
R2	随访的起止时间
R3	征集对象例数
R4	符合研究标准数
R5	实际行分组数
R6	完成干预例数
R7	偏离计划数及偏离原因
R8	随访数、失访数
R9	效果分析采取的数据集及各组样本量
R10	负性反应或事件的分析集
R11	各组人口学及临床特征的基线水平的可比性与不同
R12	分析主要指标的各组例数与样本数（人、牙、眼……）
R13	干预前后主要指标的集中与离散趋势描述并明确标记
R14	主要指标干预前后差值或比值的均数与置信区间
R15	有无进行特殊数据处理（如异常值、数据转换等）
R16	主要指标统计检验的实际方法
R17	主要指标检验的统计量值
R18	主要指标检验的精确 P 值而不是大于或小于某界值
R19	对引言的假设做接受或拒绝的决定
R20	负性反应或时间的各族人数、次数、性质、程度及统计分析
R21	计划内多重比较的具体方法
R22	图示是否符合复制图原则（图形性质、坐标刻度、变异度显示等）
R23	"a±b" 中 b 有无明确标记？
R24	比率中分母清楚吗？
D1	与引言对应，说明本研究的性质
D2	对主要指标结果的临床结论或生物医学解释
D3	对设计中可能存在偏倚的说明
D4	比较利弊，得出总的临床性结论
D5	临床结论的适用性/外推性说明

　　表中 A 代表随机对照临床试验（RCT）论文的摘要、I 代表引言、M 代表材料与方法、R 为结果、D 为讨论部分。摘自：刘清海，方积乾，甘章平，等.RCT 论文统计学报告自查清单与报告指南的应用与评价 [J].中国科技期刊研究，2009，20（6）.

主要参考书目

1. 申杰，王净净．医学科研思路与方法［M］．北京：中国中医药出版社，2016.

2. 季光，赵宗江．科研思路与方法［M］．北京：人民卫生出版社，2016.

3. 史周华．医学统计学［M］．2版．北京：人民卫生出版社，2016.

4. 魏高文．护理科研［M］．郑州：河南科学技术出版社，2008.

5. 魏高文．卫生统计学［M］．2版．北京：中国中医药出版社，2018.

6. 蔡晶，魏高文．医学统计学实战指导［M］．北京：人民卫生出版社，2016.

7. 蔡晶，魏高文．医学统计学实战进阶［M］．北京：人民卫生出版社，2018.

8. 史周华，何雁．中医药统计学与软件应用［M］．2版．北京：中国中医药出版社，2017.

9. 何雁．中医药统计学［M］．3版．北京：中国中医药出版社，2016.

10. 虞仁和．SPSS18及其医学应用［M］．2版．长沙：中南大学出版社，2017.

11. 王泓午，魏高文．预防医学［M］．北京：人民卫生出版社，2019.

12. 王泓午．预防医学概论［M］．北京：中国中医药出版社，2019.

13. 王泓午．医学统计学［M］．北京：人民卫生出版社，2019.

14. 魏高文，魏歆然．SPSS的医学应用［M］．北京：中国中医药出版社，2019.

15. 魏歆然，裴芸，黄丹丹，等．病是吃出来的［M］．太原：山西出版传媒集团，2012.

16. 裴芸，魏歆然，魏高文，等．女人最重要的时期—妊娠期［M］．太原：山西科学技术出版社，2012.

17. 魏高文，周国兴．痢疾患者最想知道什么［M］．太原：山西科学技术出版社，2004.

18. 魏高文．性病患者最想知道什么［M］．太原：山西科学技术出版社，2005.

19. 魏高文，管弦．实用家庭食疗［M］．太原：山西科学技术出版社，2006.

20. 刘涛，王净净．科研思路与方法［M］．北京：中国中医药出版社，2012.

21. 刘建平，王泓午．循证医学［M］．北京：中国中医药出版社，2017.

22. 陈峰，夏结来．临床试验统计学［M］．北京：人民卫生出版社，2018.

23. 陈峰，于浩．临床试验精选案例统计学解读［M］．北京：人民卫生出版社，2015.

24. 贾长恩．医学科研思路方法与程序［M］．北京：人民卫生出版社，2009.

25. 王家良．临床流行病学—临床科研设计、测量与评价［M］．上海：上海科学技术出版社，2009.

26. 付杰．常用文体与科研论文写作［M］．成都：西南交通大学出版社，2012.

27. 李天刚．生物医学工程学生科研训练—知识和技能［M］．西安：西安交通大学出版社，2007.

28. 刘平．中医药科研思路与方法［M］．上海：上海科学技术出版社，2013.

29. 刘雪立，张卫东，柳明洙．临床科研方法概论［M］．郑州：郑州大学出版社，2008.